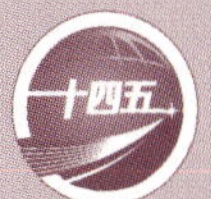

国家卫生健康委员会“十四五”规划教材
全国中等卫生职业教育教材
供护理专业用

五官科护理

第4版

主　编　张秀梅　王志琼
副主编　鹿　梅　张雪梅　赵莹辉

编　者（以姓氏笔画为序）

马玉革（本溪市卫生学校）
王志琼（云南省临沧卫生学校）
田　雨（焦作市尖峰眼科医院）（兼编写秘书）
刘　玲（山西省长治卫生学校）
杨　渠（贵州护理职业技术学院）
杨亚敏（山东省青岛卫生学校）
张秀梅（焦作卫生医药学校）
张雪梅（四川省宜宾卫生学校）
赵莹辉（河北省秦皇岛市卫生学校）
鹿　梅（山东省烟台护士学校）
舒卫宁（河南省濮阳市人民医院）
蔡　昀（广东省潮州卫生学校）

人民卫生出版社
·北　京·

图书在版编目(CIP)数据

五官科护理/张秀梅，王志琼主编. —4版. —北京：人民卫生出版社，2023.1（2024.11重印）

ISBN 978-7-117-34150-9

Ⅰ. ①五… Ⅱ. ①张… ②王… Ⅲ. ①五官科学－护理学－中等专业学校－教材 Ⅳ. ①R473.76

中国版本图书馆CIP数据核字(2022)第229428号

五官科护理

Wuguanke Huli

第4版

主　　编：张秀梅　王志琼

出版发行：人民卫生出版社（中继线 010-59780011）

地　　址：北京市朝阳区潘家园南里19号

邮　　编：100021

E - mail：pmph @ pmph.com

购书热线：010-59787592　010-59787584　010-65264830

印　　刷：人卫印务（北京）有限公司

经　　销：新华书店

开　　本：850×1168　1/16　　印张：22

字　　数：468千字

版　　次：1999年10月第1版　　2023年1月第4版

印　　次：2024年11月第5次印刷

标准书号：ISBN 978-7-117-34150-9

定　　价：69.00元

打击盗版举报电话：010-59787491　E-mail：WQ @ pmph.com

质量问题联系电话：010-59787234　E-mail：zhiliang @ pmph.com

数字融合服务电话：4001118166　E-mail：zengzhi @ pmph.com

修订说明

为服务卫生健康事业高质量发展，满足高素质技术技能人才的培养需求，人民卫生出版社在教育部、国家卫生健康委员会的领导和支持下，按照新修订的《中华人民共和国职业教育法》实施要求，紧紧围绕落实立德树人根本任务，依据最新版《职业教育专业目录》和《中等职业学校专业教学标准》，由全国卫生健康职业教育教学指导委员会指导，经过广泛的调研论证，启动了全国中等卫生职业教育护理、医学检验技术、医学影像技术、康复技术等专业第四轮规划教材修订工作。

第四轮修订坚持以习近平新时代中国特色社会主义思想为指导，全面落实党的二十大精神进教材和《习近平新时代中国特色社会主义思想进课程教材指南》《"党的领导"相关内容进大中小学课程教材指南》等要求，突出育人宗旨、就业导向，强调德技并修、知行合一，注重中高衔接、立体建设。坚持一体化设计，提升信息化水平，精选教材内容，反映课程思政实践成果，落实岗课赛证融通综合育人，体现新知识、新技术、新工艺和新方法。

第四轮教材按照《儿童青少年学习用品近视防控卫生要求》（GB 40070—2021）进行整体设计，纸张、印刷质量以及正文用字、行空等均达到要求，更有利于学生用眼卫生和健康学习。

前言

《五官科护理》(第 4 版)是在全国卫生健康职业教育教学指导委员会指导下编写的，适用于中等卫生职业教育护理专业。

依据中等卫生职业教育护理专业学生的培养目标与要求，围绕护士执业资格考试与岗位需求，采纳上版教材在使用过程中反馈的意见和建议，经编写组成员认真讨论，结合近年来本学科发展现状，在编写形式和内容上进行了更新、补充与完善。同时，配有数字资源(PPT、视频、自测题)，构建立体的“互联网 + 医学职业教育”教材服务体系。本版教材在上版教材的基础上做了以下修订与补充：

1. 全面落实党的二十大精神进教材要求及《习近平新时代中国特色社会主义思想进课程教材指南》文件精神。

2. 教材分为眼科护理、耳鼻咽喉科护理和口腔科护理 3 篇。编写内容以护理程序为框架，所涉及的五官科常见病、多发病、危急重症都包含完整的护理步骤及专科护理，反映了护理学的系统性及五官科护理的专科性。将以人为本的护理理念、护理关怀及人文素质的培养以各种形式贯穿在教材中，强调健康教育和卫生宣传教育，将单纯疾病护理向预防保健等方面延伸。

3. 编写形式上采取以护理诊断 / 问题为主线，每个护理诊断 / 问题对应相应的护理措施，紧扣教学目标，引导学生课堂思考，培养学生分析、归纳与总结问题的能力。学习内容以表格形式呈现，重点明确，条理清晰，便于学生学习与记忆。

4. 每章设置了学习目标、工作情景与任务等，这样既增加了学生的学习兴趣，又能启发学生的临床思维，有助于学生将来参加执业资格考试以及满足学生将来的从业需求。

5. 为了更适应临床与岗位要求，本教材进行了如下创新：①增加了视神经疾病病人的护理、儿童眼及视力保健、儿童耳及听力保健、儿童口腔保健、睑板腺按摩、鼓膜穿刺技术、口腔清洁的操作方法等；②将手足口病内容放置于“知识拓展”，将眼激光治疗病人的护理单独设为一章；③增加了更清晰和典型的彩色插图、常用操作技术等，力求内容形象生动、易于理解；④对认为有必要进一步说明和引导之处插入“知识拓展”等，开阔学生知识面。

6. 在本教材的修订过程中，各编者态度积极、认真、负责，在此谨向他们致以诚挚的谢意！同时，本书编写质量的保证还得益于参考引用的大量文献资料，在此对原作者深表谢意和敬意！

由于编者水平有限，书中难免有不足和疏漏之处，敬请广大师生和同行在教材使用过程中给予批评指正，以便我们及时修订完善。

张秀梅　王志琼

2023 年 9 月

目 录

上篇 眼科护理

中篇　耳鼻咽喉科护理

下篇　口腔科护理

上篇 | 眼科护理

第一章 | 眼的应用解剖与生理

学习目标

1. 具有重视基础理论学习的意识与理论联系实际并服务病人的能力。
2. 掌握眼球各部分的解剖结构及生理功能。
3. 熟悉眼附属器的解剖结构及生理功能。
4. 了解视路的概念、构成及与视野缺损的关系。
5. 熟练运用所学的解剖生理学知识理解眼科疾病的发病机制及临床特点。
6. 在解剖室观察眼部结构时要爱惜标本，敬畏生命，保持安静。

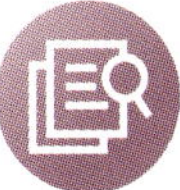

工作情景与任务

导入情景：

李阿姨抱着出生5个月的孙子亮亮来眼科门诊看病，她告诉医生亮亮双眼皮、大眼睛，但是亮亮的眼睛一见光线就流眼泪。医生检查亮亮的眼睛，角膜直径为13mm，眼压为30mmHg。医生告知李阿姨亮亮可能患有先天性青光眼。

工作任务：

1. 叙述眼压、角膜直径的正常值。
2. 简述房水循环与眼压的关系。
3. 评估亮亮的眼球发育是否正常。

眼为视觉器官，是人体重要的感觉器官，约90%的外界信息是通过眼获得的。眼包括眼球、视路和眼附属器三部分。眼球接受外界光线成像于视网膜，经视路传导到大脑枕叶视中枢，形成视觉。眼附属器对眼球有保护、运动等辅助作用。

第一节　眼球的应用解剖与生理

眼球近似球形。正常成人眼球的前后径平均为24mm，垂直径比水平径略小。眼球位于眼眶前部，借筋膜、韧带与眶壁联系，周围有脂肪组织衬垫，前面有眼睑保护，后面受眶骨壁保护。

眼球向前方平视时，一般突出于外侧眶缘12～14mm，双眼相差通常不超过2mm。

眼球由眼球壁和眼球内容物两部分组成（图1-1-1）。

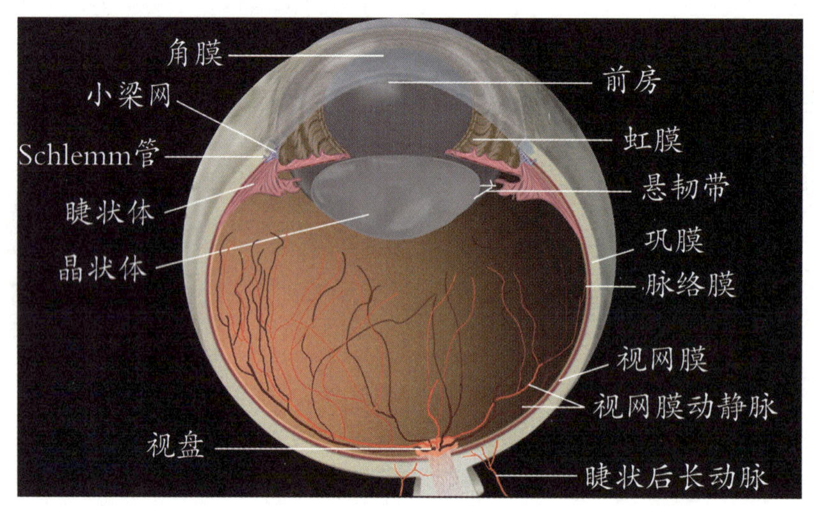

图1-1-1　眼球立体剖面示意图

一、眼　球　壁

眼球壁可分为三层，外层为纤维膜，中层为葡萄膜，内层为视网膜。

（一）纤维膜

纤维膜主要是胶原纤维组织，前部1/6为透明的角膜，后部5/6为乳白色不透明的巩膜，两者移行区为角巩膜缘。外层组织坚韧，有维持眼球形状和保护眼内组织的作用。

1. 角膜　角膜位于眼球前部，略呈横椭圆形，水平径为11.5～12mm，垂直径为10.5～11mm。角膜中央部厚度约为0.5mm，周边部厚度约为1mm。角膜曲率半径前表面约为7.8mm，后表面约为6.8mm，角膜是构成眼的屈光系统的重要组成部分。

组织学上角膜由前向后分为5层（图1-1-2）。①上皮细胞层：由5～6层鳞状上皮细胞组成，无角化，排列整齐，再生能力强，损伤后修复快且不留瘢痕，易与前弹力层分离。

②前弹力层：为一层均质无细胞成分的透明膜，损伤后不能再生。③基质层：约占角膜厚度的90%，由近200层排列规则的胶原纤维束薄板组成，其间有角膜细胞和少数游走细胞，损伤后不能再生，形成瘢痕。④后弹力层：为较坚韧的透明均质膜，损伤后可再生。⑤内皮细胞层：由单层六角形扁平细胞构成，损伤后不能再生，缺损区主要依靠邻近的内皮细胞扩展和移行来覆盖，具有角膜-房水屏障作用。

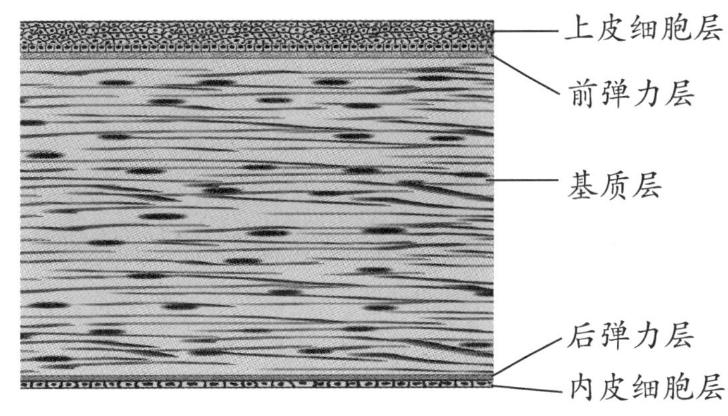

图 1-1-2　角膜横切面组织学示意图

角膜的生理、病理特点如下：

（1）透明性：角膜无血管，保证了角膜的透明性，营养主要来自角膜缘血管网、房水及空气中的氧气，同时无血管使得角膜的抵抗力减弱，病变时修复时间长。

（2）敏感性：角膜感觉神经末梢丰富，知觉敏锐，具有良好的自身防御功能，病变时眼痛、畏光、流泪明显。

（3）屈光性：角膜的屈光力约为+43D，约占整个眼屈光系统屈光力的70%，因此眼屈光手术主要在角膜上完成。

2. 巩膜　巩膜位于眼球后部，呈乳白色，质地坚韧，主要由致密且相互交错的胶原纤维组成。巩膜前接角膜，后部视神经纤维束穿出眼球处称巩膜筛板，当眼压长期升高时形成特殊的凹陷，称为“青光眼杯”。巩膜各处厚度不同，眼外肌附着处最薄（0.3mm），视神经周围最厚（1.0mm）。

3. 角膜缘　是角膜和巩膜的移行区，宽约1mm，呈灰白色半透明。角膜缘是前房角及房水引流系统的所在部位，内有小梁网及巩膜静脉窦等组织结构。角膜缘在组织学上是角膜干细胞所在之处，也是临床上许多内眼手术切口的标志部位。

（二）葡萄膜

葡萄膜又称血管膜、色素膜，由前向后分为虹膜、睫状体和脉络膜三部分，具有分泌房水、眼的调节、营养和遮光的作用。

1. 虹膜　虹膜位于角膜之后晶状体之前，呈圆盘状，中央有一圆孔即瞳孔，其直径为2.5～4mm。虹膜表面有辐射状凹凸不平的皱褶称虹膜纹理和隐窝。虹膜包括前面的基质层和后面的色素上皮层两部分，基质层内色素上皮细胞的色素含量多少决定虹膜的颜色。

虹膜组织内有两种肌肉：瞳孔开大肌和瞳孔括约肌。瞳孔开大肌沿虹膜周边呈放射状排列，由交感神经支配，司散瞳作用；瞳孔括约肌呈环形分布于瞳孔周围，由副交感神经支配，司缩瞳作用。瞳孔随外界光线的强弱缩小与散大，控制进入眼内的光量，保证视物清晰。临床上，瞳孔大小、瞳孔对光反射对于危重病人的病情判断有重要意义。

2. 睫状体 睫状体为位于虹膜和脉络膜之间的环状组织，其矢状面略呈三角形。睫状体前 1/3 较肥厚称睫状冠，内表面有睫状突，睫状突的上皮细胞可产生房水；后 2/3 薄而扁平称睫状体扁平部，扁平部与脉络膜连接处呈锯齿状，称锯齿缘。睫状体主要由不同走行的睫状肌和睫状上皮细胞组成。环形睫状肌受副交感神经支配，其收缩和舒张可松弛和拉紧晶状体悬韧带，从而改变晶状体的屈光度，进行眼的调节。

3. 脉络膜 脉络膜起自睫状体的锯齿缘，止于视盘周围，介于视网膜与巩膜之间。脉络膜有丰富的血管和色素细胞，具有营养眼内组织和遮光作用。

（三）视网膜

视网膜是一层薄而透明的神经组织，外与脉络膜紧贴，内与玻璃体相邻。外层为色素上皮层，内层为神经感觉层，二者之间有一潜在间隙，临床上视网膜脱离即由此处分离。视网膜后极部中央有一无血管的凹陷区称为黄斑（macula lutea），中央为黄斑中心凹，是视觉最敏锐的部位。黄斑鼻侧 3mm 处有一直径约 1.5mm 圆形盘状结构称视盘，又称视乳头，是视神经纤维汇集穿出眼球的部位。视盘中央有小凹陷区，称为视杯或杯凹。视盘上有视网膜中央动脉及静脉经过，由此分支走行于视网膜上，动脉及静脉相伴行，动脉呈鲜红色，静脉呈暗红色，动静脉管径比值为 2∶3（图 1-1-3）。视盘没有感光细胞，无视觉，在视野中形成生理盲点。

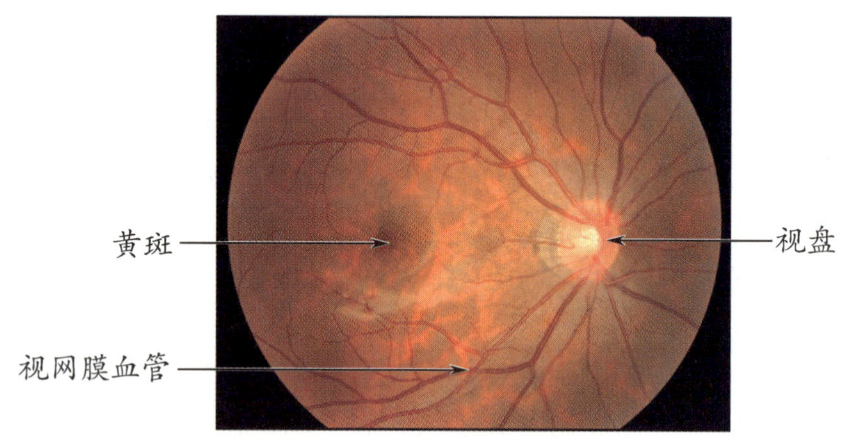

图 1-1-3 眼底后部照片（黄斑、视盘）

视网膜神经感觉层由三级神经元构成，分别是光感受器、双极细胞及神经节细胞。光感受器有视锥细胞和视杆细胞两种。视锥细胞主要集中在黄斑区，感受强光（明视觉）和色觉；视杆细胞分布在视网膜周边部，感受弱光（暗视觉）。双极细胞为第二级神经元，神经节细胞为第三级神经元，起传导作用。视觉神经冲动，依次经光感受器→双极细胞→神经节细胞形成的视神经纤维，沿视路传递到视中枢形成视觉。

视网膜血管为终末型血管，其形态如血管直径、走行等会受到全身疾病的影响，例如高血压视网膜病变，因此临床上通过眼底血管检查，可了解系统性血管疾病的发生、发展状况。

二、眼球内容物

眼球内容物包括房水、晶状体和玻璃体，均为无血管的透明组织，和角膜一并称为眼的屈光介质。

1. 房水 房水是由睫状突上皮细胞产生的无色透明液体，充满眼前房和后房，约为0.2ml，含有少量的营养物质及无机盐。房水循环的主要途径为：房水生成后先进入后房，经瞳孔进入前房，在前房角处经小梁网和巩膜静脉窦进入血液循环（图1-1-4）。部分房水由虹膜表面隐窝吸收及葡萄膜巩膜途径排出。房水具有营养与屈光作用，参与眼的代谢，维持眼压。房水的产生与排出保持相对平衡，房水产生过多或排出障碍，可使眼压增高，称为青光眼。

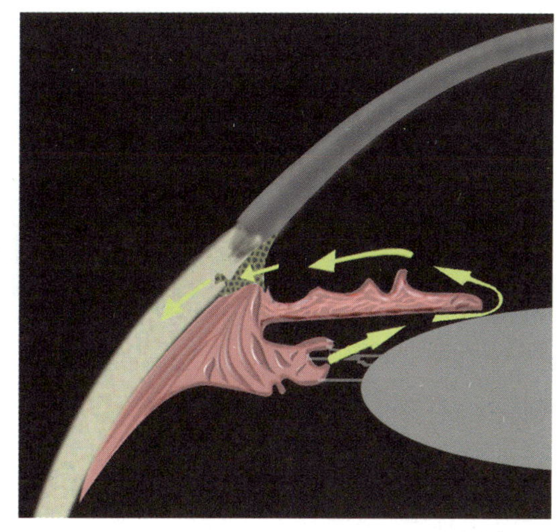

图1-1-4 房水循环主要途径示意图

2. 晶状体 晶状体是富有弹性的透明的双凸透镜，借悬韧带与睫状体相连，位于虹膜之后、玻璃体之前。晶状体由晶状体囊和晶状体纤维组成。晶状体纤维不断生成并将原先的纤维挤向中心，逐渐硬化形成晶状体核，晶状体核外较新的纤维称为晶状体皮质。晶状体的主要功能是屈光作用及参与眼的调节。随年龄增长，晶状体弹性降低，调节力减退，出现视近物困难，称老视。晶状体发生混浊形成白内障。

3. 玻璃体 玻璃体为无色透明胶质体，主要成分为水，充满玻璃体腔内，占眼球容积的4/5，约4.5ml。玻璃体无血管，其营养来自脉络膜和房水，无再生能力，除有屈光作用外，对视网膜和周围组织起支持作用。

知识窗

眼与照相机

如果用照相机来比喻眼，巩膜就相当于照相机的主体（机身），起遮光与保护作用；角膜、房水、晶状体、玻璃体一起类似照相机的镜头，用于成像；瞳孔是光圈，控制光量；晶状体与睫状肌一起调节焦距，以便看清远、近不同距离的景物，作用相当于照相机的自动调焦；视网膜相当于底片；视路与大脑视中枢相当于冲洗照片显影的过程（图1-1-5）。

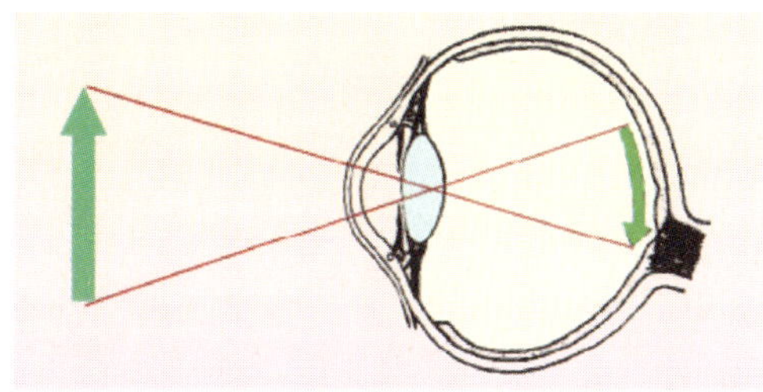

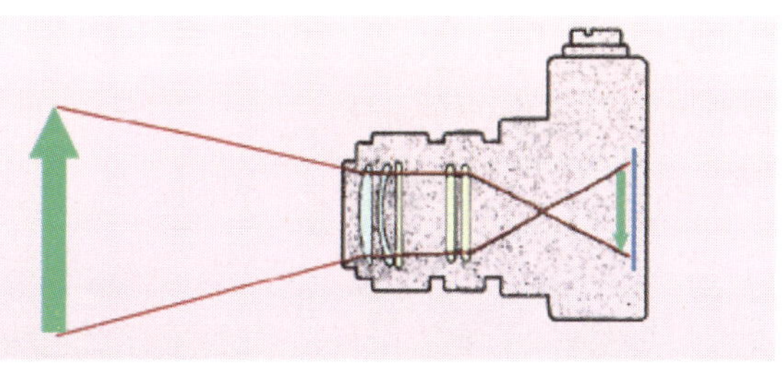

图1-1-5 眼与照相机

第二节　视路的应用解剖与生理

视路是指视觉信息从视网膜光感受器到大脑枕叶视中枢的神经传导路径，包括视神经、视交叉、视束、外侧膝状体、视放射及枕叶视中枢。视网膜神经纤维汇集形成视盘，视网膜的神经纤维成束穿过巩膜筛板出眼球，形成视神经，向后通过视神经孔、视神经管进入颅内。两侧视神经来自视网膜鼻侧的纤维在蝶鞍处交叉到对侧，与同侧的视网膜颞侧纤维（颞侧纤维不交叉）合成视束，视束绕过大脑脚外侧终止于外侧膝状体更换神经元，新的视纤维经过内囊、颞叶形成视放射，终止于大脑枕叶的视中枢（图1-1-6）。

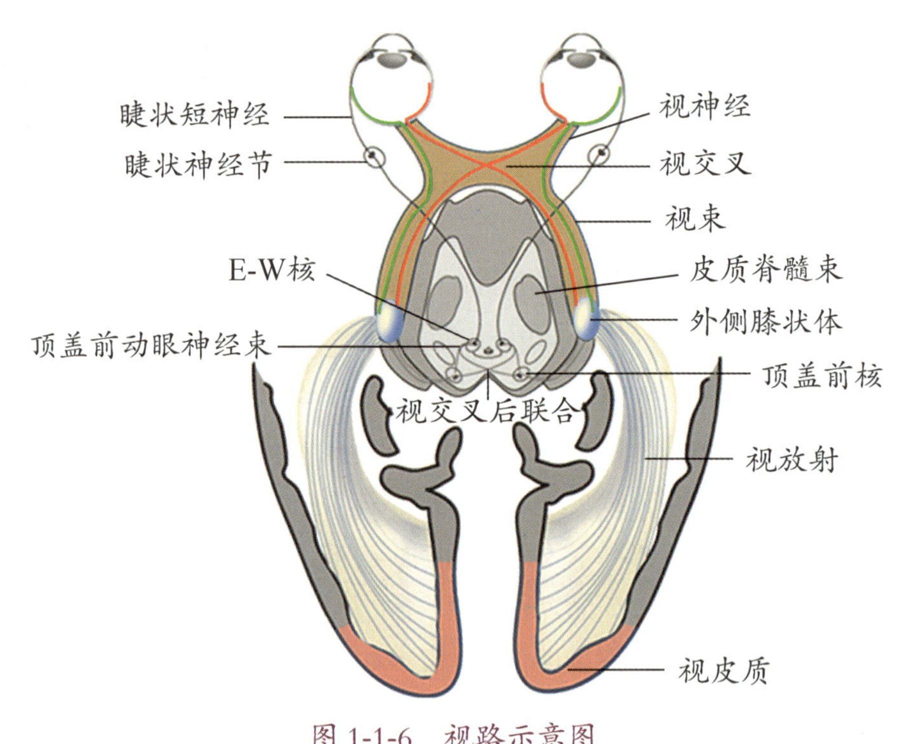

图1-1-6　视路示意图

视路各部的神经纤维排列很有规律，因此，当视路不同部位受损，则出现特定的视野改变，可通过视野检查定位诊断中枢神经系统的病变。

第三节　眼附属器的应用解剖与生理

眼附属器包括眼睑、结膜、泪器、眼外肌和眼眶。

一、眼　　睑

眼睑位于眼球前面，分上眼睑和下眼睑，其游离缘称睑缘，上、下睑缘间的裂隙称睑裂。眼睑内外连接处分别称内眦、外眦，内眦处有一小的肉样隆起称泪阜。睑缘分前唇和后唇，前唇有2~3行排列整齐的睫毛，毛囊周围有皮脂腺（睑缘腺）及变态汗腺（睫毛腺）的开口；后唇呈直角，与眼球表面紧密接触。两唇间有一条灰色线，为皮肤与结膜的交界处。灰线与后唇之间有一排细孔，为睑板腺的开口。上下睑缘的内侧端各有一乳头状突起，其上有一小孔称泪点。眼睑通过瞬目运动可使泪液润湿眼球表面。

眼睑从外向内分为五层（图 1-1-7）：

1. 皮肤层　是人体最薄的皮肤之一，易形成皱褶。

2. 皮下组织层　为疏松的结缔组织和少量脂肪，某些全身疾病与局部炎症时容易出现水肿，外伤时容易发生积气及淤血。

3. 肌层　包括眼轮匝肌、上睑提肌和上睑板肌。眼轮匝肌由面神经支配，收缩时眼睑闭合。上睑提肌由动眼神经支配，收缩时提起上睑，开启睑裂。上睑板肌受交感神经支配，使睑裂开大。当面神经受损时，眼睑闭合不良；动眼神经麻痹时，则出现上睑下垂。

4. 睑板层　由致密的结缔组织形成。睑板内有与睑缘呈垂直方向排列的睑板腺，开口于睑缘，分泌类脂质，参与泪膜的形成并对眼表面起润滑作用。

5. 结膜层　位于眼睑内表面，是一层与睑板紧密相连的透明黏膜。

眼睑的生理功能：①保护眼球，防止眼外伤。②眼睑瞬目运动可使泪液润湿眼球并保持角膜光泽。

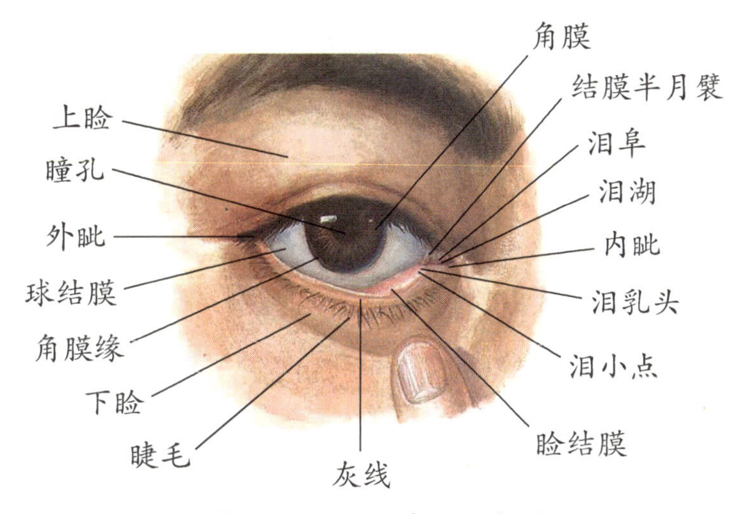

图 1-1-7　眼睑外观示意图

二、结　膜

结膜是一层薄的半透明黏膜，覆盖于眼睑内面（睑结膜）、部分眼球表面（球结膜）和睑部到球部的反折部分（穹窿结膜）。这三部分结膜形成一个以睑裂为开口的囊状间隙称结膜囊。结膜组织内有副泪腺和杯状细胞，分泌泪液和黏液，主要作用是湿润和润滑眼球。

三、泪　器

泪器包括分泌泪液的泪腺与排泄泪液的泪道两部分（图 1-1-8）。

1. 泪腺　位于眼眶外上方的泪腺窝内，借结缔组织固定于眶骨膜上。泪腺的排出管有 10～12 根，开口于外侧上穹窿结膜，正常时从眼睑不能触及。副泪腺位于穹窿结膜。泪腺与副泪腺分泌泪液，润湿、润滑角膜和结膜。

2. 泪道　包括上下泪点、上下泪小管、泪囊、鼻泪管，鼻泪管开口于下鼻道。

（1）泪点：是泪道引流的起始部，位于上下睑缘内眦端，紧贴于眼球表面。

（2）泪小管：为连接泪点与泪囊的小管。从泪点开始后的 1～2mm，泪小管与睑缘垂直，然后呈直角转为水平位，长约 8mm。上、下泪小管多先汇合成泪总管而后进入泪囊，亦有直接进入泪囊的。

（3）泪囊：位于泪囊窝内。其上方为盲端，下方与鼻泪管相连接，长约 10mm，宽约 3mm。

（4）鼻泪管：位于骨性鼻泪管内，上接泪囊，向下后稍外走行，开口于下鼻道。

泪液由泪腺分泌，经瞬目分布于眼球前表面，靠泪点与泪小管的虹吸作用沿泪道进入鼻腔。泪液为弱碱性透明液体，含有溶菌酶、免疫球蛋白和无机盐等，因此泪液有清洁、杀菌、营养、润滑眼表和预防感染的作用。

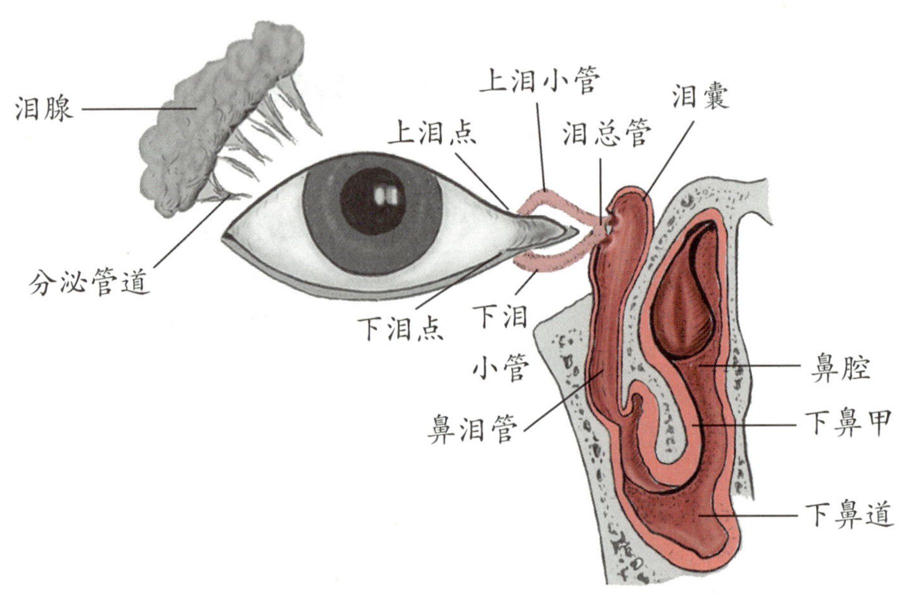

图 1-1-8　泪器示意图

四、眼　外　肌

眼外肌是司眼球运动的肌肉，每只眼有 6 条眼外肌，即 4 条直肌和 2 条斜肌（图 1-1-9）。4 条直肌为内直肌、外直肌、下直肌和上直肌，它们均起自眶尖部视神经孔周围的总腱环，向前展开越过眼球赤道部，分别附着于眼球前部的巩膜上。内、外直肌的主要功能是使眼球向同名肌的方向转动。上、下斜肌的作用分别是使眼球下转、内旋、外转和上转、外旋、外转。双眼的眼外肌相互配合与协调，保持双眼正常的眼位与眼球的协调运动。当眼外肌或支配眼外肌的神经有病变时，可出现眼位偏斜、复视等表现。

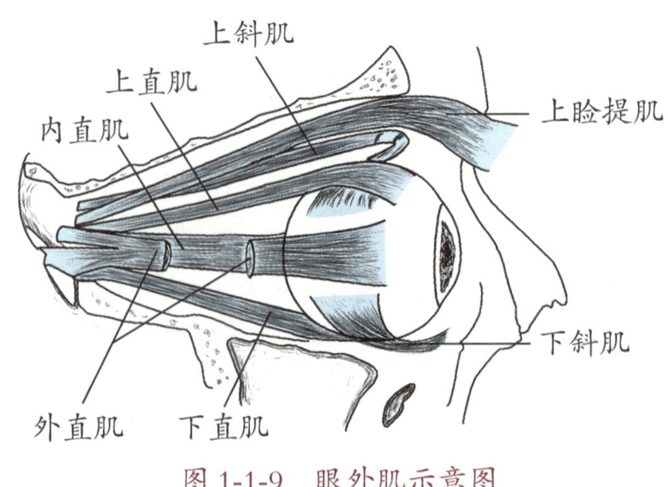

图 1-1-9　眼外肌示意图

五、眼　　眶

眼眶为四边锥形骨窝，开口向前，由7块骨构成，即额骨、蝶骨、筛骨、腭骨、泪骨、上颌骨和颧骨。成人眶深为40～50mm，容积为25～28ml。眼眶有四个壁，即上壁、下壁、内侧壁和外侧壁。除眼眶外侧壁较厚外，其他三壁骨质较薄，易发生骨折。眼眶后方有视神经孔、眶上裂、眶下裂等，是神经和血管的通道。

眼眶的生理功能：①容纳眼球，为眼球提供可靠的骨性保护。②泪腺、眼外肌、血管、神经和筋膜等眶内软组织，对眼球具有软垫样保护作用。③眶筋膜对眼球起支撑和固定作用。

本章小结

本章学习重点是眼球的组成及各部分的主要生理功能。学习难点为房水循环的途径、视路构成及视路损伤的定位。在学习过程中注意利用标本和模型加深对眼内结构的直观认识，运用所学知识对角膜炎、白内障、青光眼病人的表现进行初步分析，提高学生对本学科的学习兴趣。

（鹿　梅）

思考与练习

1. 简述眼球的组成及各部分的主要功能。
2. 简述眼球壁的分层及各层的组织构成。
3. 简述房水的循环途径及功能。
4. 简述眼附属器的组成及各部分的主要功能。

第二章 眼科护理概述

学习目标

1. 具有尊敬病人、关爱病人及与病人换位思考的意识。
2. 掌握眼科病人护理评估要点和眼科手术病人的护理要点。
3. 熟悉眼科病人护理评估的内容，眼科常用检查的目的、方法及眼科病人常见的护理诊断。
4. 了解视野、暗适应、眼压等检查方法及眼科护理管理。
5. 熟练掌握视功能检查并做好记录。
6. 运用所学知识对眼科病人进行护理评估并作出护理诊断。

工作情景与任务

导入情景：

王奶奶，70岁，主诉最近视力下降严重，看书时眼前有一“馒头大”的黑影，而且书本上的字体扭曲、变形。

工作任务：

1. 检查视力并做好记录。
2. 给王奶奶解释需要做的检查项目及检查目的。
3. 对王奶奶进行护理评估并作出护理诊断。

第一节 眼科疾病的基本特征与护理的基本要求

眼是心灵的窗户，通常情况下人们90%的信息来源于眼，视觉功能降低给病人的生活、学习、工作带来困扰或者严重不便。

一、眼科疾病的基本特征

1. 眼部症状、体征突出　由于眼的结构精细、功能特殊，眼科病人会出现视功能障碍、疼痛、眼睑肿胀、结膜充血、屈光介质混浊、眼底病变等突出的症状、体征。

2. 心理症状明显　眼部发生病变，除导致视功能下降、丧失，还会导致容貌外观改变（图 1-2-1），可使病人产生焦虑、烦躁、自卑甚至绝望等心理改变。

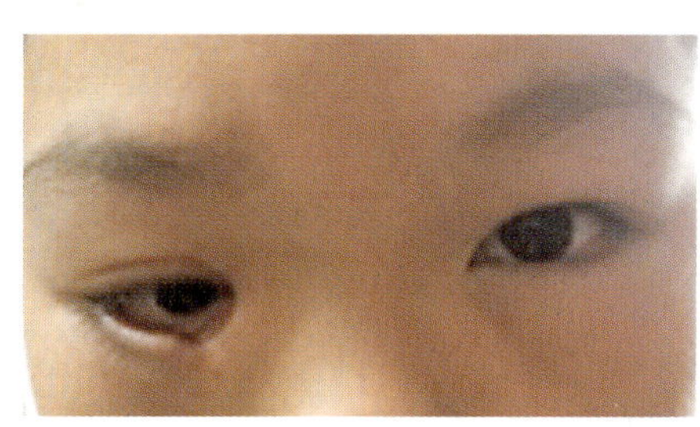
图 1-2-1　先天性睑面裂导致病人容貌改变

3. 眼部疾病与全身其他系统疾病相互影响　眼与全身多器官关系密切，一些全身疾病可引起眼部特定的反应或并发症，如颅内肿瘤可导致失明，高血压可引起眼底出血等。通过眼部检查也可诊断全身其他系统的疾病，如眼底微血管瘤可能查出糖尿病等。

4. 病人存在安全隐患　视功能丧失的病人发生坠床、跌倒、撞伤的危险性大。

5. 眼科疾病谱不断变化　眼科疾病谱随生活方式的改变也在发生改变。如手机、电脑等电子终端视屏的广泛使用，近视眼、干眼症发病率增加；视网膜疾病随着高血压、糖尿病发病率增加而增加。这些应引起眼科医护人员的重视。

二、眼科护理的基本要求

1. 树立以人的健康为中心的现代整体护理观　眼科病人的护理既要评估病人的眼部状况，又要评估病人的全身状况，同时要注意病人的身心变化及社会需求等。

2. 具有敏锐的病情观察能力　眼科护士应细心观察病人病情的变化，例如视力的改变、眼部充血的变化、眼压的变化、手术切口的状态等。

3. 具有眼科专科护理的操作能力　眼科护理要求熟练轻巧地进行视功能检查、眼部给药、眼部冲洗等常用眼科操作。对于角膜溃疡、眼球穿孔伤、内眼手术术后的病人，操作时切忌压迫眼球，以免导致眼球穿孔。

4. 具备心理护理与健康指导能力　护士应认同疾病给病人带来的痛苦，认真听取病人的诉求与要求，耐心细致地与病人沟通交流，消除病人对疾病与治疗的恐惧，使病人以积极的心态对待疾病。眼科护士应具有讲解眼科疾病防治知识、广泛开展卫生宣教工作的能力。

第二节　护理程序在眼科病人护理中的应用

护理程序是指护理人员在以满足护理对象的身心需要及恢复或增进护理对象的健康

为目标，所提供护理照顾时运用的工作程序，是系统、科学地为护理对象找出健康问题和解决健康问题的方法。护理程序的基本过程包括护理评估、护理诊断、护理计划、护理措施、护理评价五个步骤，也就是有组织地收集病人的疾病资料，对收集的资料进行分析研判，找出护理问题，制订护理计划，实施护理，最后通过评价病人的健康状况判断是否达到了预期的护理目标。

一、眼科病人的护理评估

眼科病人的护理评估是有计划、系统地收集资料，并对资料进行科学的分析与判断，以评估病人的身体、心理、社会、文化、经济等状况，是找出护理问题并制订护理计划的依据。

（一）健康史

1. 现病史　询问病人的起病情况、患病时间、主要症状和特点、疾病的性质。病情的发展与演变，检查与治疗经过及效果。引起病变的原因或者诱因，如情绪激动可诱发急性闭角型青光眼的发作，剧烈撞击可导致视网膜脱离。询问病人发病后的精神状态、睡眠、食欲等。

2. 既往史　①许多全身疾病可有眼部表现，因此要认真询问病人的既往史。如外伤、糖尿病、低血钙可引起白内障；高血压可引起视网膜病变；颅内占位性病变可引起视盘水肿和视神经萎缩等。②眼病也可由其他眼病继发，如虹膜睫状体炎可继发青光眼、并发白内障等。③患病、检查与治疗经过。

3. 个人生活史　评估病人的年龄、文化层次、职业、生活方式、工作环境、饮食习惯、用药史及药物过敏史等。例如，长期使用糖皮质激素可导致皮质类固醇性青光眼；长期酗酒可引起酒精中毒性视神经病变；长时间看电脑或者环境污染容易导致干眼症等。

4. 家族遗传史　了解家族中是否有类似眼病病人，如视网膜色素变性、视网膜母细胞瘤、先天性色盲等均有遗传倾向。

（二）身体状况

1. 视功能障碍　视功能的变化可反映眼部病情的变化，以及治疗护理效果，是最重要的评估项目，包括视力下降、视野缺损、眼前黑影、复视、视物变形、夜盲、色觉障碍等。

2. 感知异常　常见眼痛、眼干涩、眼痒、异物感、畏光等，其中眼痛多见于眼部炎症，如睑腺炎、角膜炎等，也可见于青光眼、眼外伤等疾病。眼干涩、眼痒、眼异物感等可见于结膜炎、干眼症等。视疲劳可见于屈光不正、干眼症、青光眼等。

3. 外观异常

（1）眼部充血：是眼科最常见的体征之一，分为结膜充血、睫状充血和混合性充血三种类型。结膜充血见于结膜炎；睫状充血与混合性充血见于角膜炎、虹膜睫状体炎和急性闭角型青光眼急性发作期等。

（2）眼部肿胀：常见于眼睑、结膜与角膜的炎症，眼部外伤等。

（3）眼部分泌物：分泌物的性质取决于不同的病因。脓性分泌物提示细菌感染的可能；浆液性或水样分泌物提示病毒感染；黏丝状分泌物常见于慢性结膜炎或过敏。

（4）流泪和溢泪：泪液分泌增多而流出眼睑外，称为流泪。溢泪是泪液分泌正常，因泪道阻塞，使泪液无法进入鼻腔排出而溢出，例如慢性泪囊炎。

（5）其他：角膜混浊、眼部畸形、眼球突出、眼压升高、斜视、眼底出血等。

（6）评估辅助检查结果：包括眼局部检查、特殊检查与全身检查结果，例如眼电生理检查、眼部B超、眼部CT、眼后节OCT（光学相干断层扫描）、心电图、血液生化检查等。

（三）心理-社会状况

视功能的改变对病人的生活、工作和学习都有极大的影响，因此病人容易出现焦虑、失眠、悲观、情绪低落、烦躁不安等心理反应，也可出现孤独、多疑、自卑等性格异常。应了解和评估病人家庭成员的经济、文化、教育背景，亲戚、朋友、同事及单位对病人所患疾病的认识及给予病人的关怀、支持及帮助等。

二、眼科病人常用护理诊断

护理诊断是在护理评估的基础上确定护理对象的护理问题。眼科病人常用的护理诊断有：

1. 感知紊乱：视觉障碍　与眼部病变有关。
2. 疼痛　与眼压升高、炎症反应、缝线刺激有关。
3. 自理缺陷　与视力下降、年老体弱、术后遮盖双眼有关。
4. 舒适受损：异物感、眼干涩、流泪不适等　与眼部炎症、倒睫有关。
5. 焦虑　与恐惧手术疼痛、担心疾病治疗和预后、经济负担等有关。
6. 知识缺乏：缺乏疾病的预防、治疗等相关知识。
7. 有感染的危险　与机体抵抗力下降、局部创口预防感染的措施不当有关。
8. 自我形象紊乱　与斜视、眼部畸形、眼外伤有关。
9. 有受伤的危险　与视功能障碍有关。
10. 功能性悲哀　与视力减退影响生活与工作有关。
11. 潜在并发症：眼压升高、创口出血、创口裂开。

三、眼科病人护理计划

护理计划是找出护理问题（护理诊断）后，讨论如何解决护理问题，也就是针对护理诊断制订相应护理措施来预防、减轻或解决有关健康问题。目的是使病人得到适合于他个人的护理。护理计划包括排列护理诊断顺序、确定预期目标、制订护理措施和书写护理计划。

四、眼科病人护理实施

护理实施是为达到护理目标而执行护理措施的过程。护理实施通常发生在护理计划之后，但对急诊病人或危重病人则应先采取紧急救护措施，再书写完整的护理计划。

五、眼科病人护理评价

护理评价是将病人的健康状况与预期目标进行有计划、系统地比较并作出判断的过程。通过护理评价，可以了解是否达到了预期的护理目标。

六、眼科病人护理程序完整应用的案例

张大娘，58岁。右眼被玉米叶划伤20天，伴有眼红、眼痛、眼异物感、视物模糊就诊。

【护理评估】

1. 健康史　20天前张大娘在做农活时，右眼不慎被玉米叶划伤，当时感眼痛、流泪，随即滴诺氟沙星滴眼液，疗效不佳，视物模糊加重。发病后精神尚可，全身检查正常。

2. 专科检查　①裂隙灯显微镜检查：右眼混合性充血，角膜中央有3mm×5mm不规则的灰白色病灶，表面干燥隆起，周边有毛刺样改变，前房积脓约1mm。②角膜刮片：可见真菌菌丝。③角膜共焦显微镜检查：可见病灶内的真菌病原体。

3. 心理-社会状况　张大娘眼部受伤20余天症状无改善，用药疗效差，因担心失明而焦虑。

【治疗要点】

1. 药物治疗　选择有效的抗真菌药物控制感染。①局部常用的抗真菌药物有0.25%两性霉素B滴眼液、5%那他霉素滴眼液、0.5%～1%氟康唑滴眼液，依据病情单独或者联合使用，每天使用滴眼液4～6次。②全身用药：病情严重者可全身使用抗真菌药，如氟康唑、伊曲康唑口服。

2. 并发虹膜睫状体炎时，应用1%阿托品凝胶散瞳。

3. 经上述治疗若仍不能控制感染，局部清创或者进行角膜移植手术治疗。

【护理诊断/问题】

1. 舒适受损　与角膜外伤和炎症有关。

2. 感觉紊乱：视物模糊　与角膜溃疡混浊有关。

3. 焦虑　与担心疾病预后有关。

4. 知识缺乏：对角膜植物性损伤的危害性认识不足。

5. 潜在并发症：角膜穿孔、继发性青光眼、真菌性眼内炎。

【护理目标】

1. 疼痛减轻或消失。
2. 视力稳定或提高。
3. 病人情绪稳定，积极配合治疗。
4. 获得正确处理角膜外伤的知识。
5. 无并发症发生。

【护理措施】

1. 生活护理　①提供安静、舒适的环境，保证病人休息，包扎患眼，避免强光刺激。②补充足够的蛋白质和多种维生素，以促进溃疡面的愈合。③告诫病人不要揉眼。④进食易消化的食物，保持大便通畅，避免便秘及用力过猛，如咳嗽、打喷嚏等，以防止角膜穿孔。

2. 用药护理　①遵医嘱白天使用抗真菌滴眼液，每 2 小时一次，睡前涂抗真菌眼药膏。口服伊曲康唑，每天 1 次，每次 2 片。② 1% 阿托品凝胶，每天涂一次，使用后压迫泪囊，防止虹膜后粘连，减轻疼痛。③口服多种维生素片，每次 2 片，3 次 /d。

3. 耐心地给张大娘解释病情，消除其焦虑心理，使其树立战胜疾病的信心。

4. 其他　①严密监测病人的视力、症状、角膜及分泌物变化。角膜变薄、后弹力层膨出为角膜穿孔的征兆；前房变浅或消失、眼压降低为角膜穿孔的表现。②实施护理操作时禁止压迫眼球以免角膜穿孔，减少并发症发生。

5. 健康指导　①告知病人及家属，以后工作要做好防护，预防眼外伤，如有植物性角膜外伤发生，应立即就诊。②合理使用抗生素和糖皮质激素，避免发生真菌感染。③病人若有糖尿病，应控制好血糖。

【护理评价】

经过治疗与护理，病人：①疼痛消失；②视力提高；③睡眠良好，积极配合治疗；④获得正确处理角膜外伤及炎症的知识；⑤无并发症发生。

第三节　眼科常用检查及护理配合

一、视功能检查

视功能检查包括视力检查、视野检查、色觉检查、暗适应检查、立体视觉检查及视觉电生理检查，这些检查大部分属于主观检查。因此，检查者要态度和蔼，耐心解释，以取得被检者的理解和配合，获得准确的结果，为眼病诊断提供依据。

（一）视力检查

视力即视敏度，是指视器辨别物体形状与大小的能力，分中心视力与周边视力。中心视力反映视网膜黄斑中心凹处的视觉敏锐度，是最主要的视功能，可分为远视力及近视力。

1. 远视力　是指距离视力表 5m 的视力(图 1-2-2A)。

2. 近视力　是指将视力表放在眼前 33cm 处的视力(图 1-2-2B)。

3. 婴幼儿视力检查　对于小于 3 岁的不合作的患儿常用的视力检查方法有 4 种。①追随反应：观察眼睛对光源、玩具(如直径 5cm 红球)有无注视和追随运动。②瞬目反射：手或者物体快速在婴儿眼前移动，婴儿出现反射性眨眼为正常。③遮盖厌恶试验：遮盖一眼，患儿正常，遮盖另一眼，患儿拒绝，表明拒绝被遮盖的眼是视力较好的眼。④图形视力表检查(图 1-2-2C)。

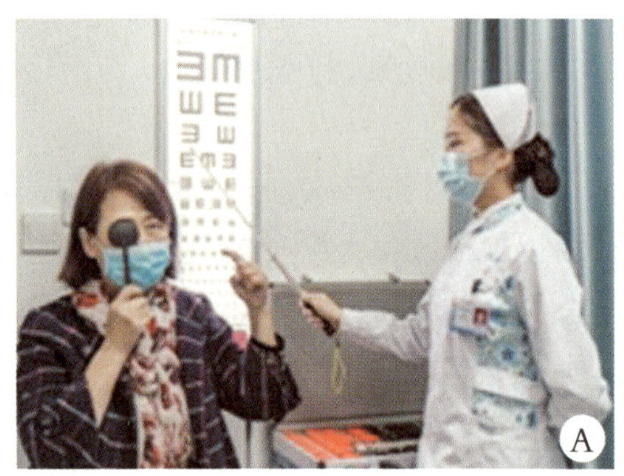

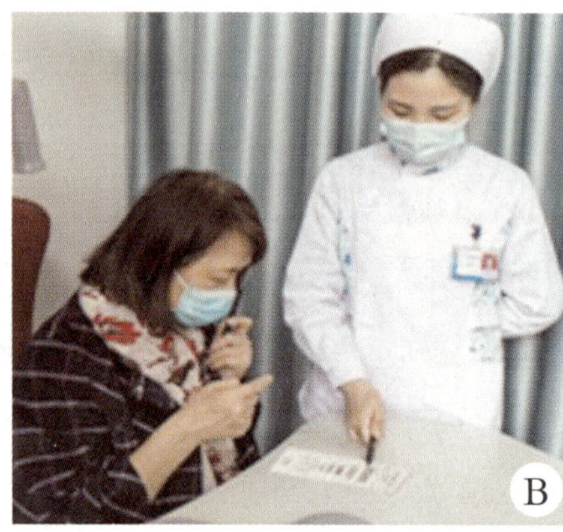

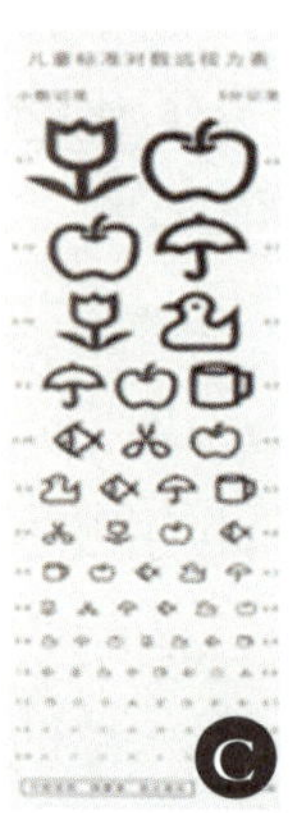

图 1-2-2　远视力、近视力与儿童图形视力表检查

远视力与近视力检查具体检查与记录方法详见本篇第十一章眼科常用护理技术操作。

(二)视野检查

视野是当眼向正前方固视时所见的空间范围，反映视网膜周边部功能，故亦称周边视力。距注视点 30° 以内的范围称为中心视野，距注视点 30° 以外的范围称为周边视野。正常视野大小为上方 55°、鼻侧 60°、下方 70°、颞侧 90°(图 1-2-3A)。视盘在视野屏上的投影称为生理盲点。生理盲点的大小与位置：垂直径 7.5°±2°，横径 5.5°±2°，位于注视点外 15.5°、水平线下 1.5° 处(图 1-2-3B)。生理盲点以外的任何暗点或视野缺损均为病理性暗点。视野检查对青光眼、黄斑疾病及视路疾病的诊断有重要价值，常用的检查方法有：

1. 对比法　此法是以检查者的正常视野与被检者的视野做比较，判断被检者视野是否正常。检查者与被检者相距 0.5m，对视而坐。检查右眼时，检查者以左眼与被检者右眼彼此注视，各遮盖另外一只眼，检查左眼则相反。检查者以手指或视标置于二人等距离处，从周边向中心移动，如二人能在各方向同时看到视标，其视野大致正常。此法简单易行，但不够精确。

2. 自动视野计法　①开启视野计，选择恰当的备用程序；②遮盖一眼，将被检者头

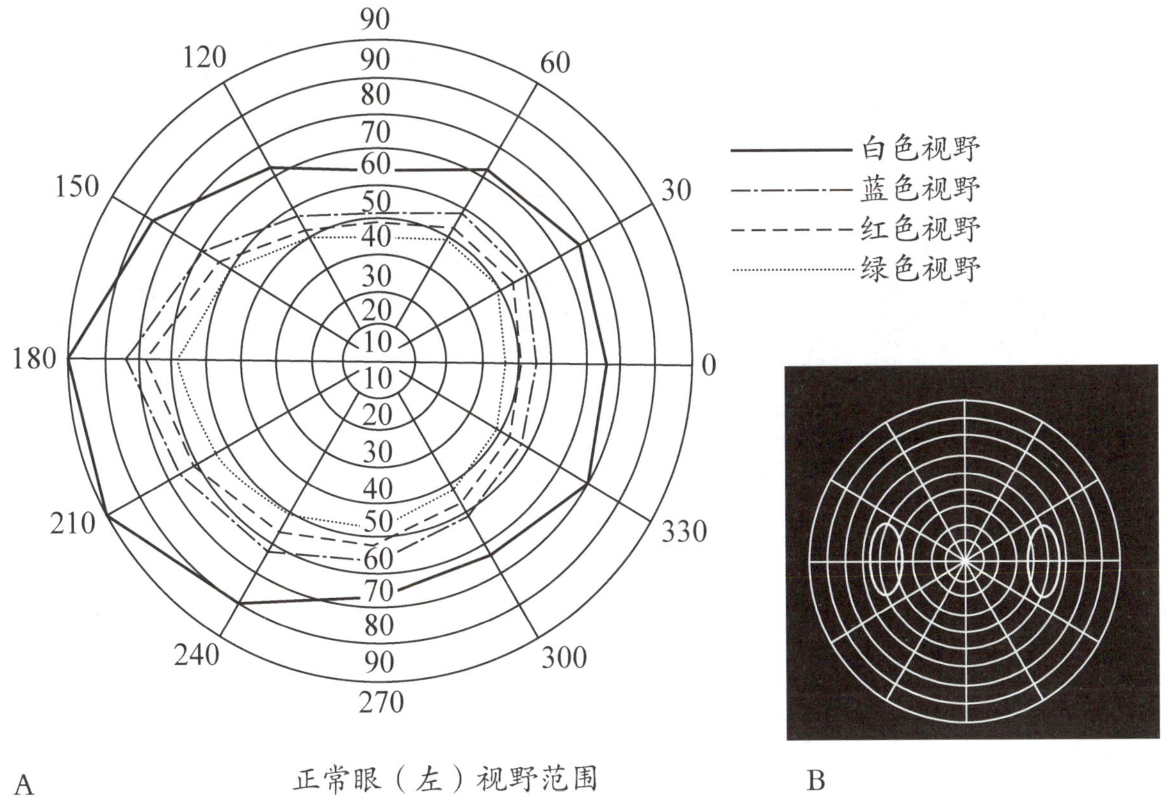

图 1-2-3 视野检查

A. 正常视野[白色视野上方 55°、鼻侧 60°、下方 70°、颞侧 90°(左眼)];B. 平面视野。

部安放在下颌托架上，使被检者坐舒适后，嘱其受检眼固视视野屏十字中心；③告知被检者被检眼始终保持注视正前方的固视点，每当视野屏上出现闪光点，立即按下手柄按钮，无论光点大小、明暗、方位，只要出现，就按按钮，不能漏按或多按；④检查完毕，视野计将自动记录结果(图 1-2-4)；⑤将记录结果存盘，并打印。

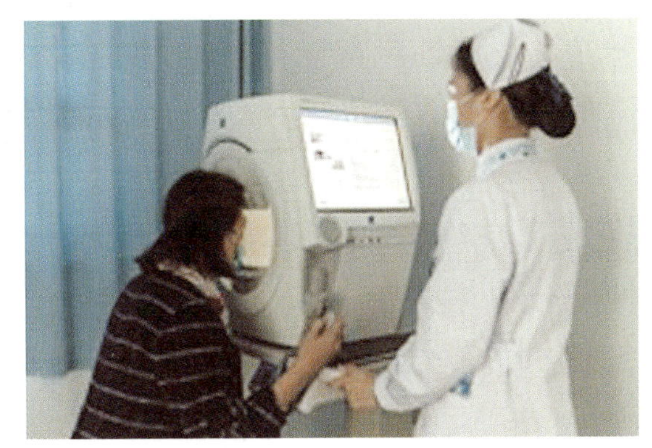

图 1-2-4 自动视野计检查视野

3. 阿姆斯勒(Amsler)方格检查表 检查用于 10° 范围以内的中心视野，对黄斑部病变简单而有价值。检查时，遮盖一眼。受检眼距离方格图约 33cm，注视正中的小白色圆点，辨认方格是否清晰，有无缺损、弯曲与变形(图 1-2-5)。

4. 其他检查方法 ①平面视野计：遮盖一眼，被检者坐在黑色无反光布屏前 1m 处，注视屏中心的注视点，用 2mm 的白色视标，沿着相隔 5° 的同心圆动态检查中心视野。② Goldmann 视野计：为一投射式半球形视野计，这种视野计的球面照度均匀一致，对视标的大小及亮度进行了比较精确的定量，可同时检查周边视野和中心视野，明显增加了视野计检查的准确性、可重复性和敏感性。

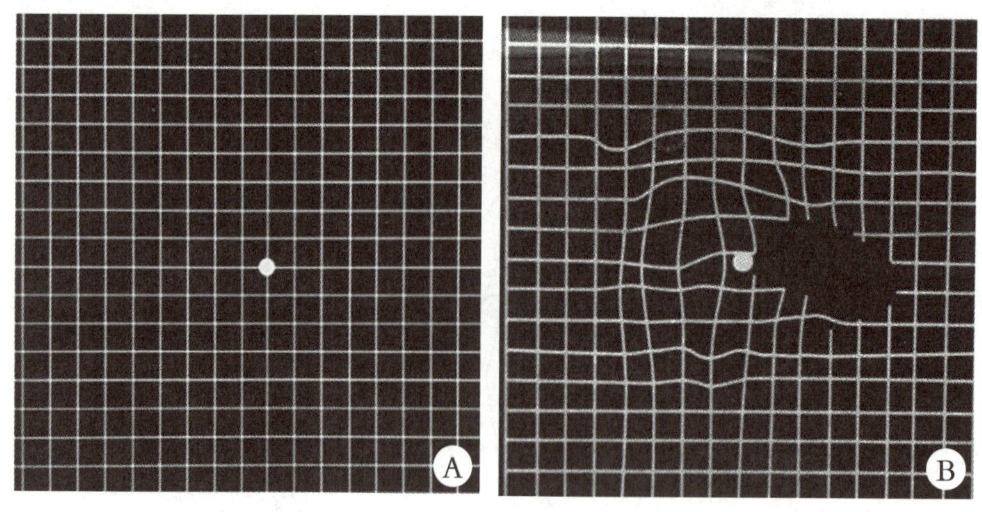

图 1-2-5 阿姆斯勒（Amsler）方格检查表

A. 正常；B. 黄斑病变。

5. 视野检查的注意事项 ①检查前应耐心地向被检者讲清视野检查的目的及方法，以取得被检者的合作。②双眼分别检查，有屈光不正者戴矫正眼镜。③检查过程中，受检眼要始终注视视野计中心目标，若眼球转动，检查结果不准确。④视标移动匀速运行，自外向内，遇有可疑之处，应反复仔细检查。

（三）色觉检查

色觉是人眼的辨色能力，反映了视锥细胞的功能。色觉异常可分为先天性色觉异常和后天性色觉异常。先天性色觉异常属于性连锁隐性遗传病，男性多于女性，常见的是红绿色盲。后天性色觉异常为某些眼病、颅脑病变、全身疾病及中毒所致。

假同色图（色盲本）色觉检查法：在良好的自然光线下，被检者双眼同时注视色盲检查图，距离约 0.5m，让其在 5 秒内读出或者用棉签描出图中数字或图形（图 1-2-6），然后按所附说明书判断被检者色觉为正常、色盲或色弱（辨认时间延长）。检查时应避免在强光或有红绿色背景的环境中进行。色盲图要保持图面整洁，禁止用手擦摸，以防弄脏和变色，用毕应妥善保存。另外，有色觉镜和色向排列法检查色觉。

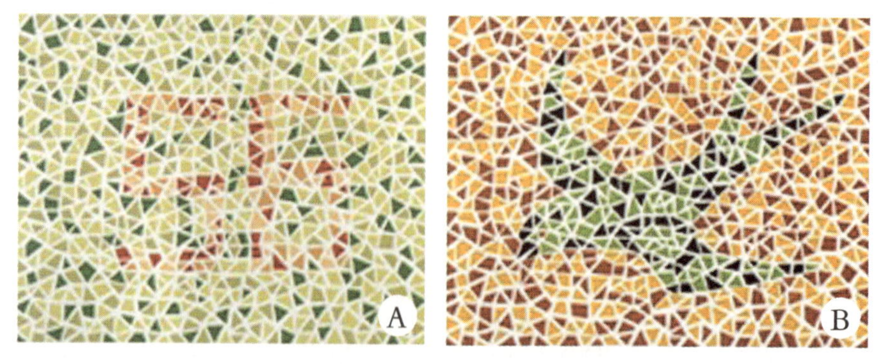

图 1-2-6 色觉检查图

A. 数字；B. 图形。

（四）其他视功能检查

1. 暗适应检查　当人从明处进入暗处时，起初对周围物体无法辨认，以后渐能看清暗处的物体，这种对光敏感度逐渐增进的过程称为暗适应，它反映了视杆细胞的功能。暗适应检查常用夜光表在暗室内行对比法检查，即被检者与暗适应正常的检查者同时进入暗室，比较两人辨认周围物体的时间。如果被检者所需时间明显延长，则表明暗适应能力差。暗适应检查也可用暗适应计检查。视网膜色素变性、维生素 A 缺乏症等可导致暗适应时间延长，甚至夜盲。

2. 立体视觉检查　立体视觉又称深度觉，是三维视觉空间，基于双眼视网膜的相关信息去感知深度的能力，是双眼视觉的最高层次，对周围物体的远近、深浅、凹凸和高低有精细的分辨能力。检查的基本内容包括同时知觉、融合和立体视觉，常用同视机、立体视觉检查图片和与计算机相连的立体视觉检测系统检查。立体视觉锐度正常值≤60 弧秒。

3. 视觉电生理检查　包括眼电图检查、视网膜电图检查及视觉诱发电位检查，是应用视觉电生理仪测定视网膜受光照射或图形刺激时，在视觉过程中发生的生物电活动，以此生物电的变化作为客观指标来阐明视觉生理，并为视觉系统疾病的诊断、预后及疗效评定提供依据。

二、眼部常用检查

眼部检查应在良好照明下系统地进行。检查前应该详细地询问病人病史，检查时应动作轻柔，态度和蔼，按由外向内、先右眼后左眼的顺序进行。检查传染性眼病时，应先检查健眼，后检查患眼。检查儿童时，可嘱家长将儿童手足及头部固定后，再进行检查（图 1-2-7）。

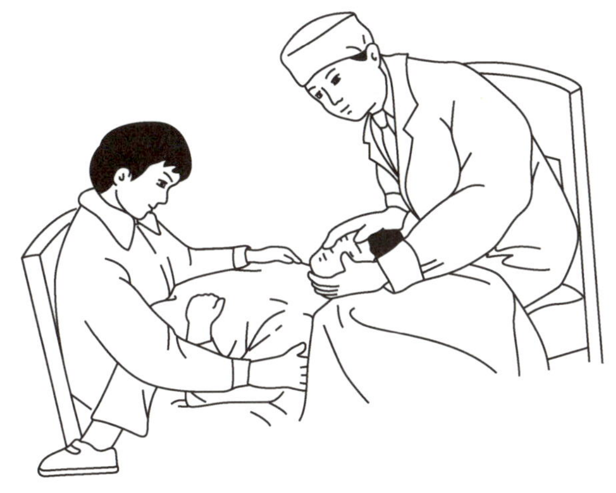

图 1-2-7　儿童眼部的检查姿势

（一）眼附属器检查

1. 眼睑检查　睑缘有无内、外翻，有无倒睫，有无鳞屑、脓痂和溃疡；眼睑位置如何，两侧睑裂是否对称，闭合功能是否正常；眼睑皮肤有无红肿、淤血、瘢痕或肿物。

2. 泪器检查　泪腺区有无红肿、压痛；泪点有无外翻或闭塞；泪囊区有无红肿、瘘管，挤压泪囊部有无分泌物自泪点溢出；必要时可进行泪道冲洗以观察是否通畅。泪液分泌试验与泪膜破裂试验检查泪液分泌的量与泪液的质量。

3. 结膜检查　结膜有无充血、乳头、滤泡、结石、异物、瘢痕色素沉着及新生物等。将上眼睑向上翻转，检查上睑结膜和穹窿结膜，方法如下：嘱病人双眼放松，向下注视，检查者用一手示指、拇指轻提近睑缘皮肤，示指下压，拇指上推，即可顺利翻转上睑（图 1-2-8）。检查下睑及下穹窿结膜时，只需用拇指或示指将下睑向下牵拉，同时嘱病人向上注视，即可暴露穹窿结膜。检查时应特别注意区分结膜充血与睫状充血。

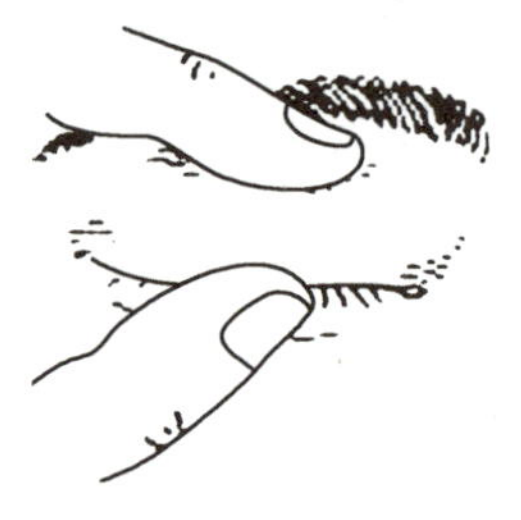
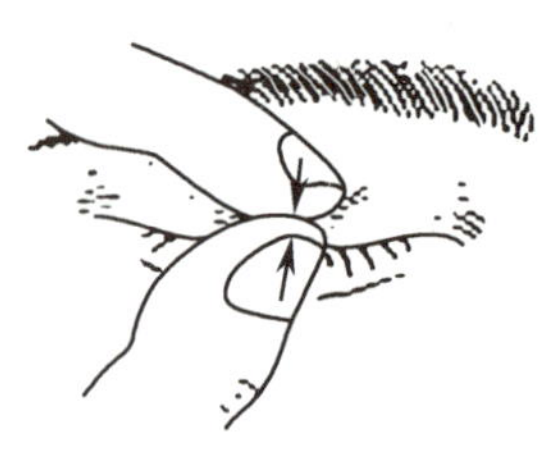
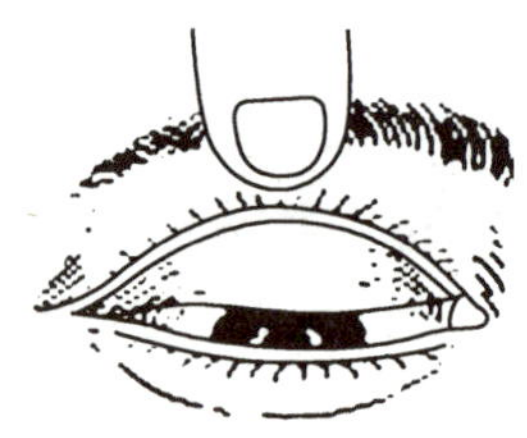

图 1-2-8　上眼睑翻转法

4. 眼球位置及运动检查　眼位是否有斜视；眼球大小有无异常，有无突出、凹陷；观察眼球的运动是否正常等。

5. 眼眶检查　眼眶是否对称；眶缘触诊有无缺损，眶内有无肿块。

（二）眼前段检查

检查眼前段常用两种方法：一种是利用聚光手电筒配合放大镜进行检查；另一种是采用裂隙灯显微镜及一些附件进行检查。

1. 角膜检查　角膜大小、弧度、光滑度、透明度等，注意有无异物、浸润、溃疡、瘢痕、血管翳等病变；角膜感觉如何；有无角膜后沉着物（keratic precipitates，KP）。

2. 巩膜检查　巩膜颜色（充血、黄染、色素沉着等），注意有无结节及压痛。

3. 前房检查　房水有无混浊、积血、积脓以及前房的深浅。

4. 虹膜检查　虹膜颜色、纹理，注意有无新生血管、结节、萎缩，有无与角膜或晶状体粘连，有无震颤。

5. 瞳孔　正常瞳孔直径为 2.5～4mm，两侧瞳孔等大、等圆。光照一侧瞳孔，引起双侧瞳孔缩小的反射称为瞳孔对光反射，光照侧的瞳孔缩小称为瞳孔直接对光反射，对侧的瞳孔缩小称间接对光反射。观察瞳孔大小，两侧瞳孔是否等大、等圆。注意有无瞳孔后粘连及对光反射状态。

6. 晶体检查　晶体有无混浊和位置改变，必要时应进行散瞳检查。

（三）眼后段检查

眼后段检查是指晶状体后表面以后的部位包括玻璃体、脉络膜、视网膜、视盘等的检查，常用检眼镜在暗室里进行检查。

1. 玻璃体　检查前应进行散瞳，注意观察玻璃体内有无出血及黑影漂浮。

2. 眼底　正常眼底呈橘红色（图 1-1-3）。

眼底检查为眼科常用而重要的检查方法，观察内容有视网膜、脉络膜有无出血、水肿、脱离等，视盘有无水肿、萎缩等。若瞳孔过小或详查眼底，应滴快速散瞳剂，如复方托品卡安滴眼液，等瞳孔散大后再进行详细的检查。散瞳会引起青光眼发作，散瞳前需要询问病人是否有青光眼病史并测量眼压。散瞳后病人会有畏光、视物模糊，要提前告知。

（四）裂隙灯显微镜检查

裂隙灯显微镜是眼科最常用的检查工具之一，可放大 10～16 倍，协助眼病的诊断和治疗。裂隙灯显微镜通常在暗室内使用，通过调节焦点和光源宽窄，可将透明的眼组织切成一个光学切面，经显微镜放大后，详细观察结膜、角膜、前房、虹膜及晶状体等组织的细微变化，附加前置镜、前房角镜和三面镜，可检查前房角、玻璃体和眼底的变化（图 1-2-9 ）。使用裂隙灯显微镜时要注意：①一用一消毒；②避免长时间照射病人的眼部，以免引起不适；③使用完毕关闭电源开关；④定期清洁，保持仪器干净。

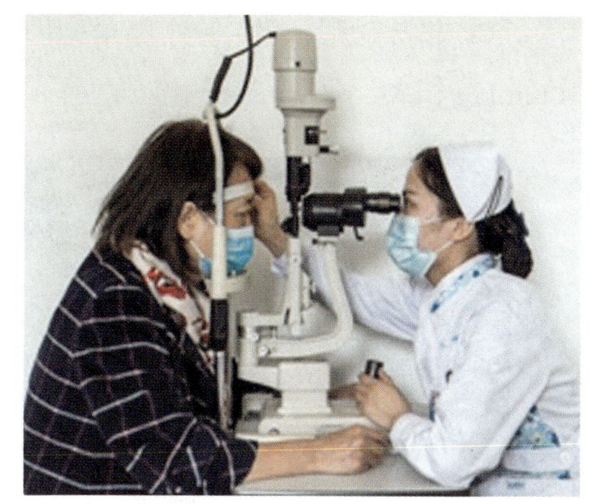

图 1-2-9　裂隙灯显微镜检查

三、眼科特殊检查

（一）眼压测量

眼压为眼内压的简称，是眼球内容物作用于眼球壁的压力。测量眼压对青光眼的诊断及治疗具有重要意义，正常眼压为 10～21mmHg。

1. 指测法　测量时，嘱被检者两眼向下注视，检查者将两手示指尖放在上睑板上缘的皮肤面，两指交替轻压眼球，检查波动感，借指尖触知的硬度或抵抗力来判断眼压的高低。记录方法：眼压正常记为 Tn；眼压轻度增高记为 T+1，眼压很高记为 T+2，眼球坚硬如石记为 T+3；眼压稍低记为 T−1，眼压很低记为 T−2，眼压极低记为 T−3。此法不够精确。

2. 眼压计测量法　眼压计分为压陷式、压平式和非接触式三类。

（1）Schiotz 眼压计（修氏眼压计）：Schiotz 眼压计为压陷式眼压计。被检者低枕仰卧，滴 0.5% 丁卡因 2～3 次，在等待麻醉期间，对眼压计进行矫正、消毒。测量时嘱被检者两眼直视上方目标，使两眼角膜保持水平正中位置，检查者右手持眼压计，左手拇指及示指分开上下眼睑，并固定于眶缘上，不可压迫眼球。将眼压计底板垂直放在角膜中央，先用 5.5g 砝码，读出指针刻度，如读数小于 3，应更换更重的砝码再进行检测（图 1-2-10A ）。

测量注意事项：①测量毕，结膜囊内滴抗生素滴眼液，并告知病人不要揉眼，以免角膜上皮剥脱。②查表、核对眼别、做好记录。例如 5.5g 砝码，右眼刻度读数是 5，左眼刻度读数是 4，记录为右眼 5.5/5 ≈ 17.30mmHg，左眼 5.5/4 ≈ 20.55mmHg。③压陷式眼压计所测数值受球壁硬度的影响较大，高度近视眼要测量校正值。

（2）Goldmann 眼压计：属压平眼压计，根据一定角膜面积所需压力来计算眼压，不受眼球壁硬度和角膜弯曲度的影响。

（3）非接触眼压计：操作简单，可避免眼压计接触角膜引起的交叉感染，眼压小于 10mmHg 和大于 40mmHg 时准确性下降（图 1-2-10B）。

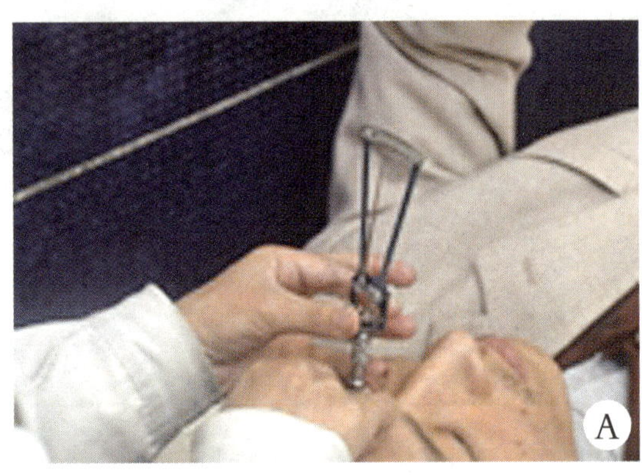
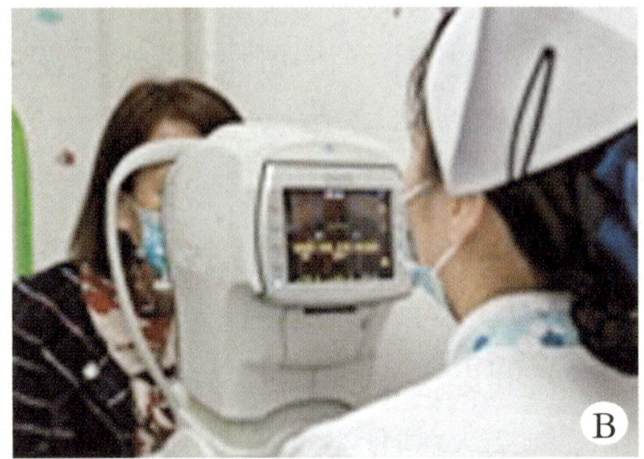

图 1-2-10　眼压测量

A. 压陷式眼压计测量法；B. 气体眼压计。

（二）屈光检查

屈光检查即验光，用以检查患眼的屈光状态，作为配镜或治疗的依据。

1. 主觉验光法　即插片法，检查者遵照标准的验光程序，通过被检者对不同球、柱镜片或球、柱联合镜片的主观视力反应，来判断被检眼屈光状态和程度（图 1-2-11A）。

2. 他觉验光法　是客观测量屈光状态的检测方法。常用的检测方法有检影验光与电脑验光仪验光。儿童可用 1% 阿托品眼药膏或者托吡卡胺（托品酰胺）液散瞳，使睫状肌麻痹后检测（图 1-2-11B）。

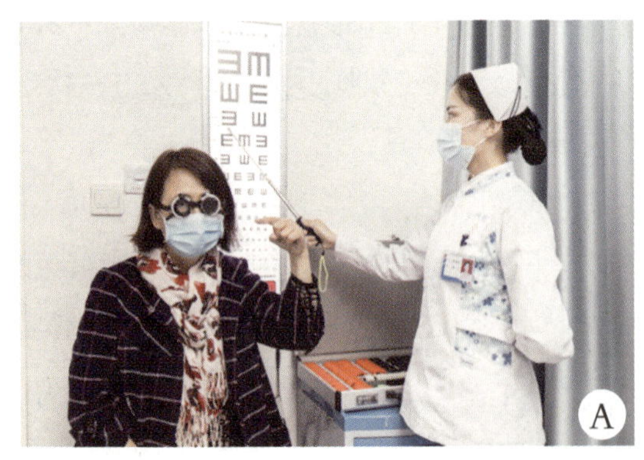
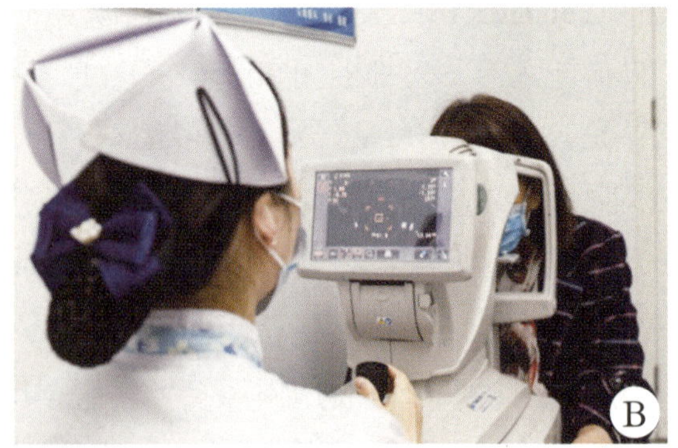

图 1-2-11　眼屈光检查

A. 主观验光；B. 电脑验光仪验光。

（三）其他检查

1. 眼底荧光血管造影　分为荧光素血管造影（FFA）及吲哚菁绿血管造影（ICGA）两

种。将造影剂从肘静脉快速注入，经血液循环进入眼底血管，注射后 5～8 秒开始拍摄，记录眼底血液循环的动态过程。FFA 以荧光素钠为造影剂，主要反映视网膜血管的情况，ICGA 以吲哚菁绿为造影剂，主要反映脉络膜血管的情况。少数病人注射荧光素后会出现恶心、呕吐，稍作休息常可恢复。个别病人出现荨麻疹等过敏反应，必要时给予抗过敏药服用。事先取得病人或者病人法定监护人的知情同意，并进行过敏试验，备好急救药品。造影工作人员要掌握急救操作技术。

2. 眼部超声检查　超声检查是利用声能反射特性构成波形或图像来观察人体解剖结构和病理变化，检查方法包括 A 型超声、B 型超声和彩色多普勒成像，用于眼球生物测量，以了解眼内及眶内病变性质，协助眼部疾病的诊断和治疗。

3. 光学相干断层扫描检查　采用波长 850nm 的激光进行视网膜断层扫描，主要用于黄斑水肿、裂孔的测量及青光眼视网膜神经纤维层厚度的测量。

4. 角膜地形图检查　主要用于检查角膜曲率、角膜表面的形态，判断有无圆锥角膜、角膜散光等，更多用于角膜塑性镜的验配和屈光手术的检查。

第四节　眼科手术病人的常规护理

一、手术前常规护理

1. 术前检查　了解病人的全身状况及有关全身疾病的控制情况，如高血糖、高血压等；评估与本次疾病相关的既往史及药敏史等；协助病人完成各项术前检查，有异常情况应及时通知医生，采取必要的措施或延期手术。

2. 心理护理　评估病人的身心状况，术前向病人及家属解释手术目的、方法、时间及注意事项，耐心解答病人关注的相关问题，减轻病人的紧张心理，使病人配合手术。

3. 术前专科准备　①认真执行查对制度：确认病人身份、手术眼别，避免差错。②术前 3 天开始用抗生素滴眼液，以清洁结膜囊。遵医嘱使用特殊药物，如散瞳药、甘露醇等。手术当日，冲洗泪道及结膜囊（眼球穿孔伤例外）。③训练病人做不同方向的眼球运动，以利于手术中观察治疗情况。指导病人抑制咳嗽，用舌尖顶上腭或用手指压人中穴，避免术中震动引起并发症。④给予清淡、易消化、富有营养的饮食，保持大便通畅；术前一餐不宜过饱以免呕吐，进入手术室前排空大小便。⑤全麻病人：成人术前 8 小时禁食，4 小时前禁水；儿童术前 6 小时禁食，2 小时前禁水；6 个月以下患儿术前 3 小时禁食，2 小时前禁水。⑥术前测量生命体征，有异常及时报告医生。

4. 协助病人做好个人卫生如洗头、洗澡等；手术当天清洁面部，不化妆；交代病人保存好个人物品如角膜接触镜、义齿、首饰等。

5. 与手术室护士做好交接工作。

二、手术后常规护理

1. 一般护理　嘱病人安静卧床休息，全麻病人清醒以前给予去枕平卧位，头偏向一侧，防止呕吐物误吸。术眼加眼垫，防止碰撞，并嘱病人不要自行解开眼垫、绷带，不要做摇头、用力挤眼、咳嗽等动作，避免影响伤口愈合。需要特殊体位的病人，给予体位护理。

2. 护理观察　注意生命体征及眼部病情的变化。观察局部有无出血及伤口的渗血情况；眼垫、绷带有无松脱；观察评估疼痛的性质，并进行疼痛评分，依据评分做相应的处理；观察眼压变化等。

3. 饮食护理　加强营养，多进食水果蔬菜，保持大便通畅；便秘者应给予缓泻剂。

4. 用药护理　按医嘱局部或全身用药。如有呕吐、疼痛，可给予止吐、止痛药等；术眼疼痛剧烈，则应马上报告医生，采取有效措施。

5. 出院指导　嘱病人合理饮食，遵医嘱正确用药和复诊。

第五节　眼科护理管理

一、眼科门诊护理管理

（一）开诊前的准备

1. 诊室环境　做好诊室的卫生，保持诊室内清洁、明亮、整齐、通风。准备洗手液及速干手消毒液等。

2. 诊室物品　准备检查的器械及物品，包括聚光手电筒、远近视力表、色盲检查图谱、遮眼板、试镜架、无菌荧光素钠、表面麻醉药如丁卡因滴眼液、各类抗生素滴眼液及眼药膏、散瞳及缩瞳眼剂、酒精棉球、消毒玻璃棒、干棉球和棉签。备好办公用品、病历纸、处方签，各种检查单、化验单、治疗单及住院证等。

知识拓展

眼科护士的素质要求

作为一名合格的眼科护士，要具备良好的职业道德、扎实的专业知识和护理技能、敏锐的观察力，还应有健康稳定的情绪和良好的沟通技巧。眼睛是心灵的窗户，眼科病人较其他科病人更容易产生自卑、消极情绪，因此眼科护士应以亲切和蔼的语言，耐心地解答病人的提问，以乐观、和善、友爱的态度影响病人，以积极的言行感染病人，向病人传递关心和爱心，消除病人的负性心理因素，使病人保持心情舒畅、乐观向上的心理状态。

（二）有序地组织病人就诊，协助医生检查

1. 就诊秩序　热情接待病人并初步问诊，按病情特点及挂号先后进行分诊。注意对急诊病人立即进行急救处理，老弱残幼病人可优先就诊，为低视力与盲者提供帮助。

2. 协助检查　病人就诊后首先检查病人的视力，并在病历上做好记录。依照医嘱按时给病人滴缩瞳或散瞳滴眼液，使用眼部麻醉药，查视野及测量眼压。

3. 护理指导　根据病人的具体情况，运用护理知识及专业知识，给予病人生活、用药及疾病防治等方面的健康指导与护理指导。

二、眼科暗室护理管理

对需要进行专科检查的病人，护士要引导和帮助其进入暗室，配合医生的检查。

1. 环境　地面不滑、无反光，安装遮光窗帘，确保暗室无光亮状态。

2. 仪器管理　各种仪器安放合理，保证病人安全，使用方便。暗室内大多是各种精密光学仪器，要注意保持室内干燥和空气流通。应制订严格的精密仪器使用、保养规程，如切忌用手触摸光学仪器的镜头、镜片，可用擦镜纸轻拭。每天下班前切断仪器电源、加盖防尘罩，关好水龙头、门窗等。

三、眼科治疗室护理管理

1. 室内卫生　保持室内干净整洁，使用紫外线进行室内消毒，每日 2 次，每次 60 分钟。

2. 定期消毒　敷料及小手术包每周消毒 1 次，各种滴眼液、器械消毒液每周更换 2 次。传染性眼病病人的废弃物应按要求处理，防止疾病传播。

3. 规范操作　治疗时应严格执行查对制度，治疗前做好术前心理护理，以消除病人紧张、恐惧的心理，取得病人的合作。治疗中应严格执行无菌操作，随时注意病人的病情变化，必要时留院观察。

4. 护理指导　向病人交代复诊时间及注意事项。

5. 防止交叉感染　每次治疗前后应洗净双手，防止交叉感染。

四、眼科激光室护理管理

1. 眼科激光室一般管理　①激光室墙面不宜使用反光涂料，工作区内不宜放置镜面反射物品。②眼科激光设备属贵重精密仪器，需要专人保管，防潮、防尘，严格按照操作要求操作。光纤使用时不要折叠或受压。

2. 眼科激光室安全管理　①眼科激光能量高，可引起人体皮肤、眼睛等的损伤，因此激光室要有警告提示，无关人员不得入内。②工作人员工作时穿防护服，佩戴防护眼罩。

③室内要放置灭火器材，禁止放置易燃易爆物品，如酒精等。

五、眼科病房护理管理

1. 病室环境　保持病房内的清洁、明亮、安静；物品摆放有序整齐，遵循安全原则；过道禁止有障碍物，以免碰撞；通风良好，室内禁止吸烟；做好病房卫生及消毒工作。

2. 病室介绍　热情、大方、亲切地接待入院病人，做好入院宣教，介绍病房的环境，做好安全教育，讲解各项规章制度和负责的医护人员。

3. 专科护理　①做好病人的基础护理、专科护理和心理护理工作。②做好药物管理，尤其是扩瞳药和缩瞳药应标记明显，以免出错。③进行各种操作应严格执行“三查七对”，核对左右眼别，严防差错。④积极地开展病人的健康教育。⑤对视力障碍的病人，做好安全工作。⑥协助医生做好各项处置的准备工作。

本章小结

本章学习重点是眼科病人护理评估的内容，眼科病人常见症状、常见的护理诊断，视功能检查及眼科护理管理；学习难点是眼科病人常用检查的目的和检查方法。在学习过程中注意局部与整体的关系，运用所学基础护理知识对眼科病人进行整体护理。

（张秀梅）

思考与练习

1. 简述眼科病人护理评估的内容。
2. 简述眼科常用的护理诊断。
3. 简述眼科手术病人的术前护理要点有哪些。
4. 如果你是一位眼科门诊护士，简述你每天的工作任务有哪些？

第三章　眼睑及泪器疾病病人的护理

学习目标

1. 具有理解和认同病人及家属对疾病所表现出的焦虑心情，并在护理中体现关怀。
2. 掌握眼睑及泪器疾病病人的护理评估及护理措施。
3. 熟悉眼睑及泪器疾病病人的护理诊断。
4. 了解眼睑及泪器疾病的病因与发病机制。
5. 熟练运用护理程序，对睑腺炎和泪囊炎病人作出护理诊断，采取正确的护理措施。
6. 用所学眼病知识给予眼睑及泪器疾病病人、家属正确的健康指导。

第一节　眼睑疾病病人的护理

一、睑　腺　炎

工作情景与任务

导入情景：

刘女士，早起见右眼上睑红、肿、痛，局部有一直径约7mm大的硬结，压痛明显。医生检查后诊断为右上睑外睑腺炎。刘女士很担心炎症扩散，也害怕手术。

工作任务：

1. 明确刘女士的护理诊断/问题。
2. 对刘女士进行健康指导。

睑腺炎俗称麦粒肿，是眼睑腺体的急性化脓性炎症，多见于儿童和青年人。睑板腺感染，称内睑腺炎；睫毛毛囊或其附属的皮脂腺、变态汗腺感染，称外睑腺炎。

【护理评估】

（一）健康史

1. 致病菌　本病常见致病菌是金黄色葡萄球菌。

2. 易感因素　糖尿病、慢性结膜炎、睑缘炎、屈光不正及抵抗力下降者容易发病。评估病人有无上述疾病病史。

（二）身体状况

1. 患处红、肿、热、痛，有硬结及压痛，球结膜水肿，2～3 天后形成黄白色脓点，溃破后，炎症逐渐减轻、消退。①外睑腺炎的炎症反应主要在睫毛根部睑缘处，红肿范围弥散。靠近外眦部的睑腺炎炎症反应比较重，疼痛特别明显（图 1-3-1）。②内睑腺炎肿胀局限，病人疼痛明显，脓点溃破于睑结膜面。

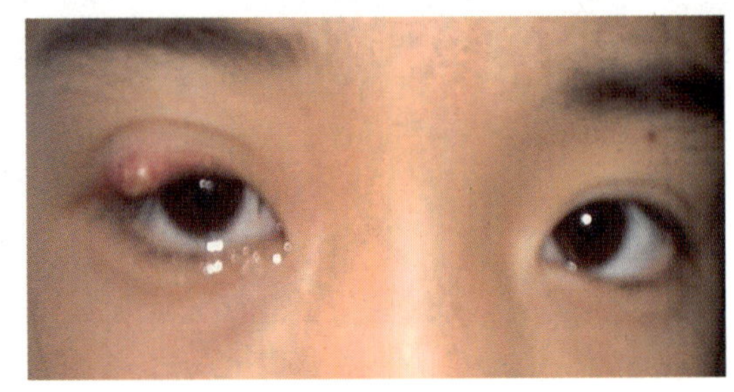

图 1-3-1　外睑腺炎

2. 抵抗力差的病人，睑腺炎可在皮下组织扩散发展为眼睑蜂窝织炎：眼睑红肿、压痛明显，球结膜高度充血、水肿，可伴有发热、寒战、头痛等全身症状。如不及时处理，可能引起败血症或海绵窦血栓形成等严重并发症而危及生命。

（三）心理 - 社会状况

睑腺炎发病急，病人疼痛明显且影响外观，易出现痛苦和焦虑等心理反应。

【治疗要点】

1. 早期局部热敷或理疗，以缓解症状、促进炎症消退。眼部热敷的方法有湿热敷法、干热敷法和熏热敷法。热敷的温度为 40℃左右，以病人能接受为度，每次 15～20 分钟，每天 3～4 次。

2. 眼部使用抗生素滴眼液及眼药膏，严重病人应全身用药。临床上常用 0.3% 妥布霉素滴眼液、0.3% 氧氟沙星滴眼液、红霉素眼药膏等，白天用滴眼液，晚上睡前涂眼药膏。伴有全身症状者，需要口服抗生素。

3. 脓肿形成后切开排脓。睑腺炎急性期后可形成脓肿，当触及肿物硬度下降、有波动感或者表面出现白色脓点时，表示脓肿已成熟，应该切开排脓。在脓肿尚未形成时不宜切开及挤压排脓。

【护理诊断和护理措施】

护理诊断 / 问题	护理措施	学习重点与思考
急性疼痛　与炎症反应有关。	1. 遵医嘱指导病人正确滴用抗生素滴眼液，每天 4～6 次，睡前涂用抗生素眼药膏。对于需要全身使用抗生素者，观察药物的毒副作用。 2. 早期指导病人热敷，注意温度，防止烫伤。每天 3～4 次，每次 10～15min。	1. 归纳总结病人的主要表现，列出护理诊断。 2. 讨论分析内、外睑腺炎脓肿切

续表

护理诊断 / 问题	护理措施	学习重点与思考
	3. 依据脓肿成熟的指征，判断是否切开排脓。外睑腺炎在皮肤面切开，切口与睑缘平行；内睑腺炎则在结膜面切开，切口与睑缘垂直。	开切口部位和方向有何不同。 3. 讨论眼部热敷的方法有哪些。 4. 为什么眼睑脓肿禁止挤压排脓？
焦虑 与担心疾病的并发症有关。	评估病人的心理状态，解释并发症产生的原因，给予病人安慰和指导。	
潜在并发症：眼睑蜂窝织炎、败血症、海绵窦血栓性静脉炎等。	1. 仔细观察病人局部病灶的发展、疼痛的变化、体温的改变等，判断是否有并发症发生。 2. 必要时查血常规，取脓液或血液标本做细菌培养及药物敏感试验。	
知识缺乏：缺乏疾病正确的治疗知识。	1. 养成良好的卫生习惯，不过度用眼，不用脏手揉眼。对反复发作者，积极寻找病因。 2. 积极治疗糖尿病、睑缘炎等原发病。 3. 因眼睑及面部静脉无瓣膜，如果挤压脓肿，使炎症扩散，易导致败血症等并发症。	

二、睑板腺囊肿

睑板腺囊肿又称霰粒肿，是睑板腺口阻塞，腺体的分泌物潴留在睑板内，刺激周围组织产生慢性炎性肉芽肿。本病好发于儿童和青壮年，上眼睑多见。

【护理评估】

（一）健康史

本病多由于睑板腺分泌旺盛，睑板腺口阻塞引起。

（二）身体状况

1. 病程进展缓慢，小的睑板腺囊肿多无明显自觉症状，常偶然发现。

2. 较大的囊肿可使眼睑皮肤隆起，表现为皮下有单个或多个大小不等的圆形肿块，无红肿、压痛，与皮肤无粘连。睑结膜面呈紫红色的微隆起，病灶局限（图 1-3-2）。如囊肿溃破，睑结膜面有肉芽肿形成。继发感染后，临床表现同内睑腺炎。

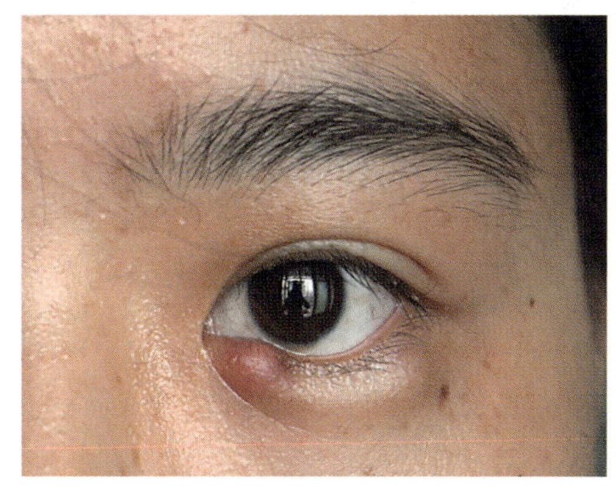

图 1-3-2　多发性睑板腺囊肿

询问既往眼病史，评估囊肿的大小、位置、硬度、是否有压痛及患病的时间。

（三）辅助检查

对反复发作或老年病人应将切除物送病理检查，以排除睑板腺癌的可能。

（四）心理-社会状况

手术病人因为惧怕手术治疗而焦虑。

【治疗要点】

1. 小而无症状的睑板腺囊肿无须治疗，部分囊肿可自行吸收。

2. 有症状或囊肿大者可向囊肿内注射糖皮质激素或行睑板腺囊肿摘除术。继发感染者按照睑腺炎处理。

【护理诊断和护理措施】

护理诊断/问题	护理措施	学习重点与思考
有感染的危险 与病人未及时就诊有关。	1. 早期囊肿指导病人热敷以促进其吸收。 2. 需要手术者行睑板腺囊肿摘除术：①按外眼手术常规准备，如查全身状况、术眼清洁、消毒等。②麻醉后用睑板腺囊肿夹固定并翻转眼睑，在结膜面做与睑缘垂直的切口，刮除囊肿内容物，将囊壁完整摘除，以防疾病复发。③有肉芽组织突出者，将肉芽组织及囊肿一起切除。④术毕涂抗生素眼药膏，用手掌压迫眼部10～15min，以防出血。⑤次日换药，观察伤口情况。	归纳总结睑板腺囊肿的表现和治疗方法。
知识缺乏：缺乏疾病的预防和治疗知识。	1. 睑板腺分泌旺盛者要注意眼睑部清洁，清淡饮食，生活规律，不用脏手或不洁毛巾揉眼。 2. 睑板腺囊肿反复发作者或老年人需将切除物送病理检查以排除睑板腺癌。	

知识窗

神奇的睫毛

在上下眼睑的边缘，各长着一排整齐的睫毛，上睑睫毛向前向上生长，下睑睫毛向前向下生长，绝不和眼球接触。睫毛对眼部具有美化作用，更重要的是对眼有保护作用：①睫毛可以像竹帘一样削弱强光对眼的刺激；②当风沙大时，睫毛可阻挡灰尘、汗水等进入眼睑内；③睫毛的触觉敏感，触及睫毛可以引起眨眼反射，防止异物损伤眼睛。如果睫毛的生长方向或位置错误，会影响美观或者摩擦眼球，造成眼表的伤害。

三、睑内翻与倒睫

睑内翻是指眼睑向眼球方向卷曲的一种位置异常。倒睫是指睑缘位置正常，睫毛向后生长并触及眼球的一种反常现象。睑内翻与倒睫常并存。

【护理评估】

（一）健康史

1. 瘢痕性睑内翻　因睑结膜及睑板瘢痕收缩所致，常见于沙眼、结膜烧伤等。

2. 痉挛性睑内翻　由于炎症刺激引起的眼轮匝肌反射性痉挛致眼睑内翻。

3. 退行性睑内翻　也称老年性睑内翻，多发生在下睑。老年人由于内、外眦韧带及眶隔和下睑皮肤松弛，睑板前眼轮匝肌滑向上方，压迫睑板上缘，导致睑缘内翻。

4. 先天性睑内翻　由于内眦赘皮、眼轮匝肌过度发育、睑板发育不全、肥胖或鼻梁未发育所致，多见于婴幼儿的下睑内眦部，也可见于上睑，常为双侧。

（二）身体状况

1. 症状　眼部异物感，刺痛、畏光、流泪；角膜混浊时视力下降。

2. 体征　睫毛或睑缘摩擦结膜、角膜，致结膜充血、角膜浅层混浊、角膜新生血管、角膜溃疡及角膜瘢痕（图 1-3-3）。

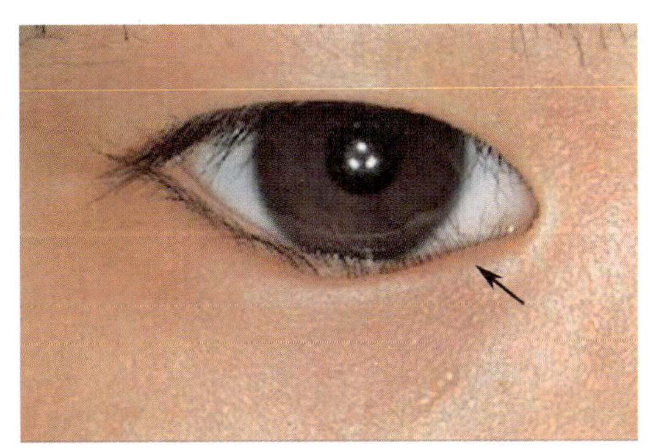

图 1-3-3　先天性睑内翻

评估病人的年龄、眼病史及眼部状况。

（三）心理 - 社会状况

病人因眼痛、异物感、畏光、流泪而焦虑；需要手术的病人担心手术疗效。

【治疗要点】

1. 解除睫毛或睑缘对眼球的摩擦　①如仅有 1～2 根倒睫，可用镊子拔除，或用睫毛电解法，彻底破坏倒睫的毛囊。②痉挛性睑内翻，局部用抗生素滴眼液抗感染治疗，肉毒杆菌毒素 A 局部注射解除痉挛。③瘢痕性睑内翻及老年性睑内翻需要手术治疗。④先天性睑内翻随年龄增长部分患儿可自行消失，定期复查倒睫的情况，必要时手术治疗。

2. 局部使用抗生素滴眼液治疗结膜炎、角膜炎。

【护理诊断和护理措施】

护理诊断 / 问题	护理措施	学习重点与思考
舒适受损：异物感、刺痛、流泪等　与睫毛刺激眼球有关。	尽早去除刺激眼球的睫毛。依据病人的情况，遵医嘱：①拔除倒睫或电解破坏倒睫的毛囊。②痉挛性睑内翻可暂时用胶布粘住睑缘皮肤向外牵拉，或局部注射肉毒杆菌毒素 A。③对需要手术的病人，按眼部手术护理常规，做好睑内翻矫正术准备。术后常规换药，观察矫正效果。	归纳总结病人睑内翻和倒睫的原因和分类，找出有效的治疗方法。
感知受损：视力下降与角膜混浊有关。	注意观察角膜损伤情况，如有无炎症或新生血管，并做好相应的治疗护理。	

续表

护理诊断 / 问题	护理措施	学习重点与思考
潜在并发症：角膜混浊、角膜溃疡等。	并发角膜炎时指导病人使用抗生素滴眼液。	
知识缺乏：对本病的危害性认识不足。	告知病人睑内翻、倒睫可导致角膜炎症、溃疡、混浊甚至失明，应尽早治疗。	

四、睑闭合不全

睑闭合不全又称"兔眼"，指上、下睑不能完全闭合导致部分眼球暴露。

【护理评估】

（一）健康史

1. 眼睑外翻　多由眼睑烧伤、创伤及面神经麻痹或年老引起。
2. 眼球突出　如甲状腺相关性眼病、眼眶肿瘤等（图 1-3-4）。
3. 其他　上睑下垂矫正术后、眼睑缺损、全麻和重度昏迷。

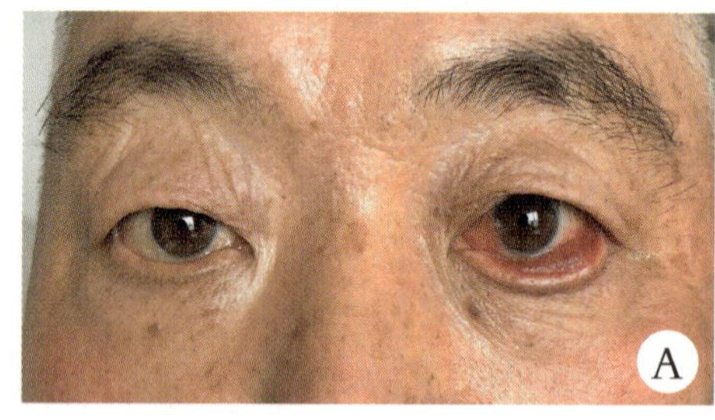

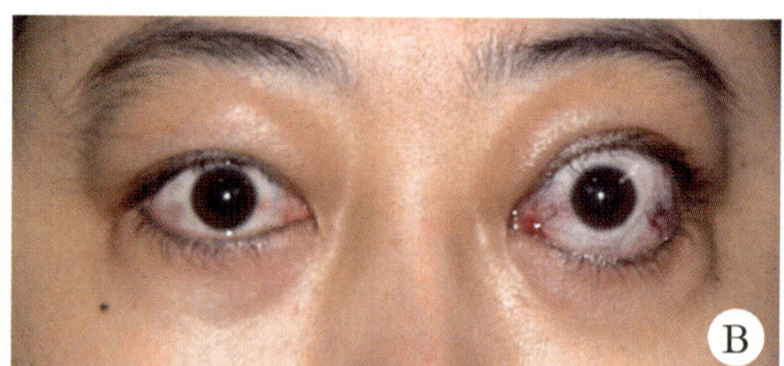

图 1-3-4　睑闭合不全

A. 左下睑外翻；B. 眼球突出。

（二）身体状况

1. 症状　溢泪、眼干涩；发生暴露性角膜炎时有眼痛、视力下降。
2. 体征　轻度睑闭合不全结膜充血、干燥、肥厚和过度角化，重度可发生角膜炎甚至角膜溃疡。

评估病人的全身病史，眼部疾病病史、眼部手术史及角膜状况。

（三）辅助检查

CT 或 B 超检查有助于判断有无眼眶肿瘤；血液检查可排除有无甲状腺功能亢进。

（四）心理 - 社会状况

因疾病导致眼部不适和外观异常，病人容易产生焦虑、自卑、孤独心理。因眼部外伤导致的睑闭合不全病人因事发突然而易产生焦虑、恐惧，甚至绝望。

【治疗要点】

1. 病因治疗　瘢痕性睑外翻的病人行手术矫正，眼球突出的病人行眼眶肿瘤摘除术或眼眶减压术，眼睑缺损的病人行眼睑修补术。

2. 保护角膜　尽早采取有效措施保护角膜，每晚睡前涂抗生素眼药膏，减少并发症发生。

3. 必要时进行睑缘缝合术。

【护理诊断和护理措施】

护理诊断 / 问题	护理措施	学习重点与思考
舒适受损：溢泪、眼干涩　与角膜暴露有关。	1. 角膜保护　眼球突出、上睑下垂术后病人每晚睡前涂抗生素眼药膏。全麻或深昏迷病人，涂抗生素眼药膏并用胶布进行上下眼睑封闭。 2. 对眼部充血明显者，眼部应用抗生素滴眼液。 3. 保持眼部湿润，使用人工泪液或戴湿房眼镜。 4. 必要时戴绷带镜或配合医生行睑缘缝合术。	1. 睑闭合不全的原因有哪些？ 2. 睑闭合不全的危害有哪些？ 3. 如何护理睑闭合不全病人？
自我形象紊乱　与睑外翻致容貌改变有关。	病人因容貌改变常有自卑、孤独感，多与病人交谈，进行心理疏导，使病人配合治疗。	
潜在并发症：暴露性角膜炎。	告知病人或家属严密观察病人角膜情况，如果发生角膜混浊、视力下降，可能是角膜感染，及时就医。	
知识缺乏：缺乏疾病的预防和治疗知识。	1. 指导睑外翻病人正确擦拭泪液的方法：用清洁纸巾由下眼睑向上轻擦。 2. 告知病人睑闭合不全的危害，注意保护角膜。	

五、上睑下垂

上睑下垂指上睑部分或全部不能提起所造成的下垂状态，即在向前方注视时上睑遮盖角膜上缘超过 2mm。

【护理评估】

（一）健康史

1. 先天性上睑下垂　常因动眼神经或上睑提肌发育不良所致，可有遗传，单眼或双眼发病。

2. 后天获得性上睑下垂　动眼神经麻痹、颅脑外伤、神经系统疾病、重症肌无力、高血压、糖尿病等均可引起此病。

（二）身体状况

1. 平视时上眼睑位置低于正常。为了克服上睑对视线的遮挡，病人常常利用额肌力量提高上睑，表现为皱额、耸眉、额纹加深。双眼上睑下垂病人多仰头视物（图 1-3-5）。

2. 先天性重度上睑下垂　如延误治疗，可导致弱视。

3. 后天获得性上睑下垂　多为单侧，常伴有其他相关疾病。重症肌无力病人有晨轻夜重的特点，新斯的明肌内注射后，上睑下垂程度减轻。

评估病人的全身状况，询问有无遗传病史、外伤史、治疗史及手术史。

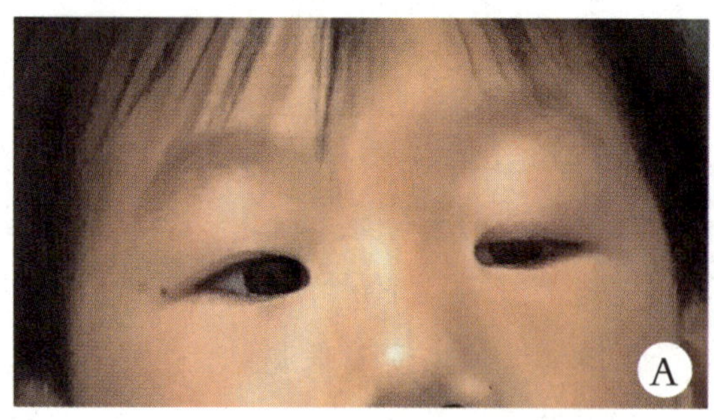

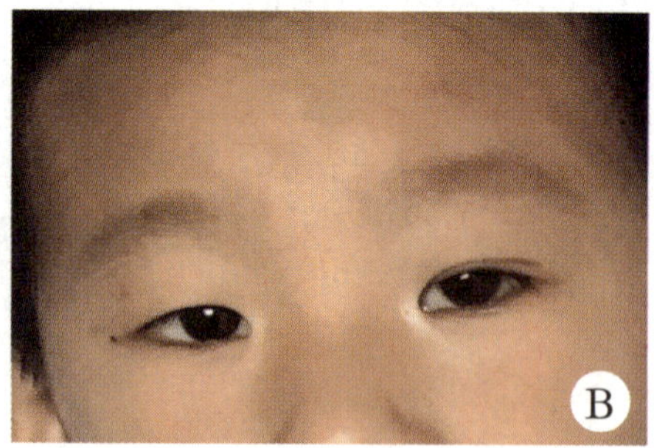

图 1-3-5　左眼先天性上睑下垂

A. 先天性上睑下垂手术前；B. 上睑下垂矫正手术后。

（三）辅助检查

X 线或 CT 检查排除颅内占位病变。

（四）心理 - 社会状况

病人因疾病致容貌受损，容易产生自卑心理。后天性上睑下垂因发病急，易引起病人焦虑。需要手术的病人常担心手术效果。

【治疗要点】

1. 先天性上睑下垂以手术治疗为主，一般 3 岁左右进行，重度病人手术可提早到 1 岁左右，以防止弱视发生。术后需要进行弱视相关检查及治疗。

2. 后天获得性上睑下垂针对病因进行治疗，保守治疗 1 年左右，无效时考虑手术治疗。

3. 常用的手术方法有上睑提肌缩短术和额肌悬吊术。术后注意预防暴露性角膜炎。

【护理诊断和护理措施】

护理诊断 / 问题	护理措施	学习重点与思考
自我形象紊乱　与特殊容貌有关。	1. 协助后天获得性上睑下垂病人寻找病因，针对病因进行治疗。 2. 需要手术治疗的病人按眼部手术护理常规准备。	1. 归纳总结后天获得性上睑下垂的发病原因。 2. 归纳总结上睑下垂的护理诊断。 3. 如何护理上睑下垂矫正术后睑闭合不全的病人？
潜在并发症：弱视、暴露性角膜炎等。	1. 重度先天性上睑下垂尽早手术，术后治疗弱视。 2. 对上睑下垂矫正术后病人，观察有无缝线和睫毛刺激角膜情况，观察眼睑闭合状态、角膜暴露程度。	

续表

护理诊断 / 问题	护理措施	学习重点与思考
知识缺乏：缺乏矫正术后护理知识。	上睑下垂矫正术后，教会病人及家属涂眼药膏的方法，避免术后暴露性角膜炎的发生。	

第二节　泪囊炎病人的护理

泪囊炎是泪囊黏膜卡他性或化脓性感染，可分为急性泪囊炎和慢性泪囊炎，临床上以慢性泪囊炎多见。

一、慢性泪囊炎

工作情景与任务

导入情景：

张女士，65岁，近两个月来发现右眼不自主流泪，外出时加重，自觉内眼角有较多黄色分泌物。检查可见右眼内眦部结膜充血明显，泪囊区皮肤粗糙，挤压泪囊区有少量脓性分泌物外溢。

工作任务：

1. 明确张女士的护理诊断 / 问题。
2. 对张女士进行健康指导。

慢性泪囊炎是由于鼻泪管狭窄或阻塞，使泪液滞留在泪囊内，导致细菌大量繁殖并刺激泪囊黏膜的慢性炎症，多见于中老年女性，多为单侧发病。

【护理评估】

（一）健康史

1. 致病微生物　金黄色葡萄球菌、溶血性链球菌、肺炎链球菌、白念珠菌等。
2. 沙眼、鼻炎和鼻中隔偏曲致鼻泪管狭窄或阻塞是慢性泪囊炎发病的诱因。

（二）身体状况

慢性泪囊炎主要症状是溢泪。患眼内眦部皮肤潮红、糜烂、有湿疹；结膜慢性充血；指压泪囊有大量黏性或脓性分泌物自泪点溢出。泪道冲洗时，冲洗液自泪点反流，同时有黏性或脓性分泌物。

慢性泪囊炎使结膜囊长期处于带菌状态，如果发生眼外伤或施行内眼手术，容易导致细菌性角膜溃疡或化脓性眼内炎。应高度重视慢性泪囊炎对眼球的潜在威胁，在内眼手术前应常规检查泪道情况，首先治疗慢性泪囊炎。

（三）辅助检查

泪道冲洗可以判断泪道是否有阻塞及阻塞的部位；X线泪道造影检查可了解泪囊的大小及阻塞部位；分泌物培养及药物敏感试验可确定致病菌和选择有效抗生素。

（四）心理-社会状况

病人因长期溢泪、治疗效果不佳可出现焦虑、烦躁心理。

【治疗要点】

1. 药物治疗　抗生素滴眼液滴眼。用药前先用拇指指腹按压泪囊区，自下向上用力，可见脓液自泪点溢出，以排空泪囊内的分泌物，有利于药物吸收。

2. 泪道冲洗与探通　每日或隔日用生理盐水加抗生素冲洗泪道，冲洗无脓时可遵医嘱行泪道探通术。

3. 手术治疗　常用的手术方法是泪囊鼻腔吻合术，或鼻内镜下鼻腔泪囊造口术、鼻泪管支架植入术，可以达到通畅泪道的目的。对于无法进行上述手术的病人可选择泪囊摘除术。

【护理诊断和护理措施】

护理诊断/问题	护理措施	学习重点与思考
舒适受损：溢泪、内眦部皮肤糜烂。	1. 指导病人先将泪囊内的脓液排空再滴滴眼液。 2. 每日或隔日用生理盐水加抗生素冲洗泪道。 3. 泪道探通　泪道冲洗无脓性分泌物时，遵医嘱进行泪道探通术。注意泪道探通后即刻停止泪道冲洗，以免泪液进入假道。 4. 需要手术者，术前3天冲洗泪道，教会病人用滴鼻液滴鼻。手术后常规换药并进行泪道冲洗。	1. 分析慢性泪囊炎对眼球的危害。 2. 归纳总结慢性泪囊炎病人的护理诊断。 3. 指导慢性泪囊炎病人用手指压泪囊促进排脓的方法。
潜在并发症：角膜炎、眼内炎。	告知病人注意角膜情况，有眼痛、畏光、流泪应立即就诊。	
知识缺乏：缺乏疾病的预防和治疗知识。	1. 解释慢性泪囊炎的危害性、及时治疗的必要性。 2. 告知病人治疗沙眼、鼻炎、鼻中隔偏曲等疾病，可以预防慢性泪囊炎的发生。	

二、急性泪囊炎

急性泪囊炎是泪囊周围组织的急性化脓性炎症，多由慢性泪囊炎转变而来，但也有开始即为急性原发细菌感染者。

【护理评估】

（一）健康史

1. 病原体　金黄色葡萄球菌、β-溶血性链球菌最常见，儿童多为流感嗜血杆菌。

2. 急性泪囊炎大多在慢性泪囊炎的基础上发生，与侵入细菌毒力强或机体抵抗力低有关。

（二）身体状况

急性泪囊炎发病急，泪囊区皮肤红肿，触之坚硬、压痛明显；炎症可扩展到眼睑、鼻根及面颊部，甚至可引起眶蜂窝织炎，常伴有耳前淋巴结肿大，严重时伴畏寒、发热等全身症状。数日后脓肿成熟，表现为红肿局限，病变部位变软、有波动感、有黄白色脓点（图 1-3-6）。脓肿也可自行穿破皮肤，脓液排出，局部炎症减轻。炎症可反复发作或有泪囊瘘管形成。

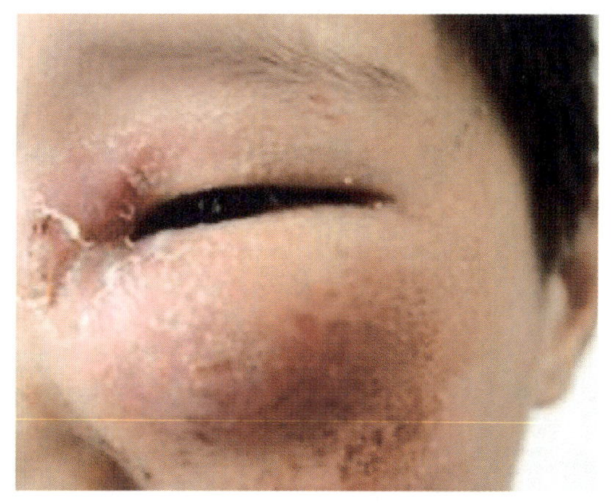

图 1-3-6　急性泪囊炎

评估病人是否有慢性泪囊炎病史。

（三）辅助检查

血常规检查发现中性粒细胞计数升高。

（四）心理-社会状况

病人由于起病急，症状重，常常有焦虑心理。

【治疗要点】

1. 眼局部、全身用足量抗生素控制感染。

2. 早期局部热敷。脓肿成熟后应切开排脓：选择脓肿波动最明显的部位或者原破口顺皮纹切开，切口 5～8mm，排出脓液后放置引流条，每日换药。

3. 炎症期切忌泪道探通或冲洗，以免感染扩散，引起眶蜂窝织炎。

4. 急性炎症期可在内镜下行鼻腔泪囊吻合术，也可在炎症消退后按慢性泪囊炎治疗。

【护理诊断和护理措施】

护理诊断/问题	护理措施	学习重点与思考
急性疼痛　与炎症反应有关。	1. 遵医嘱应用抗生素，并观察药物的毒副作用。 2. 指导病人正确热敷和进行超短波物理治疗，缓解疼痛，但要防止烫伤。 3. 切开排脓的病人应每日换药，观察切口的脓液及渗出物，每天更换引流条，直到无脓液为止。	1. 归纳总结病人急性发病的原因，找出有效的预防方法。 2. 病人会出现哪些并发症？
知识缺乏：缺乏本病的防治知识。	1. 嘱病人炎症部位切忌挤压，以免感染扩散。 2. 及早彻底治疗慢性泪囊炎，避免急性发作。	

知识拓展

新生儿泪囊炎

新生儿泪囊炎是因新生儿鼻泪管下端发育不完全或被残留膜状物阻塞所造成。主要症状是婴儿出生后溢泪，多为单眼，泪囊若有继发感染，可出现黏液脓性分泌物，形成新生儿泪囊炎。早期可试用手指有规律地按摩泪囊区，并向鼻腔方向压迫，压迫数次后滴抗生素滴眼液，每天3～4次，坚持数周，也可用生理盐水加压冲洗泪道，大多数患儿可痊愈。如果保守治疗无效，婴儿6个月以后考虑进行泪道探通术。

本章小结

本章学习的重点是睑腺炎、睑内翻与倒睫、慢性泪囊炎的护理评估和护理措施，学习难点是睑腺炎和慢性泪囊炎的手术护理。在学习过程中注意因治疗不及时或者处理不当会出现的并发症，重视观察疾病的变化过程，早诊断、早治疗，减少并发症的发生。

（鹿　梅）

思考与练习

1. 患儿，男，2岁。患儿母亲代诉：出生后两眼经常畏光、流泪。检查：患儿较胖，两眼结膜轻度充血水肿，下睑靠近内眦部睫毛向眼球方向生长并摩擦角膜。诊断为先天性睑内翻。

（1）患儿的护理评估内容有哪些？

（2）如何正确护理患儿？

2. 王女士，61岁，半年前右眼出现溢泪。检查：右眼结膜慢性充血，指压泪囊区有大量脓性分泌物自泪点溢出。诊断为右眼慢性泪囊炎。

（1）写出病人的护理诊断。

（2）为病人制订护理计划。

3. 简述获得性上睑下垂的病因有哪些。

4. 简述睑闭合不全的病因及治疗护理方法有哪些。

第四章　结膜病与角膜病病人的护理

学习目标

1. 具有理解和认同病人及家属对疾病所表现的焦虑的心情，关爱病人。
2. 掌握结膜病与角膜病病人的护理评估、护理诊断及护理措施。
3. 熟悉结膜病、角膜病的治疗要点。
4. 了解结膜病与角膜病的发病因素及诱因，发病机制及分类。
5. 熟练运用护理程序对结膜病与角膜病病人进行护理评估，制订护理计划，书写护理诊断，并进行正确护理，做好重症角膜溃疡病人的护理指导。
6. 学会传染性眼病的预防措施，并能进行社区卫生宣教，减少疾病的传播和交叉感染的发生。

第一节　结膜病病人的护理

结膜表面大部分暴露于外界，容易受各种病原微生物侵袭和物理、化学因素的刺激而发生病变。结膜病中以结膜炎症最为多见。

一、急性细菌性结膜炎

工作情景与任务

导入情景：

小明，8 岁。昨日放学乘坐公交车回家后自觉眼痒，未洗手即揉眼。今早起床发现右眼红肿、不适、异物感与灼热感。检查：右眼结膜充血，角膜透明，结膜囊有许多脓性分泌物。诊断为右眼急性细菌性结膜炎。

工作任务：

1. 评估小明患病的原因。
2. 找出小明眼睛的护理问题，并正确进行护理。
3. 对小明做眼部卫生健康教育，减少疾病的传播。

急性细菌性结膜炎是由细菌感染结膜所致的传染性眼病，按发病的快慢分为超急性细菌性结膜炎和急性细菌性结膜炎。

【护理评估】

（一）健康史

1. 超急性细菌性结膜炎　是由淋病奈瑟菌、脑膜炎奈瑟菌引起的传染性极强的化脓性结膜炎。传播途径为生殖器→眼、生殖器→手→眼，接触感染。成年人主要为淋病奈瑟菌急性尿道炎的自身感染，多为单眼发病。新生儿则为产道感染，常为双眼发病。

2. 急性或亚急性细菌性结膜炎　俗称“红眼病”，常见致病菌有肺炎双球菌、金黄色葡萄球菌、流感嗜血杆菌等。双眼同时或者相隔 1～2 天发病。

评估病人有无传染性眼病接触史、用眼卫生习惯等。新生儿要了解其母亲患病史。

（二）身体状况

1. 症状　起病急，有异物感、烧灼感、畏光、流泪，分泌物增多时感视物模糊，波及角膜时，常伴视力下降。

2. 体征　①眼睑、结膜充血水肿，大量黏性或脓性分泌物。②淋球菌结膜炎发病急，眼睑、结膜高度水肿和充血，大量脓性分泌物溢出，俗称“脓漏眼”（图 1-4-1），可伴耳前淋巴结肿大、压痛。

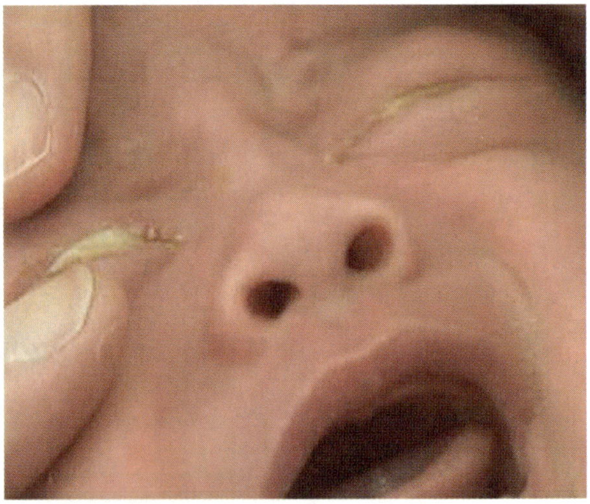

图 1-4-1　急性细菌性结膜炎大量脓性分泌物

（三）辅助检查

结膜刮片和分泌物涂片染色进行显微镜检查可见多形核白细胞和细菌。

（四）心理 - 社会状况

病人因眼部充血、不适而急于治愈。

【治疗要点】

1. 抗生素控制感染　针对病因，选择有效的抗生素滴眼液滴眼或涂眼药膏，常用的有 0.3% 氧氟沙星滴眼液，0.3% 妥布霉素滴眼液等，每 1～2 小时用药 1 次，严重时每 15 分钟用药 1 次。淋病奈瑟菌感染的超急性细菌性结膜炎除局部用 5 000～10 000U/ml 青霉素滴眼液滴眼（皮试后使用），全身使用青霉素或头孢曲松钠。

2. 分泌物增加时可用 3% 硼酸溶液或生理盐水冲洗结膜囊，每天 1～2 次。切勿包扎患眼，但可配戴太阳镜以减少光线的刺激；预防交叉感染。

【护理诊断和护理措施】

护理诊断/问题	护理措施	学习重点与思考
舒适受损：异物感、灼热感　与炎症反应有关。	1. 外出时佩戴有色眼镜可减少光线刺激。 2. 指导病人按医嘱滴用抗生素滴眼液，睡前涂抗生素眼药膏。实行1眼1瓶滴眼液，预防交叉感染。 3. 局部护理：①局部冷敷以减轻充血。②包扎和热敷有利于致病菌的繁殖，加剧结膜炎症，勿包扎和热敷。③单眼感染淋病奈瑟菌结膜炎时，健眼可用眼罩保护，避免被患眼感染。④冲洗结膜囊时，应避免损伤角膜上皮，要防止冲洗患眼的冲洗液流入健眼。 4. 医护人员在接触病人前后要洗手、消毒，防止交叉感染。接触过病眼及其分泌物的仪器、用具等都要及时消毒。	1. 归纳总结细菌性结膜炎病人的护理措施。 2. 如何预防“红眼病”的传播？
潜在并发症：角膜炎。	治疗中若有视力下降、充血加重，可能有角膜炎发生，应立即报告医生。	
知识缺乏：缺乏传染性眼病预防意识。	1. 向病人及家属介绍疾病的传播方式，指导病人注意个人卫生，勤洗手，不用未清洁的手揉眼，避免与他人共用私人物品。用过的敷料要烧毁。 2. 急性期病人需隔离，以免疾病传染流行。 3. 加强卫生宣传教育，利用各种信息载体宣传急性细菌性结膜炎的防治知识，加强理发店、游泳池、幼儿园等集体场所的卫生管理，公用毛巾要做到用一次消毒一次。	

二、病毒性结膜炎

病毒性结膜炎发病急、传染性强，临床上最常见的类型是流行性角结膜炎和流行性出血性结膜炎。本病好发于夏秋季节。

【护理评估】

（一）健康史

流行性角结膜炎由腺病毒8、19、29、37型引起，流行性出血性结膜炎由70型肠道病毒引起，偶可由柯萨奇病毒A24型引起。病毒性结膜炎传染性极强，主要通过接触传染。

（二）身体状况

1. 症状　病人自觉异物感、眼痛、畏光、流泪，并发角膜炎时视力下降。

2. 体征　球结膜充血水肿，结膜下点状或片状出血，有睑结膜滤泡形成，有水样分泌物，部分病人可发生浅层点状角膜炎，耳前淋巴结肿大、压痛。部分病人可有头痛、发热、咽痛等上呼吸道感染症状。结膜刮片检查可见单核细胞增多。

询问病人有无病毒性结膜炎病人接触史。

（三）心理-社会状况

病人因异物感、畏光、流泪、结膜充血而紧张、焦虑。

【治疗要点】

1. 出现感染时尽可能避免直接接触他人，减少感染的传播。加强医院管理，所有病人接触过的器械必须消毒。

2. 使用抗病毒药物抑制病毒复制　常用的抗病毒滴眼液有 0.1% 阿昔洛韦滴眼液、0.1% 更昔洛韦滴眼液，每小时滴眼 1 次。

3. 其他　并发角膜炎时，可少量使用糖皮质激素滴眼液，如 0.02% 氟米龙滴眼液，病情好转后逐渐减量停药，避免复发。合并角膜炎、混合感染者，可配合使用抗生素滴眼液。

【护理诊断和护理措施】

护理诊断/问题	护理措施	学习重点与思考
舒适受损：异物感、眼痛、流泪　与病毒感染有关。	1. 遵医嘱使用抗病毒滴眼液滴眼。 2. 其他护理措施参照急性细菌性结膜炎的护理。	1. 常用的抗病毒滴眼液有哪些？ 2. 利用图书馆或者网络查找学习疫情报告制度。 3. 复习糖皮质激素的作用与副作用。
有传染的危险　与分泌物具有传染性有关。	1. 实行接触隔离，按照要求做疫情报告。 2. 加强公共场合卫生管理，具体内容详见细菌性结膜炎病人的护理。	
潜在并发症：点状角膜炎。	告知病人使用糖皮质激素时要注意逐渐减量再停药，防止疾病复发。	

三、沙　眼

沙眼是由沙眼衣原体引起的一种慢性传染性结膜炎。因其在睑结膜表面形成粗糙不平的外观，形似沙粒，故名沙眼。本病可发生于任何人群。

【护理评估】

（一）健康史

1. 病原体　沙眼由沙眼衣原体感染引起。沙眼衣原体抗原型有 A、B、C 或 Ba。沙眼衣原体耐寒、怕热、不易消灭，70℃以上的温度、75% 酒精、0.1% 福尔马林才可将其杀死。

2. 传播方式　含有沙眼衣原体的分泌物，通过手、洗脸用水、毛巾、玩具及公共场所用具等媒介传播给健康人。

3. 环境因素　不良的卫生习惯及卫生条件差的地区，沙眼发病率高。

（二）身体状况

1. 症状　常双眼发病，有眼部异物感、眼痒、眼干涩不适等，常反复发作，并发角膜病变时有不同程度的视力下降。

2. 体征　上睑结膜血管模糊、充血，滤泡形成及乳头增生；反复发作后睑结膜有白色线状或网状瘢痕；角膜浅层出现垂帘状新生血管称角膜血管翳；角膜缘滤泡发生瘢痕化改变称为Herbert小凹。

3. 分期　按沙眼的发病过程，我国于1979年制订了沙眼分期的方法。Ⅰ期（活动期）：上睑结膜滤泡、乳头，角膜血管翳。Ⅱ期（退行期）：上睑结膜瘢痕及少许活动性病变。Ⅲ期（完全瘢痕期）：上睑结膜全部是瘢痕，此期没有传染性。

4. 并发症与后遗症　重症沙眼或反复发作后可出现下列并发症和后遗症：睑内翻及倒睫、实质性结膜干燥症、上睑下垂、睑球粘连、慢性泪囊炎、角膜混浊等。

评估病人症状、体征及个人生活居住条件、卫生习惯、接触人群等。

（三）心理-社会状况

早期病人因症状轻，可能不重视治疗，也有病人因疾病反复发作丧失治疗信心；晚期因并发症导致视力障碍，容易引起悲观失望的心理；家人常担心传染问题。

【治疗要点】

1. 局部滴抗生素滴眼液　①局部用药：0.3%左氧氟沙星等抗生素滴眼液滴眼，3～4次/d，晚上涂抗生素眼药膏，坚持用药1～2周。②全身治疗：急性期或严重沙眼病人，可口服阿奇霉素或四环素，4周/疗程。儿童及孕妇禁止用四环素。

2. 并发症治疗　睑内翻通过手术进行矫正，慢性泪囊炎、干眼症做相应治疗。

【护理诊断和护理措施】

护理诊断/问题	护理措施	学习重点与思考
舒适受损：异物感、眼干涩　与结膜炎症反应、瘢痕形成有关。	1. 遵医嘱指导病人用药，注意观察药物的副作用。 2. 向病人讲解沙眼的传染途径及危害，告知病人早期坚持治疗的重要性。	1. 讨论沙眼的临床体征及并发症有哪些。 2. 举例说明治疗沙眼的药物有哪些。
感知障碍：视力下降　与角膜混浊有关。	告知病人要早期、彻底治疗沙眼及睑内翻，减少角膜混浊等并发症发生。	3. 告知病人如何减少沙眼的并发症。
有传染的危险　与沙眼的传染性有关。	提倡流动水洗脸；改善环境卫生；培养良好的卫生习惯；加强卫生宣传教育（详见急性细菌性结膜炎）。	4. 总结传染性眼病的预防措施。
知识缺乏：对沙眼的危害认识不足。	告知病人沙眼的危害性，早治疗、坚持治疗，减少并发症发生。	

知识窗

沙眼之父——汤飞凡

在中华人民共和国成立前，沙眼的患病率高达50%，而偏远地区可高达80%～90%，甚至还有“十眼九沙”的说法。由沙眼导致的失明占致盲性眼病的25%～37%。当时由于病原体未找到，沙眼很长时间在全球范围流行。

1929年春，32岁的汤飞凡于哈佛医学院学成回国，在国立上海医学院从事教学和研究工作。他曾将沙眼病人的眼分泌物种植到自己眼上，后来成功培养分离出沙眼衣原体，让人们找到了治疗沙眼的有效药物。汤飞凡也因此被称为“世界沙眼之父”。

四、免疫性结膜炎

免疫性结膜炎又称为变应性结膜炎，是结膜对外界变应原的免疫反应，常见的有春季结膜炎和泡性角结膜炎。

【护理评估】

（一）健康史

1. 春季结膜炎　病因不清楚，可能与病人对花粉、微生物、动物羽毛等过敏有关；在春夏暖季反复双眼发病，秋冬自行缓解；多见于青少年男性。

2. 泡性角结膜炎　是结膜角膜对微生物蛋白质发生迟发性免疫反应，相关微生物有结核杆菌、金黄色葡萄球菌等；多见于女性、青少年及儿童。

（二）身体状况

1. 春季结膜炎

（1）症状：发作期眼部奇痒、畏光、流泪，有少量黏丝状分泌物。

（2）体征：①睑结膜型：上睑结膜呈粉红色充血，有硬而扁平的肥大乳头，呈铺路石样排列（图1-4-2）。②角结膜缘型：角膜缘有黄褐色或污红色胶样增生。③混合型：同时出现上述两型病变。各型均有可能发生角膜上皮炎。

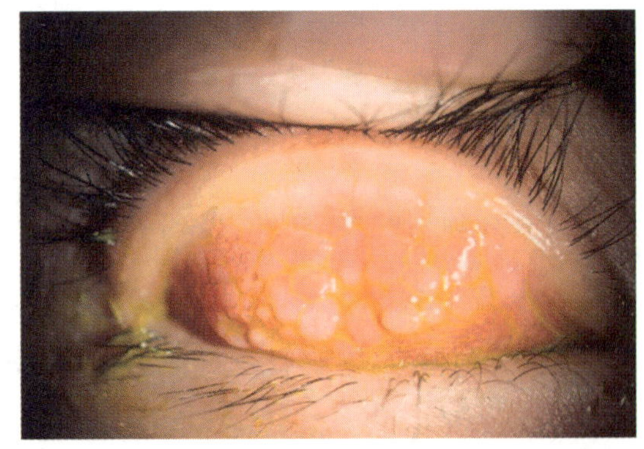

图1-4-2　春季结膜炎（睑结膜型）

2. 泡性角结膜炎

（1）症状：异物感。角膜有病变时有眼痛、畏光、流泪及眼睑痉挛。

（2）体征：球结膜局限性充血。

泡性角结膜炎依病变所在的位置分为3种类型。①泡性结膜炎：结膜有单个或多个灰红色疱疹结节，结节溃破后形成浅层溃疡。②泡性角膜炎：角膜上有单发或多发的灰白色结节。③泡性角结膜炎：上述病变位于角膜缘。

（三）辅助检查

结膜刮片可见嗜酸性粒细胞增多。

（四）心理 - 社会状况

病人常因疾病反复发作，产生焦虑及恐惧心理。

【治疗要点】

1. 查找变应原，去除诱发因素。

2. 抗过敏治疗　①糖皮质激素局部使用，急性期症状明显可用 0.01% 氟米龙滴眼液，0.1% 地塞米松滴眼液可迅速缓解眼部症状；② 2%～4% 色甘酸钠滴眼液，3～4 次 /d；③非甾体抗炎药可缓解眼痒、减轻结膜充血，如双氯芬酸钠滴眼液；④顽固病人可用环孢素 A 滴眼液。

3. 其他　冷敷、相对寒冷的环境。

【护理诊断和护理措施】

护理诊断 / 问题	护理措施	学习重点与思考
舒适受损：眼奇痒、异物感　与变态反应有关。	1. 协助病人积极寻找病因，进行脱敏治疗。外出戴有色眼镜，减少光线、花粉的刺激。 2. 遵医嘱使用抗过敏药物，并观察药物副作用。	1. 解释免疫反应。 2. 举例说明抗过敏药物的种类。
潜在并发症：皮质类固醇性青光眼。	向病人讲解糖皮质激素的副作用。使用糖皮质激素者注意观察眼压。	
知识缺乏：缺乏对本病预后的正确认识。	春季结膜炎是自限性疾病，告知病人不要担心疾病的预后。冷敷、空调房内工作或相对寒冷的环境可减少疾病的发作。	

五、翼状胬肉

翼状胬肉是一种向角膜表面生长的与球结膜相连的纤维血管样组织，因其形如昆虫翅膀而得名，俗称“攀睛”，好发于鼻侧睑裂部，常双眼发病。

【护理评估】

（一）健康史

具体病因不清楚，因渔民、农民等户外工作的人群发病率较高，推测可能与紫外线照射、烟尘、风沙等刺激有关。遗传也是发病原因之一。

（二）身体状况

1. 症状　小的胬肉多无症状。胬肉充血时有异物感。翼状胬肉牵引角膜引起散光，胬肉侵入瞳孔区可导致视力下降。肥厚痉挛的胬肉可限制眼球的运动。

2. 体征　典型的翼状胬肉分头、颈、体三部分，常由内眦部呈三角形向角膜侵入，尖端朝向角膜。静止期胬肉薄而不充血。进展期胬肉充血肥厚(图1-4-3)。

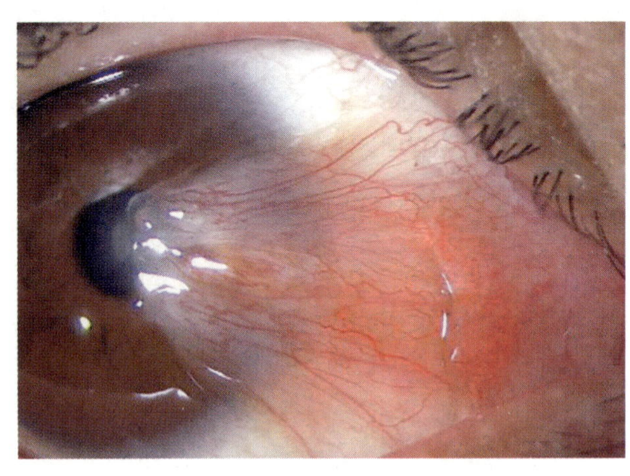
图1-4-3　翼状胬肉

询问病人的工作、生活环境及患病的时间。

(三)心理-社会状况

病人因胬肉影响视力、容貌及手术后复发而有焦虑、紧张。

【治疗要点】

1. 小而静止的翼状胬肉一般不需手术,有症状时对症治疗,例如充血的胬肉可滴少量地塞米松滴眼液,待充血消退即停药。

2. 手术治疗　影响视力或影响容貌时可手术治疗,并注意预防术后复发。常用手术方式有:胬肉单纯切除术;胬肉切除合并结膜瓣转移术;胬肉切除联合角膜缘干细胞移植或羊膜移植术,术中可用丝裂霉素C以减少术后复发。术后使用抗生素滴眼液预防感染,局部使用糖皮质激素可抑制炎症反应并预防复发。

【护理诊断和护理措施】

护理诊断/问题	护理措施	学习重点与思考
感知改变:视力减退与胬肉侵入角膜瞳孔区有关。	1. 对于需要手术治疗者,参照眼部手术常规护理。 2. 术后遵医嘱用药、换药、拆线,观察药物副作用。 3. 定期复查,观察胬肉是否复发。	归纳总结如何减少翼状胬肉的术后复发。
知识缺乏:缺乏翼状胬肉的防治知识。	1. 不需治疗的胬肉做好解释工作,定期复查。 2. 平时尽量避免风沙、烟尘的直接刺激,户外作业时应戴防护眼镜。	

六、干　眼　症

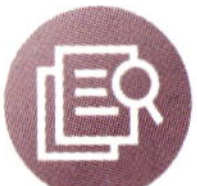
工作情景与任务

导入情景:

小李大学毕业后,自主创业开了一家网店,每天的工作是在电脑前核对数据,最近天气冷,他一直用空调取暖。近2周觉得眼干涩、疲劳,用了滴眼液没有效果,前来就诊。经医生检查后诊断为干眼症。

工作任务：

1. 帮助小李寻找患病的原因。

2. 指导小李用眼卫生。

干眼症又称为角结膜干燥症，是泪液的质和量以及动力学异常而导致泪膜功能异常和眼表组织病变的疾病总称。

知识窗

泪膜与眨眼

泪膜从外向内分为3层。①脂质层：由睑板腺分泌；②水液层：由泪腺、副泪腺分泌；③黏液层：由结膜的杯状细胞分泌。泪膜的主要功能是形成光滑的光学界面、润滑和营养角膜，同时具有清洁和杀菌作用。泪膜是通过眨眼将泪液涂布在眼球表面。如果眨眼次数减少，会导致泪液蒸发过快，眼部出现干涩症状。

【护理评估】

（一）健康史

1. 泪液分泌不足（水液缺乏型） 免疫性疾病、雄激素下降及药物（如镇静药）使用等致泪腺分泌功能下降。

2. 泪液蒸发过强 睑板腺功能障碍、睑闭合不全、长时间驾驶车辆等。

3. 黏蛋白缺乏 由眼表上皮细胞受损导致，多见于眼烧伤、药物毒性。

4. 其他 瞬目异常、结膜松弛症、维生素A缺乏、沙眼、长期配戴角膜接触镜、角膜激光手术后、长时间接触终端视屏、过度使用空调等。

护士要评估病人全身疾病及眼病史、治疗及用药史、个人生活史等，以寻找干眼的病因。

（二）身体状况

1. 症状 眼部干涩感、异物感、畏光、刺痛、视疲劳、发红、有丝状分泌物等。

2. 体征 ①泪液分泌不足。②泪膜不稳定。③结膜血管扩张、增厚、无光泽，眼表上皮细胞损害。④泪液渗透压增加。

（三）辅助检查

泪液分泌试验、泪膜破裂时间检测可测定泪液的分泌量和泪膜质量。

（四）心理-社会状况

本病病程长、疗效差，病人视疲劳明显，常有焦虑、烦躁心理。

【治疗要点】

1. 病因治疗 积极寻找病因并针对病因进行治疗，如治疗睑缘炎、改善工作环境等。

2. 泪液替代治疗　如人工泪液、自体血清，可缓解症状。长期用药者，用不含防腐剂的药物，以免加重眼表损害。

3. 局部使用抗炎药与免疫抑制剂　眼部炎症导致的干眼症，依据炎症的程度可以使用非甾体抗炎药、类固醇皮质激素和免疫抑制剂。常用的药物有普拉洛芬滴眼液、地塞米松滴眼液、环孢素 A 滴眼液。

4. 其他　①睑板腺热敷、按摩；②增加泪液分泌：溴己新口服；补充雄激素。③保留泪液：泪点封闭。④手术治疗：腺体移植术等。

【护理诊断和护理措施】

护理诊断 / 问题	护理措施	学习重点与思考
舒适改变：眼干涩、异物感　与泪膜功能不良有关。	1. 每天早、晚各一次对眼睑进行湿热敷，每次 10～20min。用手指在眼睑表面近睑缘处做旋转性按摩。眼睑湿热敷、按摩有利于泪膜脂层的形成。 2. 遵医嘱用药，注意观察药物副作用。 3. 手术配合　告知病人手术方式，减轻病人的心理压力。常规进行术前准备，使病人配合完成手术。	1. 归纳总结引起干眼症的原因。 2. 讨论干眼症病人的物理治疗的方法有哪些。
知识缺乏：缺乏干眼症的防治知识。	1. 戴硅胶眼罩、湿房镜以保留泪液。 2. 避免长时间使用电脑、空调或接触烟、尘。 3. 对于必须接触终端视屏如电脑、电视等的病人，保持正确姿势，眼不要和视屏在同一平面，理想的视角为下视 15°～20°，有足够的距离（40～70cm），连续工作 1～2h 休息 10～15min。 4. 戴角膜接触镜的病人，选择质量好的镜片及护理产品，尽量缩短戴镜时间，并多做瞬目活动。 5. 增加阅读环境的湿度，不用高温照明光源。	

第二节　角膜病病人的护理

工作情景与任务

导入情景：

电焊工张师傅，45 岁。因左眼被铁屑溅伤 1 天伴眼痛、视力下降就诊。检查：左眼视力 0.04，不能矫正；结膜混合性充血，结膜囊有黄绿色脓性分泌物，角膜中央可见一直径 6mm 的圆形溃疡，前房积脓约 1mm。接诊医生以铜绿假单胞菌性角膜溃疡收住院。

工作任务：

1. 明确张师傅的护理诊断。
2. 请为张师傅制订护理计划。
3. 请向张师傅进行健康指导。

角膜病是常见的致盲眼病之一。角膜病中最常见的是感染性角膜炎症。

一、细菌性角膜炎

细菌性角膜炎是由细菌感染引起的角膜炎症的总称，多见于角膜损伤后继发细菌感染。该病发病急，进展快，如果得不到有效治疗，可发生角膜溃疡穿孔，甚至眼内炎。即使病情得到控制也会残留角膜瘢痕、角膜新生血管等并发症，严重影响视力。

【护理评估】

（一）健康史

1. 常见的致病菌有葡萄球菌、铜绿假单胞菌、肺炎链球菌、大肠埃希菌等。
2. 角膜外伤、干眼症、慢性泪囊炎、倒睫、配戴角膜接触镜、长期使用糖皮质激素、维生素A缺乏、机体抵抗力差等都是引起细菌性角膜炎的诱因。

（二）身体状况

1. 症状　患眼眼痛、畏光、流泪、眼睑痉挛；视力下降；伴有脓性分泌物。
2. 体征　眼睑及结膜水肿；睫状充血或混合性充血；角膜水肿、浸润、溃疡形成；角膜后沉着物（KP）、房水混浊或前房积脓、瞳孔缩小、虹膜后粘连。如果角膜炎症得不到及时控制，可发生角膜溃疡穿孔，形成粘连性角膜白斑或化脓性眼内炎。

（1）革兰氏阳性球菌感染：圆形或椭圆形局灶性脓肿、灰白色或黄白色浸润、边界清楚，常伴有前房积脓（图1-4-4）。

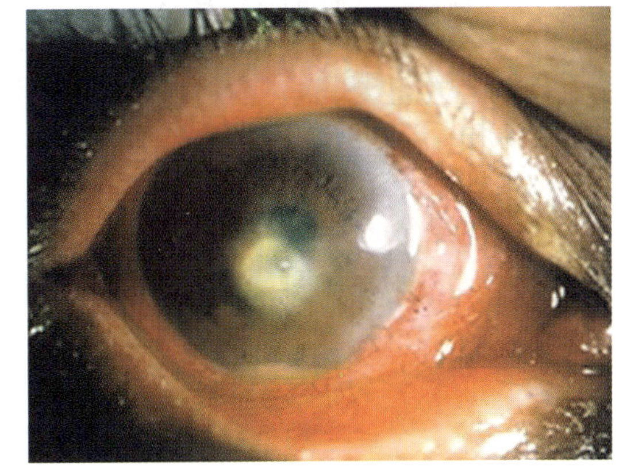

图1-4-4　细菌性角膜溃疡

（2）铜绿假单胞菌感染：发病凶猛、症状重。角膜急速液化坏死；溃疡表面有大量脓性分泌物，呈黄绿色；溃疡周围基质可见灰白色或黄白色浸润环；前房大量积脓。

评估病人有无眼外伤史、有无角膜接触镜配戴史及眼部用药史等。

（三）辅助检查

角膜刮片镜检、细菌培养和药物敏感试验，可检出致病病原体并有助于寻找敏感抗生素。

（四）心理-社会状况

因本病发病急、病情重，病人担心疗效易出现紧张、焦虑甚至恐惧、悲哀心理。

知识窗

角膜移植

眼睛是心灵的窗户，眼角膜是眼睛的窗户。角膜移植是一种采用同种异体的透明角膜代替病变角膜的手术方法，是角膜盲唯一的治疗方法，也是眼科最重要的复明手术之一。

我国目前有超过300万角膜盲病人，每年的角膜捐献数量远远不能满足这部分病人的需要。角膜捐献其实是以另一种方式延续生命，作为医务人员要深入宣传和鼓励角膜捐献。

【治疗要点】

1. 抗生素控制感染　选用敏感、足量的抗生素并联合使用，频繁滴眼是最有效的途径。常用的滴眼液有头孢唑林滴眼液（50mg/ml），1.3%～1.5%妥布霉素滴眼液、0.5%左氧氟沙星滴眼液及其他广谱抗生素滴眼液。在炎症急性期，每10～15分钟滴眼1次，此后每小时滴眼1次，炎症控制后减少滴眼次数。有眼内炎或者角膜穿孔者可全身用抗生素。
2. 散瞳剂应用　有虹膜炎症时用1%阿托品凝胶或托品卡胺散瞳，防止虹膜后粘连。
3. 支持治疗　口服维生素C、维生素B，有助于溃疡愈合。
4. 手术治疗　药物治疗无效时可行手术治疗，如角膜移植术等。

【护理诊断和护理措施】

护理诊断/问题	护理措施	学习重点与思考
急性疼痛　与角膜炎症有关。	1. 指导病人按医嘱用抗生素滴眼液及眼药膏。必要时进行结膜下注射，操作时向病人解释清楚，并充分麻醉，以免加重眼痛，避免同一部位反复注射。 2. 提供安静、舒适的环境，保证病人休息，包扎患眼，避免强光刺激。 3. 护士在实施护理操作时：①禁止压迫眼球以免角膜穿孔；②应严格无菌操作；③废弃物应做无害化处理。	1. 详细叙述本病的治疗方法及护理措施。 2. 简述预防角膜穿孔的护理措施。 3. 宣传角膜炎的预防措施。
感觉紊乱：视力障碍　与角膜溃疡有关。	1. 需要行角膜移植术的病人，按眼部手术护理常规进行准备，术后给予常规护理。 2. 因视力下降影响生活的病人，做好安全措施。	

续表

护理诊断/问题	护理措施	学习重点与思考
潜在并发症：角膜穿孔、化脓性眼内炎、眼球萎缩等。	1. 严密监测病人的视力、症状、角膜变化。角膜变薄、后弹力层膨出为角膜穿孔的征兆；前房变浅或消失、眼压降低为角膜穿孔的表现。出现上述表现及时报告医生并协助进行处理。 2. 进食易消化的食物，保持大便通畅，避免便秘及用力过猛，如咳嗽、打喷嚏等，以防止角膜穿孔。 3. 补充足够的蛋白质和多种维生素，以促进溃疡面的愈合。	
知识缺乏：缺乏对角膜外伤及炎症正确处理的知识。	1. 告知病人工作时戴防护眼罩，预防眼外伤。一旦发生眼外伤，应立即就诊。 2. 角膜接触镜配戴者要做好镜片的清洁、消毒。有眼痛时，立即停戴并及时就诊。	

二、单纯疱疹病毒性角膜炎

工作情景与任务

导入情景：

天天，8岁。左眼疼痛、畏光、流泪1天。3天前天天咳嗽、发热，今早起床后左眼疼痛，见光流泪。眼部检查：右眼视力1.0；左眼视力0.4不能矫正。左眼眼睑可见疱疹。裂隙灯检查：左眼结膜睫状充血，角膜中央上皮及浅基质层有树枝样混浊。诊断为“左眼单纯疱疹病毒性角膜炎”。

工作任务：

1. 明确天天的护理问题。
2. 请对天天的家长就天天的疾病治疗与康复进行健康指导。

单纯疱疹病毒性角膜炎是由单纯疱疹病毒Ⅰ型感染角膜引起，可反复发作，甚至导致失明。

【护理评估】

（一）健康史

1. 单纯疱疹病毒Ⅰ型初次感染皮肤和黏膜后，病毒潜伏在三叉神经节及其他眼部组织内，当机体抵抗力下降时，潜伏的病毒活化，使角膜感染复发。

2. 诱因　感冒、发热、疲劳或情绪不佳，以及糖皮质激素、免疫抑制剂的使用均可诱发此病。

（二）身体状况

1. 症状　眼痛、畏光、流泪、视力下降。

2. 体征　根据病变的类型本病分为原发感染和复发感染。

（1）原发感染：常见于幼儿，有发热、耳前淋巴结肿大、面部皮肤疱疹，部分病人可自行痊愈。眼部表现为急性滤泡性或假膜性结膜炎，眼睑皮肤疱疹，树枝状角膜炎。

（2）复发感染：根据病毒的毒力和机体对病毒感染的反应不同，病毒性角膜炎具有不同的类型。①上皮型角膜炎：患眼角膜上皮呈点状浸润，排列成行或成簇，继而形成小水疱，水疱破裂互相融合，形成树枝状表浅溃疡（图 1-4-5）。溃疡的特点：边缘呈羽毛状，末端呈球状膨大。随病情进展，炎症逐渐向角膜病灶四周及基质层扩展，可形成不规则的地图状角膜溃疡。病变区角膜知觉减退。②神经营养型角膜病变：基底膜损伤、泪膜不稳定、神经营养障碍、眼药的毒性均可引起。上皮表面或浅基质层有圆形或椭圆形病灶，睑裂区多发，经久不愈，可导致角膜穿孔。③基质型角膜炎：分为免疫性基质型角膜炎（最常见的类型是盘状角膜炎）及坏死性角膜基质炎。④角膜内皮炎：在上述病变的同时，出现角膜内皮水肿、内皮沉积物，严重时可导致角膜内皮功能失代偿。

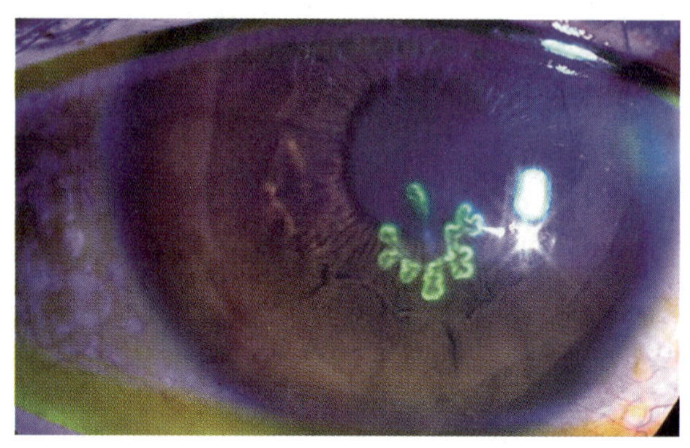

图 1-4-5　树枝状角膜炎（荧光素染色）

评估病人有无复发病史、本次发病有无诱因。

（三）辅助检查

聚合酶链反应（PCR）可检测角膜中的病毒 DNA。

（四）心理 - 社会状况

因疾病反复发作，病程长，病人易出现悲观的心理，并对治疗缺乏信心。

【治疗要点】

1. 局部使用抗病毒药物　抑制病毒在角膜内复制，减少角膜损害，常用药物有 0.1%～0.15% 更昔洛韦滴眼液，0.1% 阿昔洛韦滴眼液，急性期每 1～2 小时滴眼一次，晚上涂抗病毒眼药膏。重症病人需口服阿昔洛韦或更昔洛韦片剂。

2. 盘状角膜炎　在联合使用抗病毒眼药的同时，可以使用适量的糖皮质激素以减少炎症反应，有角膜上皮损害时禁止使用糖皮质激素。

3. 散瞳　有虹膜睫状体炎时使用 1% 阿托品凝胶散瞳，防止虹膜后粘连。

4. 手术治疗　有角膜穿孔或者角膜瘢痕严重影响视力者，可进行角膜移植术。

【护理诊断和护理措施】

护理诊断/问题	护理措施	学习重点与思考
舒适受损：眼痛、畏光、流泪等　与角膜炎症反应有关。	1. 指导病人遵医嘱用抗病毒药并观察药物副作用。 2. 注意休息，避免疲劳；保持心情愉快；避免刺激性食物，不抽烟、饮酒。	1. 举例讲解常用的抗病毒药物。 2. 叙述单纯疱疹病毒性角膜炎的类型与特点。
感觉紊乱：视力障碍　与角膜混浊有关。	对于需要手术的病人，按眼部手术护理常规准备。	
潜在并发症：角膜穿孔。	1. 严密观察角膜有无继发细菌、真菌感染。 2. 有角膜穿孔危险或已经穿孔，做好角膜移植术前准备。	
焦虑　与病情反复发作有关。	平和的心态有利于疾病恢复和减少复发，多与病人沟通，解释病情，消除其悲观心理，使其树立战胜疾病的信心。	
知识缺乏：缺乏单纯疱疹病毒性角膜炎的防治知识。	1. 避免疲劳，提高机体抗病能力，减少疾病复发。 2. 告知使用糖皮质激素的病人，严格遵医嘱使用，要逐渐减量停药，并注意激素的并发症。	

知识窗

棘阿米巴角膜炎

棘阿米巴角膜炎（AK）由棘阿米巴原虫感染引起，是一种严重威胁视力的角膜炎。病人多为年轻的健康人，常因角膜接触被棘阿米巴污染的水源，特别是污染的角膜接触镜或清洗接触镜片的药液而感染。本病近年有逐年增长的趋势。病人常有畏光、流泪伴视力减退、剧烈眼痛。由于该病临床表现复杂，诊断与治疗比较困难，临床上常被误诊为单纯疱疹病毒性角膜炎或真菌性角膜炎。

三、真菌性角膜炎

真菌性角膜炎是由致病真菌引起的角膜感染，病程长，治疗困难，致盲率高。

【护理评估】

（一）健康史

本病常见的致病菌有曲霉菌属、镰孢菌属、弯孢菌属和念珠菌属等。眼部植物性外伤（树枝、稻草划伤），全身或眼局部长期使用广谱抗生素、糖皮质激素，长期患眼表疾病（干眼、睑闭合不全、病毒性角膜炎）、配戴角膜接触镜及糖尿病等均可诱发真菌性角膜炎。工作或居住环境闷热潮湿人群发病率高。

（二）身体状况

1. 症状　眼部异物感，眼痛症状较轻，视力下降明显。

2. 体征　眼部充血；角膜浸润致密，溃疡形态不规则，表面呈乳白色，干燥、隆起；溃疡周围可见伪足或卫星灶；角膜后可有斑块状沉着物；前房有灰白色积脓，瞳孔缩小、虹膜后粘连；常发生角膜穿孔（图1-4-6）。病变继续进展，可引起真菌性眼内炎、继发青光眼。

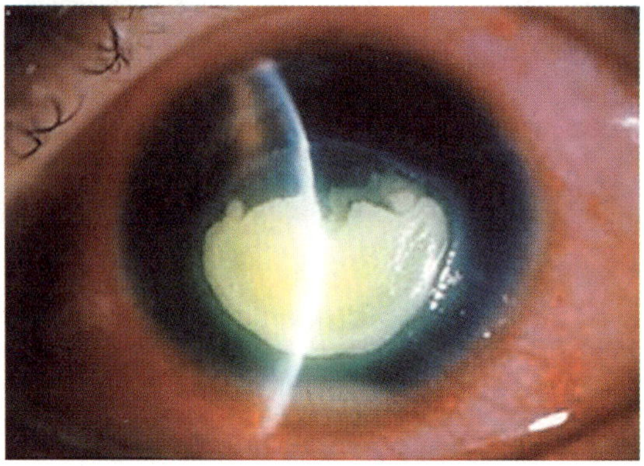

图1-4-6　真菌性角膜溃疡

评估病人角膜有无外伤史、有无长期使用激素和抗生素病史。评估病人的居住环境。

（三）辅助检查

角膜刮片检查可发现真菌菌丝。角膜共焦显微镜检查可直接发现病灶内的病原体。

（四）心理-社会状况

本病病程长、疗效差，病人因担心失明和角膜手术而焦虑。

【治疗要点】

1. 选择有效的抗真菌药物控制感染。常用的药物有0.15%两性霉素B滴眼液、5%那他霉素滴眼液、2%氟康唑滴眼液，可联合用药。给药方法：早期每0.5～1小时滴眼1次，睡前涂抗真菌眼药膏，病情好转后减少用药次数。严重者可口服伊曲康唑、氟康唑，注意药物的毒副作用。

2. 其他治疗　同细菌性角膜炎。

【护理诊断和护理措施】

护理诊断/问题	护理措施	学习重点与思考
感觉障碍：视物模糊与角膜溃疡混浊有关。	1. 遵医嘱使用抗真菌滴眼液。全身使用抗病毒药物，注意观察药物的毒副作用。 2. 需要清创术者，配合医生做好准备。	1. 归纳总结真菌性角膜炎病人的发病诱因。
潜在并发症：角膜穿孔、继发性青光眼、真菌性眼内炎。	1. 嘱病人禁止对眼球施加压力，勿用力咳嗽、打喷嚏以防止角膜穿孔。 2. 角膜穿孔需要手术者，给予常规手术护理。	2. 常用抗真菌性角膜溃疡的药物有哪些？
焦虑　与病程长、疗效差有关。	耐心地给病人解释病情，消除其焦虑心理，使其树立战胜疾病的信心。	3. 查找资料，解释什么叫机会性感染。

续表

护理诊断/问题	护理措施	学习重点与思考
知识缺乏：对角膜植物性损伤的危害性认识不足。	做好卫生宣教工作。①植物性角膜外伤：应警惕真菌感染发生。②合理使用抗生素和糖皮质激素。③糖尿病病人控制好血糖。④戴角膜接触镜者，注意防止感染。	

知识拓展

角膜软化症

角膜软化症是由维生素A缺乏引起的角膜软化及坏死，多见于4岁以下儿童，双眼发病。食物中缺乏维生素A或患儿腹泻、发热时没有及时补充维生素A是常见原因。患儿表现为营养不良，精神萎靡，哭声嘶哑，皮肤干燥粗糙，夜盲，结膜干燥，角膜干燥混浊、基质溶解坏死形成溃疡，甚至穿孔。角膜软化症在我国少见，在非洲等国家，存在严重营养不良儿童较多见。

本章小结

结膜病、角膜病是临床常见病、多发病，其中角膜病是主要的致盲眼病之一。本章的学习重点是结膜炎、角膜炎的护理评估、治疗要点、护理诊断与护理措施；学习难点是应用所学知识，以整体护理的思维对本节病人进行护理评估，找出护理问题并实施护理。在学习过程中要注意把学习的知识用于生活中，采用不同的方式对社区人群进行传染性眼病及感染性眼病预防的卫生宣教，减少疾病的传播与交叉感染的发生。

（杨　渠）

思考与练习

1. 病人，男，38岁。双眼发红、有异物感1天。检查：结膜充血、有滤泡和水样分泌物，耳前淋巴结肿大。请问：

（1）病人是细菌性结膜炎还是病毒性结膜炎？为什么？

（2）护理该病人时的注意事项是什么？

2. 患儿，男，10岁。双眼红、痒、有黏丝状分泌物。眼部检查：双眼视力1.0，球结膜暗红色充血，上睑结膜布满硬而扁平的粉红色肥大乳头。临床诊断为双眼春季结膜炎。请问：

在使用糖皮质激素治疗时需要注意的并发症是什么？

3. 细菌性角膜炎的常见致病因素及治疗护理要点有哪些？

4. 单纯疱疹病毒性角膜炎的临床类型及治疗护理要点有哪些？

第五章　青光眼与白内障病人的护理

学习目标

1. 具有理解青光眼和白内障病人因疾病、手术造成焦虑及恐惧的心理，并能给予有效的心理疏导。
2. 掌握青光眼及白内障的定义、青光眼及白内障病人的临床分期及护理措施。
3. 熟悉青光眼及白内障的分类及治疗要点。
4. 了解各种类型青光眼及白内障的发病机制。
5. 熟练运用护理程序评估青光眼及白内障病人，并正确书写护理诊断，制订护理计划，采取护理措施。
6. 学会对青光眼和白内障病人做好手术前后护理指导，并给予正确的健康指导。

第一节　青光眼病人的护理

青光眼是一组以特征性视神经萎缩和视野缺损为共同特征的疾病，病理性眼压升高是其主要的危险因素。青光眼是主要的致盲性眼病之一，且有一定的遗传倾向性。

眼压是眼球内容物作用于眼球壁的压力。正常眼压具有双眼对称、昼夜压力相对稳定等特点，正常眼压范围是10～21mmHg，双眼的眼压差值≤5mmHg，24小时眼压波动范围≤8mmHg。正常眼压对维持视功能起着重要的作用，眼压的稳定性依靠于房水生成和排出之间的动态平衡，青光眼多数因房水排出阻力增加而引起。

临床上根据房角形态、病因和发病机制、发病年龄，将青光眼分为原发性青光眼、继发性青光眼和先天性青光眼三大类。根据眼压升高时前房角的开放状态，原发性青光眼又分闭角型青光眼和开角型青光眼。根据发病的急缓，原发性闭角型青光眼又分为急性和慢性两类。

一、原发性急性闭角型青光眼

工作情景与任务

导入情景：

王女士，56岁。傍晚情绪波动后出现头痛、恶心和呕吐，伴左眼视物模糊，眼胀痛2小时。视力：右眼0.8，左眼光感；眼压：右眼16mmHg，左眼50mmHg；左眼混合性充血，角膜上皮水肿，前房极浅，瞳孔呈竖椭圆状散大，对光反射消失，房水混浊，眼底看不清。诊断：急性闭角型青光眼，右眼前驱期，左眼急性发作期。

工作任务：

1. 明确王女士的护理诊断。
2. 配合医生为王女士降低左眼眼压。
3. 为王女士做好手术前护理。

急性闭角型青光眼（acute angle-closure glaucoma）是一种以房角突然关闭，导致眼压急剧升高并伴有相应症状和眼前段组织病理改变为特征的眼病，俗称"气朦眼"，多见于50岁以上中老年人，女性多见，双眼先后或同时发病。

【护理评估】

（一）健康史

1. 解剖因素　小眼球、小角膜、浅前房、房角窄、晶状体较厚且位置靠前、远视眼等，这些具有遗传倾向的解剖结构易导致病理性瞳孔阻滞，使房水排出阻力增加，引起眼压升高。随年龄增长，晶状体厚度增加，前房更浅，使闭角型青光眼的发病率增高。

2. 诱因　情绪激动、长时间用眼、瞳孔散大（暗光及药物性）、气候突变是常见诱因。

（二）身体状况

典型的急性闭角型青光眼可表现为6个临床阶段。

1. 临床前期　有前房浅、房角窄等闭角型青光眼发作的解剖因素，但眼压正常，无自觉症状，在一定诱因下发生急性闭角型青光眼；或一眼已发生急性闭角型青光眼，另一眼虽无症状，也称为闭角型青光眼临床前期。

2. 先兆期　在急性发作之前有间歇性的小发作。病人在情绪激动等诱因作用下，一过性头痛、眼胀、恶心、雾视、虹视，眼压升高，常在40mmHg以上，睡眠或休息后自行缓解。

3. 急性发作期

（1）症状：表现为剧烈的眼球胀痛及同侧头痛，伴恶心、呕吐、发热等全身症状。虹视、雾视，视力急剧下降，常降到指数或手动。

（2）体征：眼压急剧升高，多在 50mmHg 以上；混合性充血，角膜上皮水肿，呈雾状混浊；前房极浅，周边部前房几乎完全消失；瞳孔呈竖椭圆形散大，对光反射消失；房水可有混浊；高眼压缓解后，常留下永久性组织损伤，包括角膜后色素沉着、虹膜节段性萎缩及色素脱失、晶状体前囊下点状或片状灰白色混浊（称为青光眼斑），临床上称为青光眼三联征。眼底可见视网膜动脉搏动。

4. 间歇期　小发作后自行缓解，或急性发作及时治疗的病人，眼压下降，视力恢复，房角重新开放或大部分开放。

5. 慢性期　急性大发作或反复小发作后，房角广泛粘连，小梁网功能已遭受严重损害，眼压中度升高，瞳孔散大，眼底可见青光眼性视盘凹陷，并有相应的视野缺损。

6. 绝对期　眼压持续升高，视神经萎缩，视功能完全丧失。

（三）辅助检查

1. 房角镜或眼前段超声生物显微镜（UBM）检查可观察和评价前房角的结构（图 1-5-1）。

2. 暗室试验　对可疑病人可进行暗室试验以早期确诊：测量眼压后，让被检者在清醒状态下在暗室中睁眼低头静坐 1～1.5 小时，暗光下再测量眼压，眼压升高≥8mmHg 为阳性。

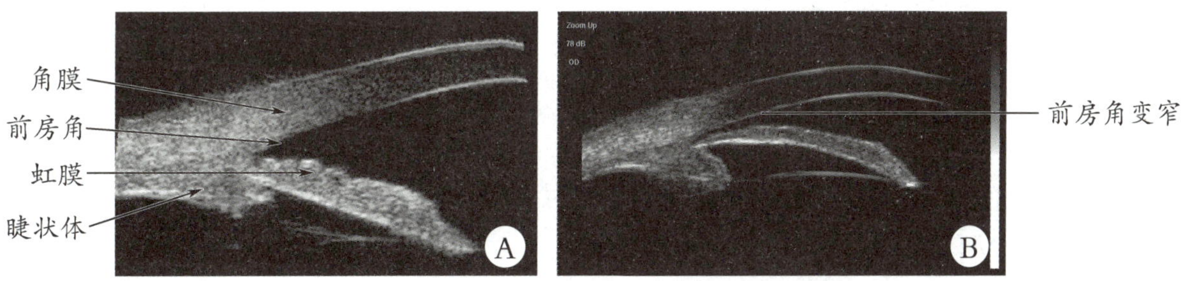

图 1-5-1　UBM 显示房角结构

A. 正常房角；B. 房角变窄。

（四）心理 - 社会状况

青光眼病人常性情急躁，易激动，情绪不稳定。大部分病人对本病认识不足，临床前期和先兆期症状易被忽视，急性发作后病情急重，严重影响视功能，晚期因视功能恢复困难，担心手术效果，病人心理负担较重，易出现焦虑、恐惧心理。

【治疗要点】

根据疾病的不同阶段及时给予不同治疗。

1. 药物治疗　局部或全身用药，降低眼压。

（1）缩瞳药：常用 1%～4% 毛果芸香碱（匹罗卡品）滴眼液，：该药缩小瞳孔，开放房角，增加房水排出，为治疗闭角型青光眼的一线用药。急性期每 15 分钟滴眼一次，连续用药 1～2 小时后，改为每天 3 次。该药有头痛、暂时性近视及胃肠道反应等副作用，每次滴药后压迫泪囊区 3～5 分钟，以免药液经鼻腔吸收引起中毒。

（2）β-肾上腺素受体拮抗药：减少房水的生成。常用 0.5% 噻吗洛尔、0.25% 倍他洛尔等滴眼液，2 次 /d。此类药物有减慢心率的副作用，有房室传导阻滞、窦房结病变、支气管哮喘者忌用。

（3）肾上腺素受体激动剂：常用 0.2% 酒石酸溴莫尼定滴眼液，减少房水的生成。

（4）前列腺素衍生物：常用 0.005% 拉坦前列腺素、0.0015% 他氟前列素滴眼液，每晚滴眼 1 次。常见的不良反应有结膜充血、睫毛变粗加长、虹膜色素增加、眼周皮肤色素沉着。

（5）碳酸酐酶抑制剂：抑制房水的生成，降低眼压。代表药为乙酰唑胺，每次 125mg，每天 2～3 次口服，该药可引起口周及四肢麻木、低血钾、尿路结石、血尿等，故不宜长期服用。同类药物有醋甲唑胺，25mg 每次，一天 2 次口服，副作用相对较少。1% 布林佐胺滴眼液，可降低眼压，全身副作用少。有磺胺类药物过敏史的病人禁用此类药物。

（6）高渗剂：常用 20% 甘露醇注射液快速静脉滴注、50% 甘油口服，可在短期内提高血浆渗透压，使眼组织特别是玻璃体中的水分进入血液，从而减少眼内容量，迅速降低眼压。使用高渗剂后因颅内压降低，部分病人可出现头痛、恶心等症状，宜平卧休息。甘油参与体内糖代谢，糖尿病病人慎用。

2. 手术治疗　临床前期和先兆期一般做周边虹膜切除术，目的是预防青光眼的急性发作。急性发作期先用药物降低眼压后再行手术治疗。如果小梁网功能受到破坏，房角粘连大于 1/3 周，行滤过性手术，如小梁网切除手术。绝对期青光眼可进行睫状体冷冻、透热以减少房水生成，降低眼压。

3. 辅助治疗　主要是视神经保护治疗，使用钙离子通道阻滞剂、B 族维生素等。

【护理诊断和护理措施】

护理诊断 / 问题	护理措施	学习重点与思考
急性疼痛　与眼压升高有关。	1. 解释眼痛的原因，遵医嘱给予降眼压药物治疗，观察用药作用及毒副作用。 2. 提供安静舒适的环境，保证病人充足的睡眠。	1. 归纳总结急性闭角型青光眼的临床分期。 2. 正确书写急性闭角型青光眼急性发作期的护理诊断。 3. 举例总结降眼压药物的种类、作用及副作用。
感知改变：视力障碍　与高眼压导致角膜水肿及视神经损害有关。	1. 严密监测病人的视力、眼压变化，做好记录，如有异常情况，及时报告医生。 2. 对于需要手术的病人，向病人解释手术目的，手术中的配合事项，协助病人做好手术前检查与各项准备，做好手术前后的常规护理。	
自理缺陷、有受伤的危险　与视功能丧失有关。	对于失明或双眼包扎的病人，给予生活护理；教会病人使用传呼器；物品摆放以方便病人取用为原则，活动空间不设置障碍物，避免病人受伤。	

续表

护理诊断 / 问题	护理措施	学习重点与思考
焦虑：与疼痛和视力障碍有关。	青光眼病人容易情绪激动，护理人员护理时要有耐心；教会病人控制情绪的方法，消除病人的焦虑。	
知识缺乏：缺乏急性闭角型青光眼的相关知识。	1. 向病人及家属宣教本病的病因及防治知识，例如告知病人应保持平和的心态，不宜戴有色眼镜，以防眼压升高。 2. 积极宣传青光眼早期防治的意义，社区内指导可疑人群（如40岁以上有青光眼家族史者）学会自我监测，如出现眼胀、头痛、虹视，应立即就诊，以减少青光眼盲的发生。 3. 嘱术后病人定期复查眼压及视野。对于滤过泡瘢痕化者，教会其用手指指腹轻轻按摩眼球。 4. 对于绝对期青光眼的病人，指导其多用听觉、触觉和残余视力；训练病人判断方向、距离及防止受伤的方法；告知家属给病人创造安全的生活环境。	

知识窗

青光眼与情绪

青光眼属于一种眼科身心疾病，原发性急性闭角型青光眼是我国最常见的一种青光眼类型。青光眼作为最常见的身心疾病，常常由于情绪导致疾病发作。由情绪诱发青光眼的人群多有神经质症状，容易出现紧张、抑郁、害怕、焦躁，受暗示性强，自控能力差，在生活中，稍有不慎容易再次发病，所以在青光眼病人护理中，情绪的护理十分重要。护士应告知病人要学会控制情绪，保持心情舒畅。

二、原发性开角型青光眼

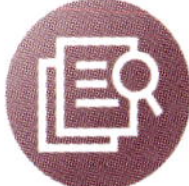

工作情景与任务

导入情景：

张先生，38岁，因双眼视疲劳1年而就诊。病人双眼近视 −6.00D。眼部检查：双眼矫正视力均为0.8。眼压：右眼28mmHg，左眼32mmHg。外眼检查正常。角膜透明，前房深浅正常。眼底 C/D 0.7。视野检查见双眼视野环形缺损。诊断为“原发性开角型青光眼 OU”，张先生因担心失明而特别焦虑。

工作任务：

1. 监测张先生的眼压变化。
2. 找出张先生的护理问题。
3. 对张先生进行心理疏导。

原发性开角型青光眼的特点是眼压升高，前房角开放，并有特征性的视盘萎缩和视野缺损。该病起病隐匿，进展缓慢，不易早期发现。

【护理评估】

（一）健康史

病因迄今尚未完全明了，可能与遗传有关。组织学检查提示小梁网纤维变性，内皮细胞脱落或增生，小梁网增厚，网眼变窄或闭塞，巩膜静脉窦管壁内皮细胞空泡减少等。

（二）身体状况

1. 症状　起病隐匿，进展缓慢，多无明显自觉症状。少数病人眼压高时有眼胀、雾视、虹视等。随着眼压逐渐升高，晚期视力、视野均有显著损害。常常双眼先后发病。

2. 体征

（1）眼压：早期眼压不稳定，有时可在正常范围。测量 24 小时眼压曲线有助于诊断。随病情进展，眼压逐渐增高，晚期眼压持续性升高。

（2）眼底：①视盘沿面积减少和凹陷扩大，视杯加深，垂直性扩大，即杯 / 盘（C/D，即视杯直径与视盘直径比值）比值增大（图 1-5-2）；②视盘上下方盘沿变窄或形成切迹；③双眼 C/D 差值≥0.2；④视盘或盘周浅表出血；⑤视网膜神经纤维层缺损。

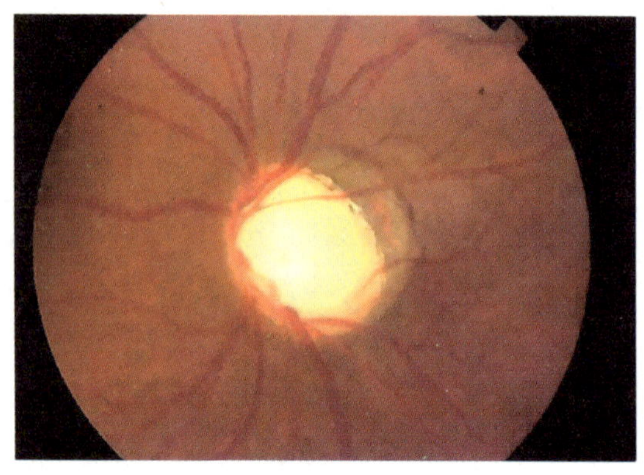

图 1-5-2　青光眼视盘凹陷（青光眼杯）

（3）视野：视野缺损呈旁中心暗点、鼻侧阶梯状暗点、弓形暗点、环形暗点及晚期管状视野（图 1-5-3）。

（4）其他：获得性色觉障碍、对比敏感度降低等。

（三）辅助检查

1. 24 小时眼压测量　在 24 小时内，每 2～4 小时测量眼压一次并记录。最高值与最低值差值≥8mmHg 为阳性。

2. 视野检查　检测有无视神经损害有助于疾病诊断，也可监测病情进展情况，评估抗青光眼治疗是否有效。

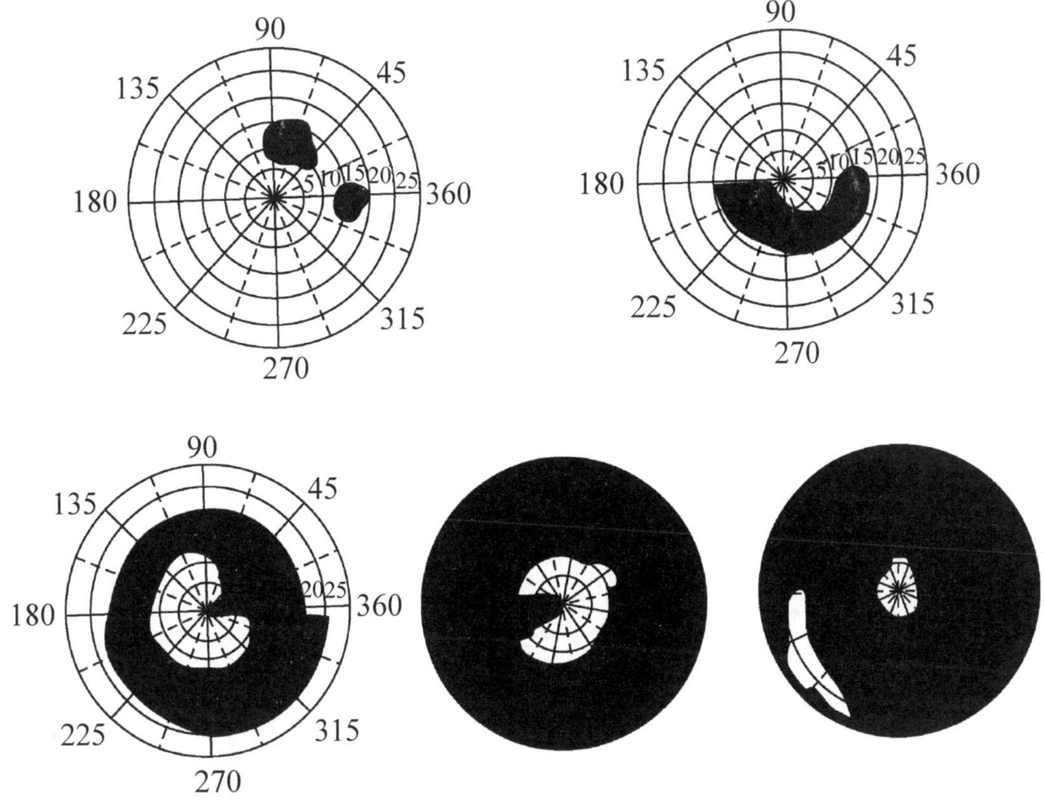

图 1-5-3　青光眼视野缺损

3. 前房角、UBM 检查　频域后节 OCT 观察，评估前房角的结构与视神经状况。

（四）心理 - 社会状况

因本病发生隐匿，病人往往就诊时已经有明显的视功能损害，而且恢复困难，严重影响病人的工作和生活，病人易产生焦虑、悲伤心理。

【治疗要点】

原发性开角型青光眼的治疗原则是控制眼压，尽可能阻止青光眼病程的进展，保护视功能。主要的治疗方法有药物治疗、激光治疗和手术治疗。

1. 药物治疗　若 1～2 种药物可使眼压控制在安全水平，病人配合定期复查，可先试用药物治疗。如果一种药物不能控制眼压，再更换另一种药物或联合用药。例如前列腺素衍生物 + β 肾上腺素受体拮抗药。

2. 激光治疗　多采用选择性激光小梁成形术。

3. 手术治疗　药物治疗无效或无法耐受长期用药，或没有条件药物治疗的病例可选用手术治疗。滤过性手术小梁切除术是最常用的手术方法。多次手术无效，可选择青光眼引流阀植入术。

【护理诊断和护理措施】

护理诊断/问题	护理措施	学习重点与思考
感知受损：视野缩小　与眼压升高、视神经纤维损害有关。	1. 遵医嘱指导病人正确使用降眼压药，密切观察药物疗效和副作用。 2. 需要激光治疗或者手术的病人，提前做好相关准备。	1. 归纳总结开角型青光眼的症状与体征。 2. 开角型青光眼的护理诊断有哪些？
有受伤的危险　与视力障碍有关。	给予病人各项生活护理。教会病人预防跌倒的方法。将常用的物品固定位置摆放，病人活动的空间不设置障碍物，避免病人绊倒。	
焦虑：与担心疾病的预后不良有关。	认同疾病给病人带来的痛苦，并给予病人安慰，减轻病人的焦虑。对视功能严重损害者耐心疏导、鼓励，使其正确面对现实，以积极的心态配合治疗。	
知识缺乏：缺乏本病防治的相关知识。	告知病人及时治疗，严密监测眼压、视野等眼部情况和遵医嘱坚持治疗，尽力保护视功能。	

临床应用

青光眼术后眼球按摩护理

小梁切除术是治疗青光眼常用的术式之一，目的是建立新的房水引流途径而降低眼压。术后眼压的降低依赖于结膜功能性滤过泡的存在。小梁切除术后眼球按摩对于形成和维持功能性滤过泡、控制眼压方面有十分重要的辅助作用。手术后依据眼压的高低、前房的深浅决定是否按摩。术后1～2天如果眼压为15mmHg，前房深浅正常，即可进行按摩，此时可在滤过泡对侧通过眼睑按摩眼球，如滤过泡在上方，眼向上看，在下方眼睑处给眼球一定的压力，因伤口还没有真正愈合，可以通过房水的冲刷，避免形成组织“粘连”，为形成有效滤过道打下基础。术后1周，前房正常，通过按摩来维持滤过泡，使其能持续发挥作用，可以用示指按眼球上方（滤过泡后方），眼睛向下看，给眼球一定的压力，一下一下地按摩。

三、发育性青光眼

发育性青光眼是由于胚胎发育过程中，前房角发育异常，影响了小梁网-巩膜静脉窦系统有效的房水引流功能，导致眼压升高的一类青光眼，分为婴幼儿型青光眼和青少年型青光眼，婴幼儿型青光眼是最常见的一种。

【护理评估】

（一）健康史

病因尚未充分阐明，主要是房角发育异常。病理组织学检查可见小梁发育不良导致小梁网通透性下降。该病具有遗传性，双眼多见，好发于男性。

（二）身体状况

1. 婴幼儿型青光眼　常见症状为畏光、流泪及眼睑痉挛。检查可见：①角膜增大，角膜上皮水肿呈雾状混浊，直径一般超过 12mm，后弹力层有条状混浊及裂纹。②眼球扩大，前房加深，眼轴长度增加，可引起轴性近视（图 1-5-4）。③眼压升高，房角异常。④眼底视盘萎缩和视杯凹陷扩大。

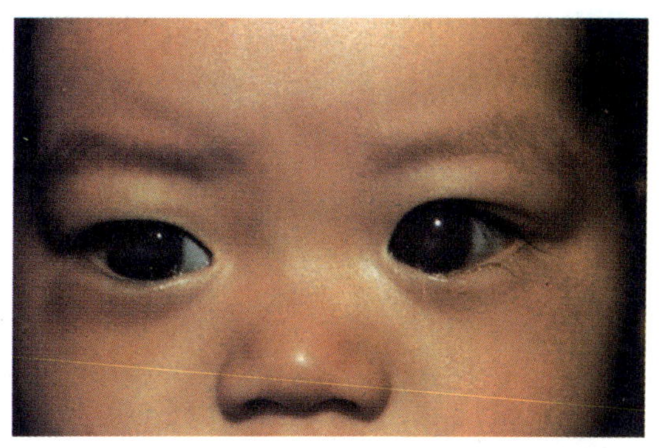

图 1-5-4　先天性青光眼（大角膜）

2. 青少年型青光眼　其发病、临床表现和治疗与原发性开角型青光眼类似。

评估病人有无家族遗传病史，询问发病的时间、治疗的经过等。

（三）辅助检查

眼压测量、超声检查眼球直径、前房角镜检查、眼底检查等。

（四）心理 - 社会状况

因患儿较早出现视力障碍，家属对患儿的未来担心、焦虑。年龄大的患儿因严重视力功能障碍会出现恐惧、孤单的心理。

【治疗要点】

药物治疗效果不佳，一旦确诊尽早手术治疗。常用的手术方式有小梁切开术、房角切开术及小梁切除术。手术后进行视功能恢复治疗，如矫正屈光不正、治疗弱视等。

【护理诊断和护理措施】

护理诊断 / 问题	护理措施	学习重点与思考
感知受损：视功能异常　与视神经损害有关。	1. 遵医嘱给予降眼压药物治疗，并教会家属正确使用滴眼液，注意观察药物的副作用。 2. 需要手术者，做好术前准备及术后处理，术眼加盖保护眼罩，防止被抓伤和碰伤。	1. 总结先天性青光眼的类型与临床特点。 2. 说出先天性青光眼的护理要点。
知识缺乏：患儿家长对该病防治知识了解不足。	健康指导：①婴幼儿如果出现畏光、流泪，应尽早到医院检查治疗；②青光眼是终身性疾病，需定期监测眼压、视野等；③对于年龄较大的患儿，应正确引导，做好心理护理。	

第二节　白内障病人的护理

晶状体是眼的屈光介质之一，双凸面，透明，无血管。营养主要来源于房水和玻璃体。晶状体病最常见的疾病是晶状体混浊，而影响视力者称为白内障。白内障一般分为老年性白内障、先天性白内障、外伤性白内障、代谢性白内障、并发性白内障等。临床上以老年性白内障最常见。

一、老年性白内障

工作情景与任务

导入情景：

李大爷，66 岁。2 年内双眼逐渐视物模糊，以右眼明显。视力：右眼 0.05，左眼 0.2；双眼晶状体混浊，以右眼明显。诊断：双眼老年性白内障。

工作任务：

1. 明确李大爷的护理诊断。
2. 请为李大爷做好手术前准备。

老年性白内障又称年龄相关性白内障，是最常见的白内障类型，多见于 50 岁以上的中老年人，发病率随年龄增加而明显增长，常双眼先后发病。根据发病初期混浊部位不同，可分为皮质性白内障、核性白内障及后囊下白内障。

【护理评估】

（一）健康史

老年性白内障病因复杂，是晶状体老化后的退行性改变，是多种因素综合作用的结果。年龄、紫外线照射、糖尿病、心血管疾病、遗传因素及烟酒等均是白内障的危险因素。

（二）身体状况

白内障病人表现为渐进性无痛性视力下降，早期病人眼前可出现固定不动的暗影、单眼复视或多视、眩光，以及屈光改变等症状。

1. 皮质性白内障　是老年性白内障中最为常见的一种，典型的皮质性白内障按其病变发展可分为四期。

（1）初发期：瞳孔区晶状体未累及，一般无视力障碍。皮质有空泡与水隙形成，散瞳后可见晶状体周边部皮质呈楔状混浊，呈羽毛状，尖端指向中心（图 1-5-5）。

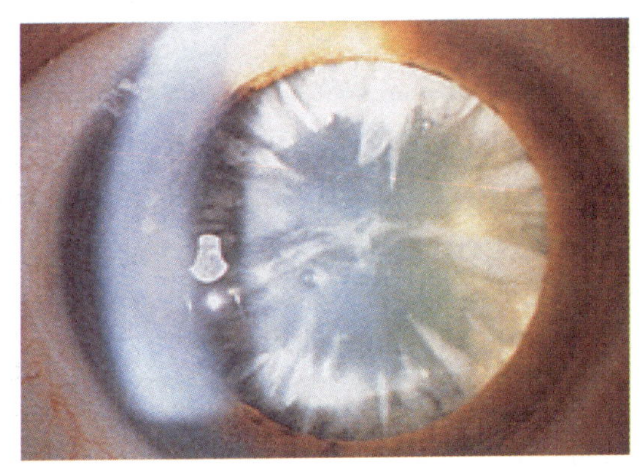

图 1-5-5　初发期白内障（晶状体楔形混浊）

（2）膨胀期或未成熟期：视力明显下降。晶状体混浊加重，逐渐向中央发展，并伸入瞳孔区，呈不均匀的灰白色混浊。晶状体皮质吸收水分而肿胀，体积变大，前房变浅，此期可诱发急性闭角性青光眼发作（图 1-5-6）。

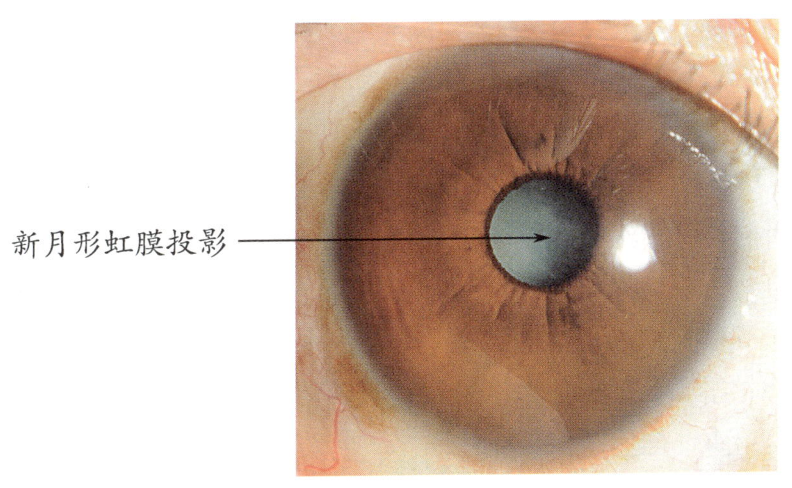

图 1-5-6　膨胀期白内障

（3）成熟期：视力下降至光感或手动。晶状体全部混浊，呈乳白色。晶状体肿胀消退，体积变小，前房深度恢复正常（图 1-5-7）。

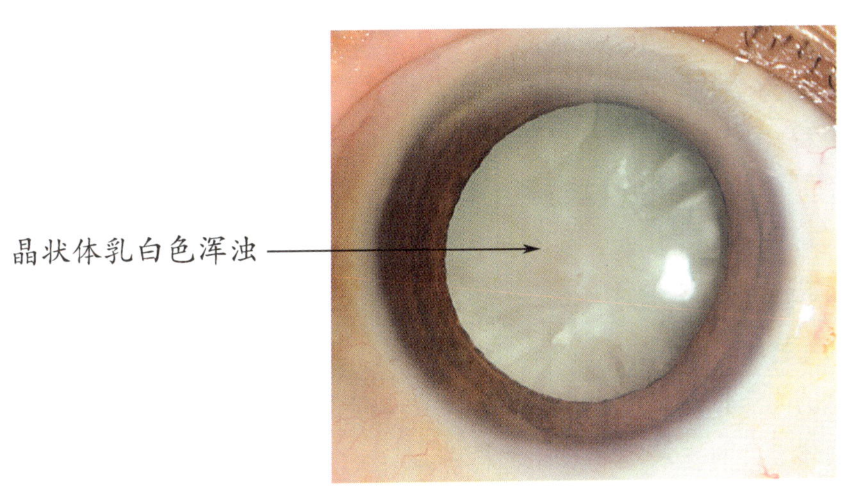

图 1-5-7　成熟期白内障

（4）过熟期：晶状体皮质液化溶解成乳糜状，囊膜皱缩，前房加深，虹膜震颤。晶状体核可随体位变化而移位，当晶状体核下沉离开瞳孔区时，视力可有所提高。此期液化的皮质漏到囊外时，则会出现晶状体过敏性葡萄膜炎、晶状体溶解性青光眼（图 1-5-8）。

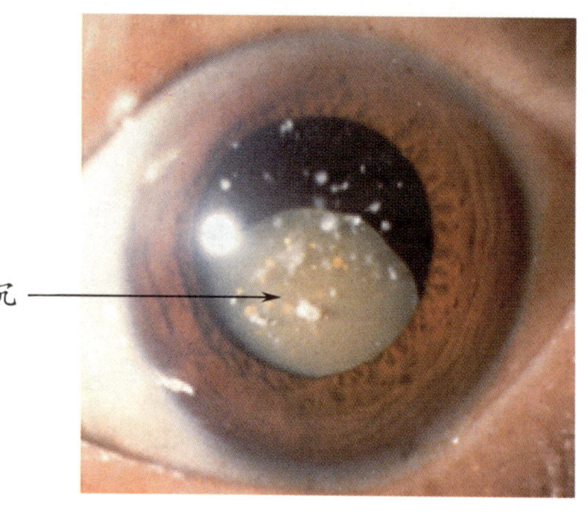

图 1-5-8　过熟期白内障

2. 核性白内障　此型白内障发病较早，进展缓慢。混浊始于胚胎核或者成人核。早期核呈黄褐色，周边部透明，对视力影响不大，但在强光下因瞳孔缩小而使视力减退。当核变为黄棕色、棕黑色或皮质也混浊时，视力明显降低。

3. 后囊下白内障　是在晶状体后囊膜下的浅层皮质出现了混浊，呈金黄色或白色颗粒并夹杂着小空泡，外观似锅巴状。因混浊位于视轴区，早期就可发生明显视力障碍。

评估病人的发病时间、进展状况、治疗经过、家族史以及血压、血糖等全身情况。

（三）白内障术前的检查、准备与评估

1. 眼部检查　①视力、光感、光定位、色觉；②裂隙灯检查：眼角膜、前房、虹膜、晶状体、玻璃体；③眼底检查：视网膜、视神经、黄斑；④眼压、角膜曲率、角膜内皮、眼轴、眼部 A/B 超判断玻璃体情况及人工晶体的度数。⑤眼电生理检查：评估视网膜视神经状况。

2. 全身状况检查　血压、血糖，心、肝、肺、肾等脏器功能，是否有传染病等。

3. 术前 3 天使用抗生素滴眼液；术前冲洗结膜囊和泪道；术前散瞳剂散瞳。

（四）心理 - 社会状况

病人视功能下降，给工作、学习及生活带来不便，易产生孤独感，出现社交障碍；手术病人因害怕手术，担心复明效果而产生焦虑心理。

【治疗要点】

1. 目前尚无药物阻止或者逆转晶状体混浊。

2. 手术治疗是白内障的主要治疗手段，当视力下降影响到正常生活和工作时，即可考虑手术治疗。常用的手术方法有利用超声乳化、飞秒激光辅助超声乳化或者人工方式进行白内障囊外摘除术联合人工晶状体植入术。

【护理诊断和护理措施】

护理诊断 / 问题	护理措施	学习重点与思考
感知改变：视力减退　与晶状体混浊有关。	1. 对早期白内障病人，耐心讲解白内障的病因与发展过程、治疗方法。	1. 归纳总结皮质性白内障的临床表现。

续表

护理诊断 / 问题	护理措施	学习重点与思考
	2. 术前检查和指导：协助病人做好各项术前检查，解释检查的目的与意义。指导病人向各方向转动眼球并按照要求注视，以便更好地配合医生手术。告知病人手术时要抑制咳嗽和打喷嚏，以防出血。 3. 手术护理 ①术前按照眼部手术常规护理。应用抗生素滴眼液及散瞳剂。②术后按眼部手术术后常规护理。密切观察眼部情况。告知病人避免头部碰撞及震动，不要用力擤鼻、揉眼、弯腰等，控制咳嗽和打喷嚏，防止创口裂开。③术后按医嘱复查，无植入人工晶状体者，告知病人术后需要配镜矫正视力。	2. 归纳总结白内障病人术前检查与治疗的项目及意义 3. 简述老年性白内障病人的护理措施。
自理缺陷、有外伤的危险：与双眼视力减退有关。	向病人介绍病区环境，做好安全教育；协助病人做好个人生活护理；常用的物品固定位置摆放，为病人营造无障碍活动空间，预防跌倒。	
焦虑：与恐惧手术、担心预后不良有关。	向病人详细解释手术的目及方法，术中、术后可能出现的问题及采取的应对措施，减轻病人的焦虑。	
潜在并发症：继发性青光眼、晶状体皮质过敏性葡萄膜炎。	向病人宣教白内障的相关知识。对白内障影响生活的病人，动员病人早日手术。如疾病发展的过程中出现头痛、眼痛，可能继发青光眼，应立即就诊。	

知识窗

人工晶状体与飞秒激光辅助下白内障摘除术

人工晶状体（IOL）是经手术植入眼内代替摘除的自身混浊晶状体的精密光学部件。人工晶状体按植入眼内位置分为前房型和后房型两种；按制造材料可分为硬性和软性（可折叠）两种；人工晶状体均为高分子聚合物，具有良好的光学物理性能和组织相容性；人工晶状体按其焦点设计可分为单焦点和多焦点。人工晶状体植入后可迅速恢复视力。

飞秒激光是一种以超短脉冲形式运转的激光，其具备瞬时功率大、聚焦尺寸小、穿透性强、精密度高的优势，为白内障领域近年来的突破性医疗技术，也是一项类似外科手术机器人的先进技术。飞秒激光可应用于撕囊、预劈核及角膜切口制作中，具有增加手术精确性、减少手术损伤、提高手术安全性等优点。

二、先天性白内障

先天性白内障为出生前后即存在或出生后一年内形成的白内障，是一种常见的儿童眼病，也是造成儿童盲和弱视的重要原因，可为家族性聚集病例或散发病例，单眼或双眼发病。

【护理评估】

（一）健康史

1. 遗传因素　大约1/3的先天性白内障与遗传有关。遗传方式有常染色体显性遗传、常染色体隐性遗传、X连锁隐性遗传和线粒体DNA遗传，其中常染色体显性遗传最常见。

2. 环境因素　母体妊娠前3个月，胎儿晶状体囊膜未发育完全，不能抵抗病毒的侵犯。此期如果母体感染病毒（风疹、水痘、单纯疱疹、麻疹及流感病毒等）、营养失调、代谢紊乱（糖尿病、甲状腺功能亢进和心脏病等）、全身应用某些药物（如糖皮质激素、大剂量四环素等）和缺乏维生素D等，都可导致晶状体发育不良。此外，早产、缺氧、高浓度吸氧也可引起先天性白内障。

3. 原因不明　许多散发病例没有明显的遗产因素及环境因素。

询问患儿母亲孕期状况，评估病人的家族史、出生状况及发病时间等。

（二）身体状况

1. 视力障碍或正常，与晶状体混浊发生部位和程度有关。因患儿年龄太小，不能自诉，常依赖其父母观察才发现。

2. 根据晶状体混浊发生部位、形态和程度进行分类，如膜性白内障、核性白内障、绕核性白内障、前极白内障、后极白内障、点状白内障、花冠状白内障等。

3. 部分病人伴有眼部或全身其他先天异常，如斜视、弱视和眼球震颤等。

（三）辅助检查

针对不同情况选择相应的实验室检查。如糖尿病、新生儿低血糖症者查血糖、尿糖和酮体。遗传性者进行致病基因的筛查等。

（四）心理 - 社会状况

年龄稍大未得到及时治疗的患儿，因视力障碍表现为胆小、孤独。患儿的家庭成员因担心手术效果和孩子的未来表现为紧张、焦虑。

【治疗要点】

先天性白内障的治疗目标是恢复视力，减少盲与弱视的发生。

1. 对视力无影响或影响不大的患儿，一般不需治疗，应随访观察。

2. 对于明显影响视力者，应尽早给予手术治疗。一般可在2～6个月进行手术，以免发生视觉剥夺性弱视。风疹病毒性白内障不宜过早手术，以免激活潜伏在晶状体内的病毒。

3. 无晶体眼　屈光矫正 + 视力训练，防止弱视，促进视功能发育。包括：①框架眼镜矫正；②单眼无晶体眼可用角膜接触镜矫正；③ 2 岁以后人工晶状体植入。

【护理诊断和护理措施】

护理诊断 / 问题	护理措施	学习重点与思考
感知受损：视力下降　与晶状体混浊有关。	1. 对婴幼儿精心呵护、动作轻柔；防止婴幼儿哭闹、抓挠术眼；做好婴幼儿家长的安全教育，使用床挡。 2. 术前向家长做好解释工作，包括手术过程、预期效果。按白内障手术及全麻手术常规护理。	1. 先天性白内障的治疗要点有哪些？ 2. 归纳总结先天性白内障的护理措施。
潜在并发症：斜视、弱视。	影响视力的白内障应尽早行手术治疗；术后尽早摘掉眼罩，并进行屈光矫正，治疗弱视。	
知识缺乏：家庭成员缺乏该病的防治知识。	告知患儿家长先天性白内障的病因及防护知识；宣传优生优育，重视孕期卫生保健护理，预防先天性疾病的发生。	

三、糖尿病性白内障

糖尿病性白内障是由于血糖增高导致晶状体代谢紊乱引起的晶状体混浊，临床上分为两种类型：真性糖尿病性白内障和糖尿病病人的老年性白内障。

【护理评估】

（一）健康史

糖尿病使得晶状体中葡萄糖代谢异常，晶状体内渗透压升高，吸收水分，晶状体纤维肿胀变性，导致混浊。

询问病人糖尿病的发病时间、血糖控制情况、有无糖尿病性视网膜病变等。

（二）身体状况

1. 症状　由于晶状体混浊及糖尿病性视网膜病变导致视力不同程度下降。血糖迅速升高时，晶状体吸水，纤维肿胀，可出现暂时性近视。

2. 真性糖尿病性白内障　多见于 1 型的青少年糖尿病病人，多为双眼发病，发展迅速，晶状体短时间内可进展为全混浊。

（三）辅助检查

检查与监测血糖。其他辅助检查见老年性白内障。

（四）心理 - 社会状况

糖尿病为终身性疾病，漫长的病程和并发症的出现使病人对疾病治疗失去信心，因此病人有较重的悲观情绪；病人因担心手术后感染、伤口愈合情况及手术效果而焦虑不安。

【治疗要点】

控制血糖，当白内障明显影响视力妨碍病人的工作和生活时，血糖在正常范围内可行白内障摘除术联合人工晶体植入术。术后应积极控制感染和出血。

【护理诊断和护理措施】

护理诊断 / 问题	护理措施	学习重点与思考
感知受损：视力下降　与晶状体混浊有关。	1. 饮食定时定量，以低糖、低脂、适当蛋白质、高纤维素饮食为主。对于自理缺陷的病人，协助做好各种生活护理及安全护理，避免意外事故发生。 2. 遵医嘱应用降血糖药物并观察药物的疗效及副作用；注意病人是否有低血糖反应；眼部常规用药。 3. 手术护理：①做好术前评估，详细询问病人糖尿病发病时间、血糖控制情况、有无其他眼部并发症，以评估术后效果。②做好术前解释工作，告知病人手术效果除了和手术操作有关，还与原有的糖尿病性眼部并发症有关。③按手术常规护理准备。	归纳总结糖尿病性白内障护理措施与老年性白内障护理措施的不同点。
潜在并发症：术后感染、出血。	血糖控制正常后方可手术；术后观察血糖及眼部变化，视力变化，有无疼痛，以便及时发现感染与出血。	
知识缺乏：缺乏糖尿病性眼部并发症的防治知识。	向病人讲解糖尿病相关知识，严格控制血糖；同时向病人宣教糖尿病性眼部并发症的防治知识。	

本章小结

青光眼、白内障是眼科常见病与多发病，也是主要的致盲性眼病，多数病人需要住院手术治疗。本章学习重点是青光眼和白内障的概念、青光眼及白内障病人的护理评估、治疗要点、护理措施及手术护理。学习难点为青光眼及白内障的分类、发病机制和临床特点。在学习过程中注意对盲与低视力病人的心理护理，并在护理中体现人文关怀，同时将所学知识在社区人群中开展健康教育，减少因青光眼、白内障导致的盲与低视力。

（杨亚敏）

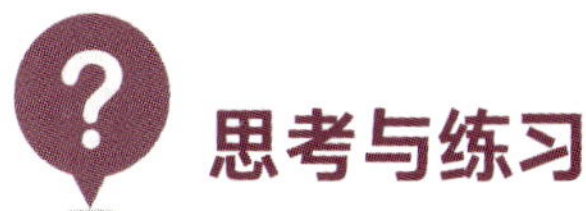

思考与练习

1. 李阿姨，女，68 岁。晚饭后在暗室环境下看手机 2 小时，自觉右眼胀痛，休息 1 小时后眼胀痛无缓解，伴同侧头痛、恶心呕吐及视力下降。眼科检查：右眼视力 0.02，左眼视力 0.8。眼压：右眼 60mmHg，左眼 15mmHg。右眼混合性充血，角膜雾状水肿，前房浅，瞳孔为 7mm，竖椭圆形，对光反射消失。左眼：结膜无充血，角膜透明，前房稍浅，虹膜膨隆，瞳孔为 2mm，圆形，对光反射灵敏。请问：

（1）李阿姨的临床诊断是什么？

（2）护士应配合医生采取哪些护理措施为李阿姨降低眼压？

2. 王奶奶，78 岁。近 2 年来视物逐渐模糊不清，加重 3 个月，右眼较重。视力：右眼指数 /20cm，左眼 0.3；右眼晶状体呈乳白色完全混浊，眼底不清；左眼晶状体混浊，前房浅，余未见明显异常。初步诊断：老年性白内障成熟期（右眼），膨胀期（左眼）。请问：

（1）王奶奶右眼首选的治疗方法是什么？

（2）王奶奶手术前需要做哪些检查？为什么？

3. 简述闭角型急性青光眼的分期及临床特点。

4. 简述开角型青光眼的护理问题。

5. 列出先天性白内障的护理问题及护理计划。

第六章 葡萄膜炎、视网膜与视神经疾病病人的护理

学习目标

1. 具有理解与认同病人对疾病表现出来的担心与焦虑的意识，关爱病人。
2. 掌握虹膜睫状体炎、视网膜及视神经疾病的护理评估及护理措施。
3. 熟悉虹膜睫状体炎、视网膜及视神经疾病的护理诊断及治疗要点。
4. 了解虹膜睫状体炎、视网膜及视神经疾病的病因及发病机制。
5. 学会观察分析本章疾病与全身其他系统疾病的关系，通过眼科治疗、护理及健康教育促进病人的身心康复。

第一节 葡萄膜炎病人的护理

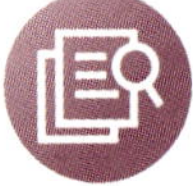

工作情景与任务

导入情景：

小张，男，25岁。突然右眼红、痛、畏光流泪，视力下降1天。左眼正常。右眼：视力为0.3，不能矫正，睫状充血，瞳孔缩小，房水混浊。诊断：右眼急性虹膜睫状体炎。

工作任务：

1. 评估小张的健康史及身体状况。
2. 列出小张使用的滴眼液类型及作用。
3. 交代小张使用阿托品眼药的目的与注意事项。

葡萄膜是眼球壁的中层组织，富含色素，也富含黑色素相关抗原，脉络膜血流丰富且缓慢，这些特点容易使葡萄膜受到自身免疫、感染、血源、肿瘤等因素的影响。葡萄膜疾病中最常见的是葡萄膜炎症。

葡萄膜炎是一种主要累及葡萄膜、视网膜、视网膜血管及玻璃体等部位的自身免疫性疾病。葡萄膜炎好发于青壮年，易合并全身免疫性疾病，常反复发作，是常见的致盲性眼病。本节重点介绍急性虹膜睫状体炎。

【护理评估】

（一）健康史

1. 感染性虹膜睫状体炎　是细菌、真菌、病毒等直接进入眼内或由身体其他部位经血行播散进入眼内，感染虹膜睫状体所致。

2. 非感染性虹膜睫状体炎　自身免疫异常是最常见的原因，如对自身视网膜 S 抗原、色素等产生免疫反应；其他见于眼外伤、手术及理化刺激等引起的虹膜睫状体炎症反应。

3. 全身性相关疾病　如强直性脊柱炎、结核、系统性红斑狼疮、风湿性疾病等均可引起葡萄膜炎。

询问病人的发病情况，有无复发病史，有无全身免疫性疾病如类风湿关节炎等。

（二）身体状况

1. 症状　表现为突发眼痛、畏光、流泪、视物模糊、视力下降等。

2. 体征

（1）睫状充血或混合充血，睫状体部位压痛。

（2）角膜后沉着物（KP）：主要是炎性细胞或色素颗粒在角膜内表面沉积所致。

（3）房水混浊：裂隙灯显微镜下前房内光束增强，呈灰白色半透明带，称为前房闪辉（图 1-6-1），是由于血 - 房水屏障功能破坏，蛋白进入房水造成的；混浊的房水内可见浮游的炎症细胞（图 1-6-2），称为 Tyndall 现象，为炎症活动期的体征；大量的炎症细胞沉积可形成前房积脓。

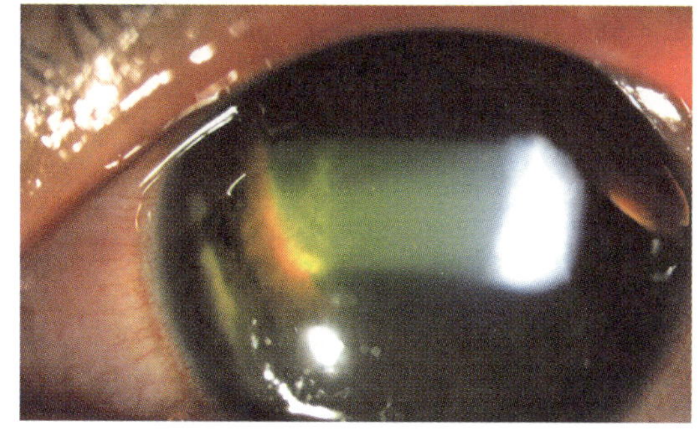

图 1-6-1　前房闪辉

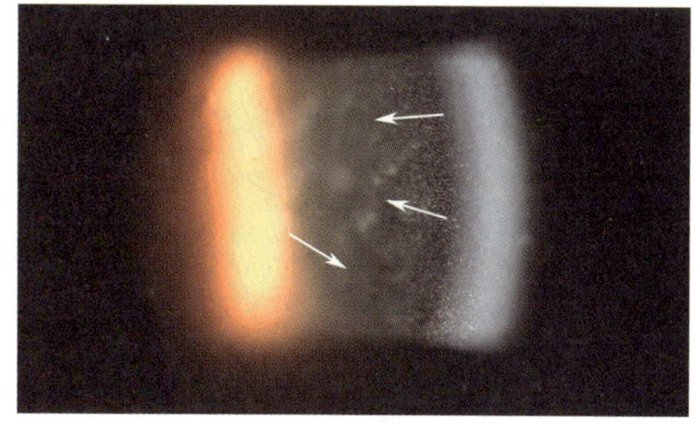

图 1-6-2　前房细胞

（4）虹膜改变：虹膜水肿，纹理不清；虹膜因炎症渗出使虹膜与晶状体粘连称虹膜后粘连，与角膜后表面粘连称虹膜前粘连；虹膜因炎症可出现结节。

（5）瞳孔改变：瞳孔缩小，瞳孔对光反射迟钝或消失；虹膜后粘连不能拉开，散瞳后常出现多种形状的瞳孔外观，如梅花状、梨状或不规则状，如虹膜发生 360° 的粘连，称为瞳孔闭锁；如纤维膜覆盖整个瞳孔区，称为瞳孔膜闭。瞳孔闭锁与瞳孔膜闭均可继发青光眼。

（6）并发症：并发性白内障、继发性青光眼、低眼压及眼球萎缩。

（三）辅助检查

辅助检查包括血常规、红细胞沉降率（简称血沉）测定、HLA-B27 抗原检查、梅毒血清学试验、结核菌素试验、免疫球蛋白测定等，怀疑病原体感染所致者，应进行相应的病原学检查。

（四）心理 - 社会状况

本病因发病急，症状重，病人易紧张、焦虑，又因疾病反复发作，病人易产生悲观心理。

【治疗要点】

治疗原则是散瞳、抗炎、消除病因、预防并发症。

1. 散瞳　是首要的治疗措施，具有解痉、止痛、防止瞳孔后粘连以及预防并发症的作用。常用的药物有 1% 阿托品眼药膏、2% 后马托品眼药膏、复方托吡卡胺滴眼液等。

2. 糖皮质激素滴眼液　具有抑制炎性介质释放的作用。一般局部滴眼，如 0.1% 醋酸地塞米松滴眼液，急性期每 15 分钟滴眼一次，连续 4 次后，每 1～2 小时滴眼一次，依据病情，逐渐减少滴眼的次数。另有 0.12%～1% 醋酸泼尼松龙滴眼液等；重症者可全身应用激素。

3. 非甾体抗炎药　可抑制炎症介质的形成，常用的有双氯芬酸钠滴眼液。

4. 其他　针对病因，治疗全身疾病，如有感染，选用敏感抗生素；积极治疗并发症。

【护理诊断和护理措施】

护理诊断 / 问题	护理措施	学习重点与思考
急性疼痛　与炎症刺激有关。	指导病人正确使用散瞳和抗炎药物治疗。①散瞳药：滴阿托品后应压迫泪囊区 3～5min，防止药物经鼻腔黏膜吸收致全身中毒；告知病人如果出现口干、面色潮红等药物反应，应多饮水；散瞳期间外出戴有色眼镜可避免强光刺激。②应用糖皮质激素的病人，逐渐减量再停药，并注意观察药物的副作用。③非甾体抗炎药，用药前告知病人该药刺激性强。	1. 简述急性虹膜睫状体炎的临床特征与治疗要点。 2. 归纳总结急性虹膜睫状体炎的护理诊断及护理措施。 3. 总结阿托品散瞳的注意事项。
感知改变：视力下降　与房水混浊和眼部并发症有关。	1. 因糖皮质激素突然停药会使病情反复或加重，告知病人遵医嘱用药以免影响治疗效果。 2. 指导病人热敷，10～15min/ 次，2～3 次 /d。	
焦虑　与疼痛和视力障碍有关。	耐心细致地向病人讲解本病的发病、治疗的相关知识，消除病人焦虑的心理，使病人积极配合治疗。	

续表

护理诊断 / 问题	护理措施	学习重点与思考
潜在并发症：继发青光眼、并发白内障、眼球萎缩。	1. 观察病人瞳孔、眼痛、眼压及视力等变化，有异常，及时告知医生。 2. 积极寻找病因，增强机体的免疫力，减少复发。	

第二节　视网膜疾病病人的护理

视网膜为眼球壁的最内层，由神经感觉层与色素上皮层组成。其结构精细，功能复杂，极易受到内外致病因素的影响发生病变，导致视功能障碍。此外，视网膜易受血管疾病的影响，如高血压等。

一、视网膜中央动脉阻塞

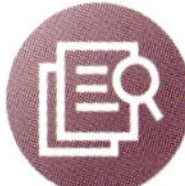

工作情景与任务

导入情景：

张先生，60 岁。上午工作时，突然觉得眼前发黑，以为是长时间看电脑的原因，休息后没有好转，随来医院就诊。医生检查后诊断为右眼视网膜中央动脉阻塞。

工作任务：

1. 配合医生做好急救护理。
2. 帮助张先生寻找病因，并对其以后的生活做健康指导。

视网膜中央动脉阻塞是视网膜动脉血流受阻而使视网膜缺血、缺氧，导致视功能急剧下降的疾病，是眼科致盲的急症之一。

【护理评估】

（一）健康史

视网膜中央动脉阻塞是多因素造成的。①血管内各种栓子（血栓、胆固醇栓子、心脏黏液瘤脱落物、血小板纤维蛋白栓子、肿瘤栓子、玻尿酸美容注射剂栓子等）栓塞；②视网膜中央动脉痉挛；③动脉粥样硬化；④视网膜中央动脉周围炎；⑤视网膜中央动脉受压，如青光眼、球后肿瘤等。高血压、糖尿病、动脉硬化、心内膜炎、凝血病是本病的诱发因素。

询问病人有无动脉粥样硬化、高血压、糖尿病等，是否做过玻尿酸美容注射或下鼻甲注射等。

（二）身体状况

1. 症状　突然无痛性视力下降，甚至指数或光感。部分病人有阵发性黑曚的先兆症状。

2. 体征　①瞳孔散大，直接对光反射消失，间接对光反射存在。②眼底：视盘水肿、边界模糊；视网膜动脉狭窄；视网膜呈灰白色水肿，如有睫状视网膜动脉供应，该区视网膜呈舌形橘红色区；黄斑区樱桃红。数周后视盘苍白、萎缩（图 1-6-3）。

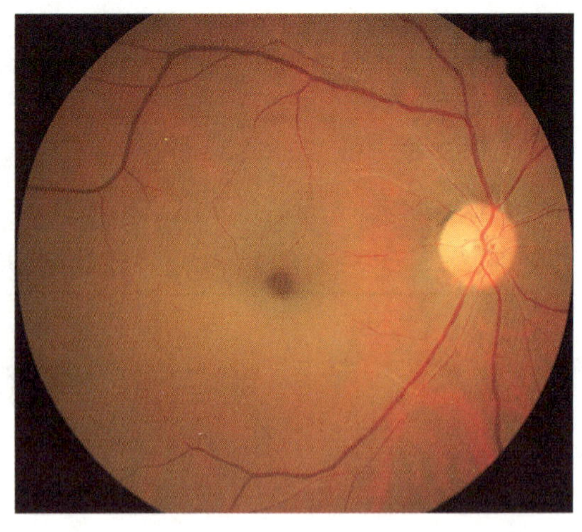

图 1-6-3　视网膜中央动脉阻塞

（三）辅助检查

1. 眼底荧光素血管造影　视网膜动脉充盈时间明显延长或可见视网膜动脉充盈前锋。

2. 光学相干断层扫描　视网膜内层水肿增厚，呈高反射信号。

（四）心理 - 社会状况

本病发病急，视力丧失突然且不易恢复，病人有严重的焦虑、恐惧心理。单眼发病时，无痛、外观正常，病人就诊多不及时，影响预后。

【治疗要点】

本病的治疗原则是尽快给予抢救性治疗，包括扩张血管、吸氧、降低眼压以改善视网膜循环和保存视功能。发病 1 小时内阻塞得到缓解，视力有可能恢复，超过 4 小时则视力很难恢复。

1. 血管扩张剂　立即用速效扩血管药物，如亚硝酸异戊酯 0.2ml 吸入或硝酸甘油 0.5mg 舌下含化；山莨菪碱 5mg 或妥拉苏林 25mg 球后注射。

2. 降低眼压　促使视网膜动脉扩张，改善血供。①协助或指导病人按摩眼球；②配合医生进行前房穿刺；③遵医嘱使用降眼压药物。

3. 吸氧　依据病情，吸入氧气，每分钟 2～4L。

4. 其他　遵医嘱使用溶解血栓药物；维生素 B_1、B_{12} 营养视神经；协助病人寻找病因，积极治疗原发病，例如疑有巨细胞动脉炎者，应给予糖皮质激素治疗，预防另一只眼受累。

【护理诊断和护理措施】

护理诊断 / 问题	护理措施	学习重点与思考
感知紊乱：视力突然丧失　与视网膜中央动脉阻塞有关。	争分夺秒抢救视力。①遵医嘱立即用速效扩血管药物，观察药物反应。②降低眼压：指导病人按摩眼球，病人闭眼，用手掌鱼际肌放在眼睑上压迫眼球 5～10 秒后松开数秒，重复 5～10 次；协助医生做好前房穿刺或降眼压药物治疗。③吸氧；④其他：使用改善微循环药物、营养神经药物及病因治疗等。	1. 归纳总结视网膜中央动脉阻塞的病因、临床特征，找出护理诊断。 2. 简述视网膜中央动脉阻塞急救护理措施。 3. 如何为视网膜中

续表

护理诊断 / 问题	护理措施	学习重点与思考
焦虑 与视力突然丧失，担心预后有关。	向病人耐心解释按摩眼球、前房穿刺等治疗方法的目的和操作方法，解除病人的紧张心理，使其配合治疗。	央动脉阻塞病人做健康教育？
知识缺乏：缺乏本病相关防治知识。	向病人讲解本病的特点，教会病人及家属学会预防与自救的方法。宣教本病发病的诱因，教育病人应积极治疗高血压、糖尿病等危害身体健康的慢性疾病。	

二、视网膜静脉阻塞

视网膜静脉阻塞是常见的视网膜血管病，多为单眼发病，按阻塞发生部位可分为视网膜中央静脉阻塞和视网膜分支静脉阻塞两种类型。

【护理评估】

（一）健康史

视网膜静脉阻塞的主要原因：①视网膜静脉受压，如筛板处神经纤维拥挤挤压，视网膜动脉粥样硬化对静脉压迫；②血栓形成，如视网膜血管炎症、血液黏稠度高、血小板数量增多、右心功能不全、颈动脉狭窄等使血流缓慢，从而导致静脉栓塞。

评估病人的全身状况。

（二）身体状况

1. 视网膜中央静脉阻塞　多为单眼发病，视力不同程度下降。视盘和视网膜水肿，视网膜静脉迂曲扩张，视网膜内出血呈火焰状，沿视网膜静脉分布，其间有灰白色渗出斑；黄斑区水肿，后期形成囊样水肿。根据临床表现和预后，静脉阻塞分为非缺血型和缺血型两种：缺血型病变视力下降明显，眼底荧光造影显示视网膜毛细血管大面积无灌注区，易发生虹膜新生血管和新生血管性青光眼，预后不良；非缺血型症状轻，预后较好。

2. 视网膜分支静脉阻塞　患眼视力不同程度下降，分支静脉阻塞以颞上支阻塞最常见，受阻静脉引流区视网膜浅层出血、视网膜水肿及棉绒斑。颞侧分支阻塞累及黄斑，造成黄斑水肿，导致视力严重下降（图 1-6-4）。

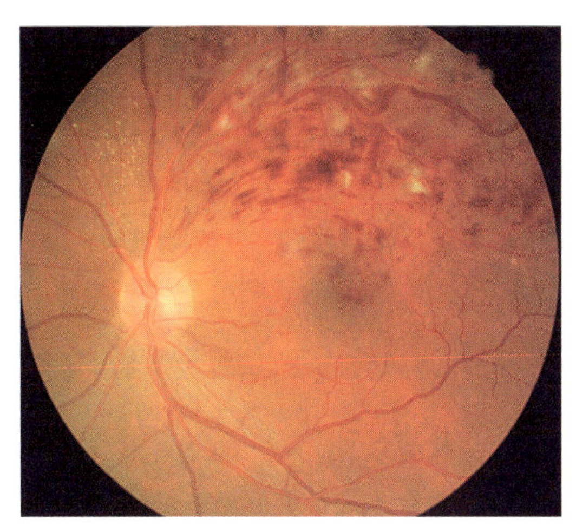

图 1-6-4　视网膜分支静脉阻塞

（三）辅助检查

眼底荧光素血管造影有助于分型和激光治

疗。光学相干断层扫描有助于发现黄斑水肿。

（四）心理 - 社会状况

本病病程长，治疗困难，病人情绪低落。单眼发病时，不易发现，影响预后。

【治疗要点】

1. 应积极治疗原发病　积极治疗高血压、糖尿病，降低血液黏稠度，以防止血栓形成，有血管炎者可使用糖皮质激素治疗。

2. 黄斑水肿可采用玻璃体腔内注射抗血管内皮生长因子（VEGF）药物或曲安奈德治疗。

3. 对视网膜存在大面积无灌注区、新生血管以及新生血管性青光眼者，应行全视网膜光凝术，以保存视力和预防并发症。

4. 有玻璃体积血和视网膜脱离时，可行玻璃体切割术和眼内光凝术。

【护理诊断和护理措施】

护理诊断 / 问题	护理措施	学习重点与思考
感知紊乱：视力下降　与视网膜出血、黄斑水肿有关。	1. 帮助病人寻找原发病如高血压等并坚持治疗。 2. 需要眼内注药者，向病人解释用药的目的和方法，按照眼部手术护理常规准备。 3. 需要激光治疗者，向病人解释治疗的目的、流程和注意事项，指导病人做注视训练，以便配合治疗。	1. 归纳总结视网膜静脉阻塞的护理措施。 2. 如何减少视网膜静脉阻塞并发症的发生？
焦虑　与视力下降、预后不良有关。	关心病人，耐心解释疾病的病因、特点，使病人了解疾病，增强治疗的信心。	
潜在并发症：增殖性玻璃体视网膜病变、视网膜脱离、新生血管性青光眼等。	告知病人并发症产生的原因及后果，积极治疗原发病，密切观察视力、眼压、血压及血糖的变化，如有异常及时告知医生并处理。嘱病人定期复查，以便早期发现视网膜缺血或新生血管，预防并发症的发生。	
知识缺乏：缺乏本病有关防治知识。	告知病人本病目前的治疗方法及口服药物疗效的不确定性，以防止不恰当的治疗，延误病情。	

三、糖尿病性视网膜病变

工作情景与任务

导入情景：

张先生，48 岁。左眼突然视物不见 3 小时。3 小时前病人弯腰捡一物品，起身后突然觉得左眼前发黑，逐渐加重。视力检查：右眼视力 1.0，左眼视力手动 /20cm。眼底检查：右眼视网膜上可见散在微血管瘤，左眼玻璃体出血，眼底不清。门诊餐后2小时血糖18mmol/L，门诊以玻璃体积血（左眼）、糖尿病性视网膜病变（双眼）收住院。

工作任务：

1. 指导张先生合理饮食。
2. 告知张先生荧光造影检查的目的与注意事项。
3. 给张先生讲解激光治疗的目的。

糖尿病性视网膜病变是指在糖尿病的病程中，视网膜微循环障碍，造成视网膜发生缺血和增殖性变化而引起视网膜结构和功能的改变，是糖尿病引起的主要并发症，是50岁以上人群主要的致盲眼病之一。

【护理评估】

（一）健康史

高血糖使视网膜的微血管内皮细胞受损，微血管渗漏、扩张形成微动脉瘤，继续发展则血管闭塞，致毛细血管无灌注区形成，进而导致视网膜缺血缺氧。广泛的缺血刺激视网膜、视盘新生血管大量生长，形成增殖性视网膜病变。

（二）身体状况

1. 症状　早期眼部自觉症状不明显；晚期有不同程度视力下降、视物变形、眼前黑影飘动及视野缺损等，甚至失明。

2. 眼底检查　临床按糖尿病视网膜病变发展阶段和严重程度分为非增殖型（图1-6-5）和增殖型（图1-6-6）。视网膜病变表现为微动脉瘤、出血斑点、硬性渗出、棉绒斑、视网膜内微循环异常、黄斑水肿等。广泛缺血会引起视网膜或视盘的新生血管、视网膜前出血、玻璃体积血及牵拉性视网膜脱离。

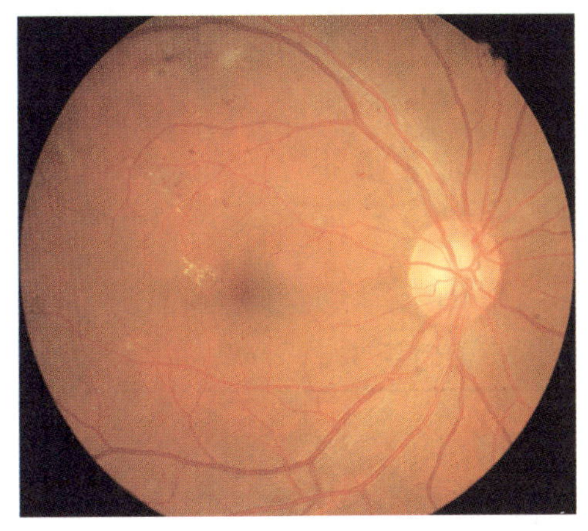

图1-6-5　非增殖型糖尿病视网膜病变

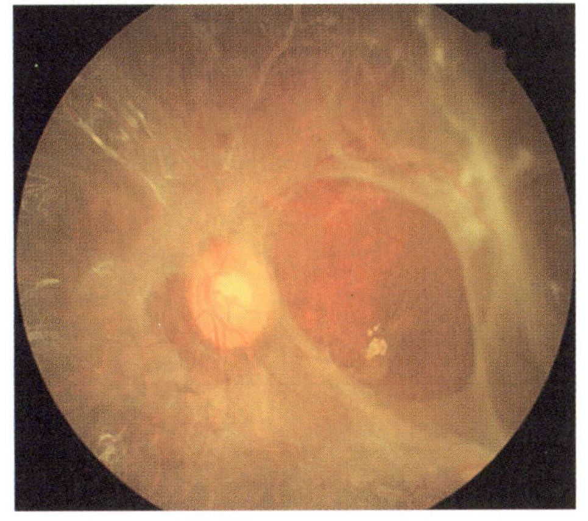

图1-6-6　增殖型糖尿病视网膜病变

（三）辅助检查

眼底荧光素血管造影对糖尿病视网膜病变的诊断、治疗指导及预后判定均有重要意义。OCT有助于发现黄斑水肿。

（四）心理 - 社会状况

病人因长期糖尿病并伴有严重视功能障碍，甚至失明，易产生焦虑情绪；又因缺乏对疾病正确的认识易产生悲观心理。

【治疗要点】

1. 严格控制血糖，定期检查血压、血脂及眼底，必要时行眼底荧光血管造影。

2. 如有黄斑水肿、新生血管可玻璃体注射抗血管内皮生长因子（VEGF）药物或曲安奈德治疗，对黄斑水肿和眼内新生血管有较好的疗效。

3. 对视网膜有增殖性病变者，进行视网膜光凝术治疗，目的是破坏缺氧区视网膜，减少对氧的需求，防止新生血管或者阻止病情恶化。该治疗不提高视力只保存残留视力。

4. 对已发生玻璃体积血长时间不吸收、牵拉性视网膜脱离，特别是黄斑受累时，应行玻璃体切除术，术中同时行全视网膜光凝术。

【护理诊断和护理措施】

护理诊断 / 问题	护理措施	学习重点与思考
感知紊乱：视力下降　与视网膜出血、渗出有关。	1. 遵医嘱严格控制血糖、血脂和血压。 2. 告知病人眼底荧光造影检查的意义及方法。 3. 需要激光治疗的病人告知激光治疗的目的是保存现有视力，避免失明。 4. 对需要玻璃体注射、玻璃体切除术或继发性青光眼手术治疗的病人，按照眼部手术护理常规准备。 5. 视力低下的病人，加强安全保护，避免意外事故。	1. 归纳总结糖尿病性视网膜病变的护理措施。 2. 如何预防糖尿病性视网膜病变的并发症？
焦虑　与视力下降、预后不良有关。	耐心向病人解释病情与预后，介绍治疗护理措施及治疗效果，使其积极配合治疗。	
潜在并发症：视网膜脱离、青光眼。	定期复查，严格监测血糖、视力、眼压与眼底变化，必要时进行眼底血管荧光造影，警惕并发症的发生。	
知识缺乏：缺乏本病有关防治知识。	宣讲糖尿病及并发症的预防和治疗知识，强调控制血糖、血压、血脂及定期检查眼底的意义。	

知识窗

高血压性视网膜病变

高血压性视网膜病变是由于高血压导致视网膜病变的总称，可以发生于任何原发性或继发性高血压病人。视网膜动脉对高血压的反应是血管痉挛、变窄、渗出、出血等。

1. 缓慢型高血压视网膜病变依据病变程度分为四级。Ⅰ级：动脉血管收缩、变窄，视网膜动脉普遍变细，动脉反光带增宽；Ⅱ级：视网膜动脉狭窄，动静脉交叉压迫；Ⅲ级：在上述病变基础上有眼底出血、棉絮状渗出；Ⅳ级：在Ⅲ级眼底改变的基础上合并视盘水肿。

2. 高血压急症　突然血压明显增高，眼底的改变为视盘水肿，视网膜出血和渗出。

高血压病人除了高血压视网膜病变，常常并发视网膜血管阻塞、缺血性视神经病变等，告知高血压病人要坚持用药物维持正常血压，定期检查眼底，以便早期发现视网膜病变。

四、中心性浆液性脉络膜视网膜病变

中心性浆液性脉络膜视网膜病变好发于 20～45 岁的青壮年男性，单眼或双眼发病，有自限性，预后好，可复发。

【护理评估】

（一）健康史

本病具体原因不明，目前认为是脉络膜毛细血管通透性增加引起浆液性视网膜色素上皮脱离，导致色素上皮渗漏和后极部浆液性视网膜脱离。本病诱发因素有情绪波动、精神紧张、妊娠、大剂量应用糖皮质激素等。

（二）身体状况

1. 症状　患眼视力下降，视物变暗、变形，伴有中央相对暗区。

2. 体征　眼前节无任何炎症表现，眼底黄斑区可见 1～3PD 大小，圆形或椭圆形扁平盘状浆液性脱离区，沿脱离缘可见弧形光晕，中心凹反射消失。病变后期，盘状脱离区视网膜下可有众多细小黄白色斑点。

（三）辅助检查

眼底荧光素血管造影：静脉期病变区可见一个或数个荧光素渗漏点，后期逐步呈墨迹样扩大或喷射状的强荧光斑。

（四）心理 - 社会状况

病人视力下降，视物变形，影响工作和生活，病人有焦虑、恐惧、紧张等心理变化。

【治疗要点】

本病可自愈。无特殊有效药物。应禁用糖皮质激素和血管扩张药。如渗漏点距中心凹 200μm 以外，可采用激光光凝渗漏点。

【护理诊断和护理措施】

护理诊断 / 问题	护理措施	学习重点与思考
感知紊乱：视物变形　与黄斑区浆液性浅脱离有关。	1. 向病人耐心解释本病的特点及治疗方法，避免滥用药物及过度治疗。 2. 需要行激光光凝术的病人，做好术前的训练、指导。	归纳总结中心性浆液性脉络膜视网膜病变的发病诱因、治疗要点及护理措施。

续表

护理诊断/问题	护理措施	学习重点与思考
知识缺乏：缺乏本病有关防治知识。	讲解本病的发病诱因，嘱病人保持良好的心态，避免精神紧张、劳累及烟酒刺激，以减少复发。	

五、老年性黄斑变性

老年性黄斑变性（senile macular degeneration，SMD）病人多为50岁以上，双眼先后或同时发病，视力呈进行性损害。该病是60岁以上老年人视力不可逆性损害的首要原因，其发病率随年龄增加而增高。

【护理评估】

（一）健康史

本病确切病因不明，目前认为可能与遗传、黄斑长期慢性光损伤、吸烟、代谢及营养障碍、肥胖等因素有关，这些因素导致色素上皮变性损害，诱发脉络膜新生血管膜形成，引发黄斑部渗出或出血。

（二）身体状况

1. 干性SMD　又称萎缩性或非新生血管性SMD。起病缓慢，双眼视力逐渐减退，视物变形。眼底可见黄斑区大小不一、黄白色、类圆形玻璃膜疣，色素紊乱及地图样萎缩。

2. 湿性SMD　又称渗出性或新生血管性SMD。患眼视力突然下降、视物变形、中央暗点。眼底检查：可见后极部暗红色或暗黑色大小不一的出血区，可隆起。病变区内或边缘有黄白色脂性渗出及玻璃膜疣。大量出血可产生玻璃体积血。晚期黄斑形成盘状瘢痕，中心视力丧失（图1-6-7）。

3. 息肉样脉络膜血管病变　眼底后极部可见橘红色结节样病灶，周围可伴有出血、渗出及色素上皮脱离。

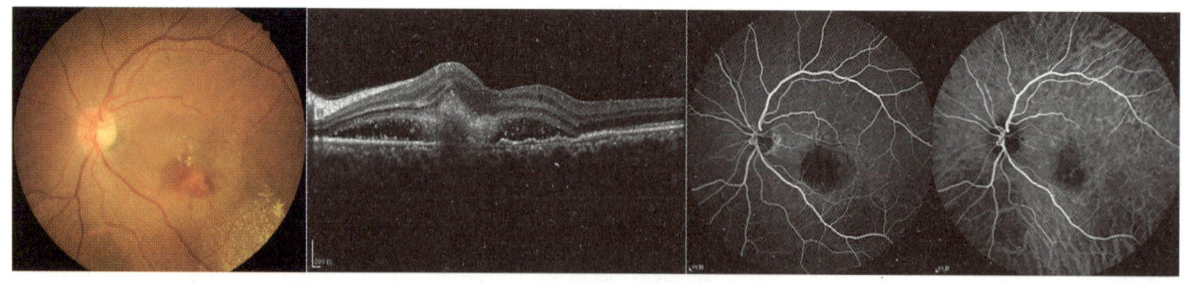

图1-6-7　湿性老年性黄斑变性

（三）辅助检查

眼底荧光素血管造影、脉络膜吲哚菁绿血管造影、光学相干断层扫描可见脉络膜新生血管和渗漏，有助于诊断和分型。Amsler 方格表检查可见方格变形、扭曲及中心暗点。

（四）心理 - 社会状况

由于本病对中心视力损害严重，导致病人不能阅读、正常行走和开车等，病人易产生抑郁、焦虑心理。

【治疗要点】

对干性病变，可行低视力矫治，定期复查。对湿性病变，有新生血管可行抗新生血管药物治疗，如康柏西普眼用注射液；激光治疗或光动力治疗；有出血和黄斑前膜可行黄斑手术。

【护理诊断和护理措施】

护理诊断 / 问题	护理措施	学习重点与思考
感知改变：视力下降及视物变形　与黄斑区出血、渗出有关。	1. 生活护理：双眼视力下降严重者，协助生活护理，做好安全指导，防止意外，避免受伤。 2. 需要行激光光凝术的病人，做好术前的训练、指导。 3. 光动力治疗与护理：向病人解释治疗的注意事项，光动力疗法后 48h 内应避免强光照射，外出戴深色太阳镜、戴手套、穿长袖衣服和长裤，室内拉窗帘等，防止皮肤暴露于阳光下。 4. 手术护理：对需要玻璃体内注药、黄斑手术治疗的病人，按照眼部手术护理常规准备。	1. 归纳总结老年性黄斑变性的临床分型、护理诊断及护理措施。 2. 如何做好低视力病人的生活指导？
焦虑　与疗效不佳、需反复注射有关。	向病人介绍本病防治知识，减轻病人的焦虑。告知中心视力低下的病人可选择合适的助视器，提高自理能力。	
知识缺乏：缺乏本病有关防治知识。	本病的发生可能与光累加损害有关，告知病人强光下活动应戴太阳镜减少光刺激。指导病人多食含有叶黄素、玉米黄素的蔬菜和水果。	

六、视网膜脱离

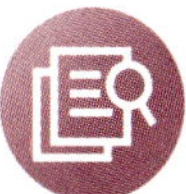

工作情景与任务

导入情景：

李阿姨，56 岁。主诉左眼下方视物遮挡 3 天。3 天前病人发现用左眼看人看不到腿和脚，无眼痛。眼科检查：右眼视力 0.2/−6.5DS，矫正视力 0.8，玻璃体轻度液化，周边部视网膜有格子样变性；左眼视力 0.1，不能矫正，玻璃体液化混浊，上方视网膜呈灰白色隆起，累及黄斑区，视网膜颞上方可见 1PD 小大撕裂孔。初步诊断：左眼孔源性视网膜脱离。

工作任务：

1. 向李阿姨解释手术前后避免剧烈运动的原因。

2. 请给予李阿姨术后体位护理指导。

视网膜脱离是指视网膜的神经上皮层和色素上皮层之间的分离，按脱离形成的原因分为孔源性、渗出性和牵拉性三类。

【护理评估】

（一）健康史

1. 孔源性视网膜脱离　是由于视网膜变性或玻璃体的牵拉使视网膜神经上皮层发生裂孔，液化的玻璃体经裂孔进入视网膜神经上皮层与色素上皮层之间而导致视网膜脱离。老年、高度近视、无晶体眼、眼外伤是孔源性视网膜脱离的常见诱因。

2. 渗出性视网膜脱离　是由于渗出或出血所致的视网膜脱离。

3. 牵拉性视网膜脱离　因增殖性玻璃体视网膜病变的增殖条带牵拉而引起的视网膜脱离，常见于糖尿病视网膜病变、视网膜静脉阻塞等。

（二）身体状况

1. 症状　发病初期有眼前漂浮物、闪光感及黑影遮挡感，与视网膜脱离区相对应，并逐渐扩大。视网膜脱离累及黄斑时视力明显减退。

2. 体征　眼底检查见脱离的视网膜呈灰白色隆起，脱离范围可由局限性脱离至全脱离，大范围的视网膜脱离区呈波浪状起伏不平。严重者，视网膜表面增殖，可见固定皱褶。视网膜上可见圆形、卵圆形或马蹄形裂孔，裂孔最多见于颞上象限（图 1-6-8）。

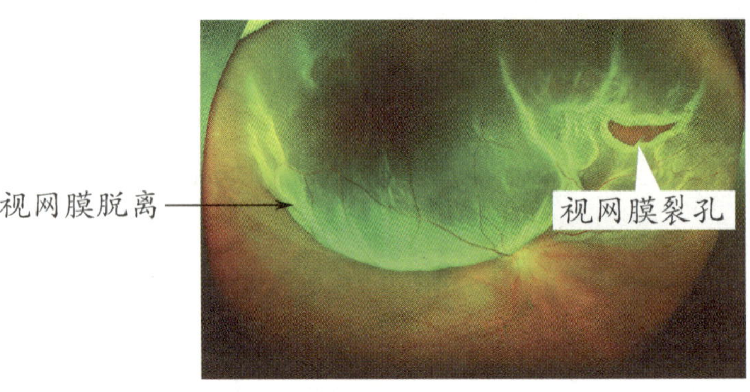

图 1-6-8　孔源性视网膜脱离

（三）辅助检查

超广角眼底照相、眼部超声、散瞳后间接检眼镜或三面镜检查有助于诊断视网膜脱离及裂孔。

（四）心理 - 社会状况

多数病人对视网膜脱离的认识不足，担心预后不好，常有紧张、焦虑等心理表现。

【治疗要点】

1. 孔源性视网膜脱离　治疗原则是封闭裂孔，复位视网膜。常用的手术方法有巩膜外垫压、巩膜环扎术，复杂病例选择玻璃体切除手术联合气体或硅油填充术。裂孔封闭可采用激光光凝、电凝、冷凝裂孔周围。

2. 牵拉性视网膜脱离　玻璃体手术治疗（图 1-6-9）。

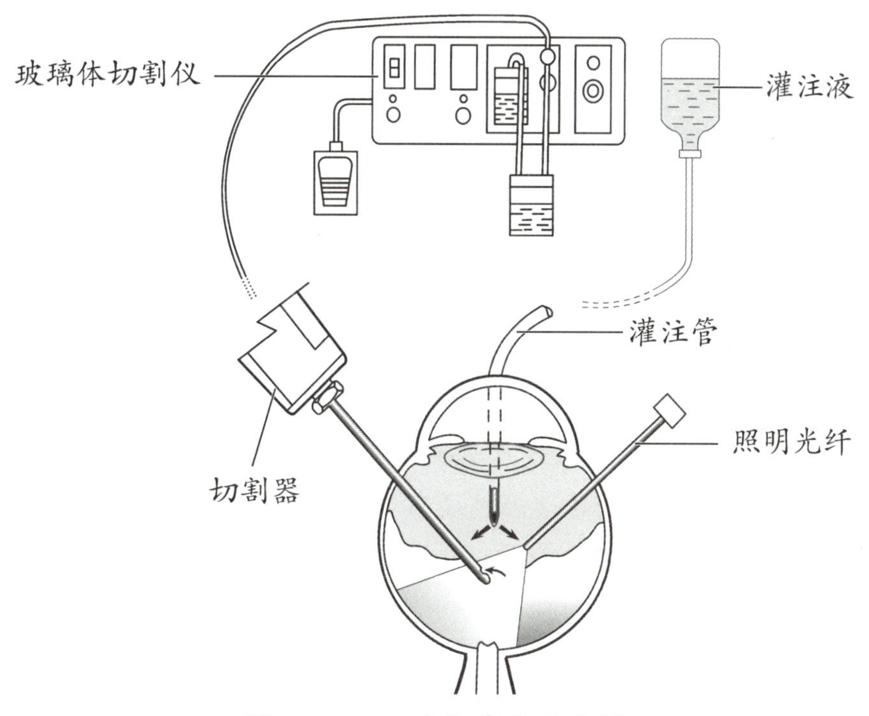

图 1-6-9　玻璃体手术示意图

3. 渗出性视网膜脱离　积极治疗原发病。

4. 视网膜脱离后，常常根据裂孔位置、不同的术式和眼内填充物的情况，需要将病人置于特殊体位，促进裂孔封闭、视网膜脱离复位，防止因填充物引起的白内障、青光眼等并发症。临床上常用的体位有俯卧位、半靠位、侧卧位和头低位。

【护理诊断和护理措施】

护理诊断 / 问题	护理措施	学习重点与思考
感知改变：视力下降及视野缺损　与视网膜脱离有关。	1. 生活护理：安静卧床休息，限制眼球运动。术前卧位应使裂孔区处于最低位，减少视网膜脱离范围的扩大。协助病人卧床期间的各项生活需要。 2. 手术护理：①术前常规护理；②术眼充分散瞳，以便详细查明裂孔；③耐心向病人讲解手术过程及术后注意事项，消除病人的焦虑，使病人配合手术；④术后遵医嘱用药，采取恰当的体位。	1. 归纳总结引起视网膜脱离的原因、临床特征、护理诊断与护理措施。 2. 如何给予视网膜脱离病人术前、术后体位指导？
舒适度改变　与术后被动体位有关。	因眼内填充物如气体或硅油密度比水轻，其向上的浮力和表面张力可封闭裂孔与支撑视网膜，促使视网膜复位；同时预防硅油及气体可能引起的手术后并发症，如白内障及角膜内皮损伤、浅前房、虹膜周边前粘连、房角关闭等，	

续表

护理诊断/问题	护理措施	学习重点与思考
	所以术后病人应使裂孔处于最高位置，需要取俯卧位。告知病人和家属保持正确体位的重要性，以取得配合。定时协助病人活动四肢，改变身体承重的着力点，以缓解身体的不适。	
焦虑 与视功能损害及担心预后有关。	耐心向病人讲解手术过程及术后注意事项，消除病人的焦虑心理，使病人积极配合手术与治疗。	
知识缺乏：缺乏本病有关防治知识。	告知出院病人遵医嘱用药及保持特殊体位。早期勿做剧烈运动或从事重体力劳动，避免头部受震荡，以免视网膜脱离复发。定期复查视网膜复位情况。	

知识窗

早产儿视网膜病变

早产儿视网膜病变是未成熟或低体重出生婴儿的增殖性视网膜病变。出生时体重不足1 500g并接受过高浓度氧气治疗的早产儿，约60%会发生视网膜病变。该病分为急性期、退行期和瘢痕期。眼底表现有视网膜血管分化和未分化之间存在分界线，视网膜后极部血管的扩张和扭曲、视网膜外纤维组织增殖，严重时伴有视网膜脱离。减少吸氧或间歇吸氧是预防早产儿视网膜病变发生的关键。对于胎龄34周以下、体重不足1 500g、出生后有吸氧史的早产儿，要反复检查眼底，一旦发生，尽早行激光光凝术，封闭无血管区，以挽救视力。

第三节　视神经疾病病人的护理

视神经是中枢神经系统的一部分，起自视盘止于视交叉前脚，按其部位划分为四部分：眼内段、眶内段、管内段和颅内段。视神经常见的疾病有炎症、血管性疾病、肿瘤。

一、视神经炎

工作情景与任务

导入情景：

小王，15岁。右眼视力下降1天，伴眼球转动痛。视力：右眼光感，不能矫正；左眼

1.0。右眼相对性传入性瞳孔障碍，眼底检查正常，视觉诱发电位检查显示 P_{100} 波潜伏期延长、振幅降低。初步诊断为右眼球后视神经炎。

工作任务：

1. 帮助小王寻找病因。
2. 请为小王制订护理计划。

视神经炎指累及视神经的各种炎性病变，根据病变损害的部位不同，分为视盘炎和球后视神经炎两种。视盘炎多见于儿童，多为双眼患病；球后视神经炎多见于青壮年，常为单侧眼发病，亦可为双侧。

【护理评估】

（一）健康史

1. 炎性脱髓鞘　又称特发性脱髓鞘性视神经炎，确切病因不明，具有遗传易感性，且部分病人与系统性自身免疫病有关。可能是由于某种前驱因素如上呼吸道或消化道病毒感染、精神打击等引起机体的自身免疫，导致髓鞘脱失而致病；视神经炎常为多发性硬化的首发症状，重症者与视神经脊髓炎关系密切。

2. 感染　局部和全身感染均可累及视神经而致感染性视神经炎，如副鼻窦炎、结核等。

3. 自身免疫性疾病　如系统性红斑狼疮、干燥综合征、结节病等均可引起视神经的非特异性炎症。

4. 部分病人找不到明显原因，部分病人可能是 Leber 遗传性视神经病变。

（二）身体状况

1. 症状　视力急性下降，可在一两天内视力严重障碍，甚至无光感；视野损害，可伴有闪光感、眼眶痛、眼球转动痛。部分病人有一过性麻木、无力及平衡障碍，可能是多发性硬化。另外，有病人运动后或者热水浴后视力下降明显。

2. 体征　单眼视神经病变病人常出现相对性传入性瞳孔障碍，相对性传入性瞳孔障碍是指用光线交替进行双眼照射，照射患眼时，双眼瞳孔反射迟钝或不缩小，照射健眼时双眼瞳孔缩小的现象。眼底视盘炎者视盘充血、水肿，边界模糊，表面有小出血点，视网膜静脉增粗；球后视神经炎者眼底多无异常改变。

评估病人的全身状况，有无免疫性疾病，有无多发性硬化，有无复发病史等。

（三）辅助检查

1. 视野典型者为中心暗点或视野向心性缩小。

2. 视觉诱发电位（VEP）　P_{100} 波潜伏期延长、振幅降低。

3. 其他　有无结核、梅毒；光学相干断层扫描、磁共振成像（MRI）、脑脊液检查等。

（四）心理 - 社会状况

本病发病突然，视力急剧下降，伴眼球转动痛，病人及家属有严重的焦虑、恐惧心理。

【治疗要点】

1. 病因治疗　积极寻找病因，针对病因进行治疗。

2. 糖皮质激素治疗　开始时全身给予糖皮质激素静脉冲击疗法，有效后逐渐减量。

3. 其他　B族维生素、肌酐等营养神经药物治疗；应用血管扩张药，以改善视神经缺血、缺氧等状况；有感染者给予抗菌药物治疗。

【护理诊断和护理措施】

护理诊断 / 问题	护理措施	学习重点与思考
感知紊乱：视力下降与视神经炎有关。	应用糖皮质激素冲击治疗的病人，应注意观察药物的副作用。	1. 归纳总结视神经炎的护理措施。 2. 请阐述糖皮质激素的作用与副作用。
焦虑：与视力突然下降，担心视力不能恢复有关。	对于视力严重受损者，特别是双眼患病病人，协助做好生活护理，指导病人生活设施的使用方法，做好安全保护。耐心做好心理疏导工作，消除病人焦虑的心理。	
知识缺乏：缺乏本病有关防治知识。	协助病人进行全身检查，以寻找病因，积极治疗全身疾病；戒烟酒，加强锻炼，减少复发。	

二、前部缺血性视神经病变

前部缺血性视神经病变是由于供应视盘筛板前区及筛板区的睫状后短动脉的小分支发生缺血，造成视盘局部梗死，根据病因可分为非动脉炎性和动脉炎性两类。非动脉炎性前部缺血性视神经病变，可有糖尿病、高血压、高血脂等危险因素；动脉炎性前部缺血性视神经病变较少见，主要是颞动脉炎（又称巨细胞动脉炎）所致。发病年龄多在50岁以上，通常单眼发病，也可双眼同时或先后发病。

【护理评估】

（一）健康史

本病病因较复杂，可能的病因包括视盘局部血管病变、血液黏度增加；眼部血流低灌注，如全身低血压、颈动脉或眼动脉狭窄、急性失血、眼压增高等。

（二）身体状况

1. 症状　突然出现无痛性、非进行性的视力下降，可有鼻侧、下方或上方视物遮挡。

2. 体征　此病可有相对性传入性瞳孔障碍。视盘多为局限性节段性水肿或灰白色水肿，相应处可有视盘周围线状、火焰状出血，后期出现视网膜神经纤维层缺损。动脉炎性前部缺血性视神经病变由于颞动脉受累，可出现局限性或弥漫性头痛、厌食、低热、全身不适、肌痛等表现。

（三）辅助检查

1. 视野检查　视野缺损为与生理盲点相连的弓形或扇形缺损（图1-6-10），与视盘的改变部位相对应。

2. 眼底荧光素血管造影　早期视盘呈弱荧光或充盈迟缓，晚期有荧光渗漏。

3. 其他检查　光学相干断层扫描、视觉诱发电位检查、颈动脉彩色多普勒超声检查等。

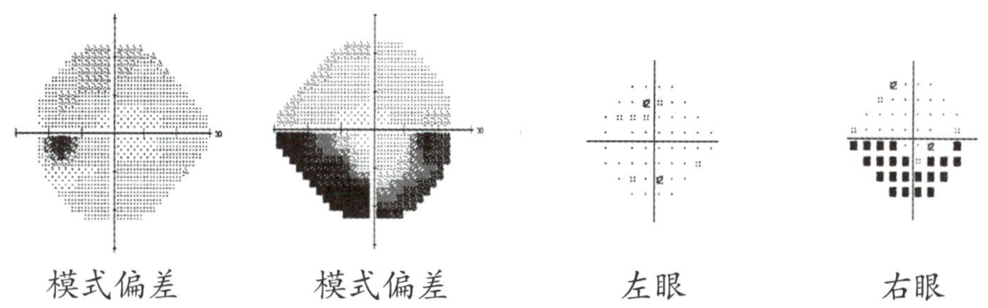

左眼：正常视野；右眼：与生理盲点相连的下方弓形视野缺损。

图 1-6-10　缺血性视神经病变的视野改变

（四）心理 - 社会状况

视力突然急剧下降，病人担心预后不良，情绪低落，易产生焦虑、恐惧心理。

【治疗要点】

本病的治疗原则是治疗原发病；局部及全身应用改善微循环药物治疗；对于动脉炎性缺血性视神经病变早期全身应用糖皮质激素，挽救病人视力，并预防另眼发作。

【护理诊断和护理措施】

护理诊断 / 问题	护理措施	学习重点与思考
感知紊乱：视力下降与视盘梗死有关。	应用糖皮质激素冲击治疗的病人，应注意观察药物的副作用。	简述前部缺血性视神经病变的病因、临床特点及护理措施。
焦虑　与视力下降、预后不良有关。	认同疾病给病人带来的痛苦，耐心细致地做好安慰解释工作，以减轻病人的悲伤情绪。	
知识缺乏：缺乏本病有关防治知识。	协助病人寻找病因并治疗原发病，如高血压、高血脂、糖尿病、动脉硬化等。	

本章小结

本章学习重点是视网膜中央动脉阻塞病人的急救护理，虹膜睫状体炎、视网膜静脉阻塞、糖尿病视网膜病变、视网膜脱离、老年性黄斑变性、视神经疾病病人的护理评估、护理诊断与护理措施。学习难点是视网膜和视神经疾病的病因、诱因和发病机制。在学习过程中应注意本节疾病与全身其他系统疾病的关系，同时要重视视网膜和视神经疾病的治疗与预防，寻找并积极治疗原发病，注意疾病治疗过程中药物的毒副作用，同时重视健康宣教。

（杨亚敏）

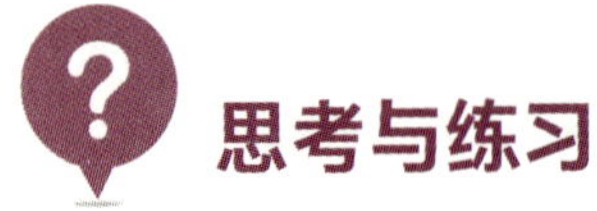

思考与练习

1. 小张，男，32 岁。右眼急性发红、疼痛、畏光流泪，视力下降 1 天。右眼视力 0.3，不能矫正，右眼睫状充血，瞳孔缩小，角膜后沉着物（KP++），房水混浊。诊断为右眼急性虹膜睫状体炎。请问：

（1）病人相关全身疾病有哪些？

（2）病人使用阿托品扩瞳的目的是什么？

2. 王大爷，男，65 岁。突然右眼视物不见 1 天，病人有高血压病史 20 年。检查：右眼视力光感（+），左眼视力 0.8。右眼瞳孔散大，直接对光反射消失，眼底视盘水肿、边界模糊；视网膜水肿；视网膜动脉狭窄；黄斑区呈樱桃红。诊断为右眼视网膜中央动脉阻塞。请问：

（1）病人的病因是什么？

（2）该病人急救护理措施有哪些？

3. 王先生，60 岁，右眼视力下降 10 天。右眼眼底检查：视盘边界模糊、肿胀隆起，视网膜水肿，视网膜大范围火焰状出血，其间有灰白色渗出斑，视网膜静脉迂曲扩张，腊肠样改变；黄斑区水肿、渗出。诊断为右眼视网膜中央静脉阻塞。请问：

（1）王先生需要做哪些全身检查？

（2）目前对该病的治疗方法有哪些？

4. 王阿姨，52 岁。左眼视物模糊 2 天，伴下方遮挡感。左眼视力 0.05，不能矫正，左眼视盘局限性充血水肿，经视野检查和荧光素血管造影检查初步诊断为左眼前部缺血性视神经病变。请问：

（1）该病人的主要护理诊断是什么？

（2）该病人的护理措施有哪些？

5. 列表区别视神经炎与前部缺血性视神经病变的异同点。

第七章　屈光不正、斜视与弱视病人的护理

07章 数字资源

学习目标

1. 具有尊重病人、平等沟通交流、主动服务的职业素养。
2. 掌握屈光不正的定义、分类、发病机制、护理评估及护理措施。
3. 熟悉斜视、弱视病人的护理评估、护理诊断与护理措施及儿童视力保健措施。
4. 了解斜视、弱视的发病机制，角膜接触镜配戴者的护理。
5. 能熟练使用屈光不正检查仪器配合医生进行验光，并能对屈光不正病人及家属进行正确的健康指导。
6. 用所学知识，对社区人群进行近视、弱视防治的卫生宣传教育。

第一节　屈光不正病人的护理

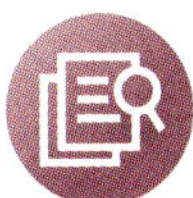

工作情景与任务

导入情景：

眼视光门诊来了一位11岁小朋友小明，家长告诉护士过去几个月小明每天在家里用手机上网课，昨日返校后回家说坐在教室后边看不清楚黑板上的字，今天带小明前来就诊。

工作任务：

1. 配合医生做好接诊工作。
2. 告知家长小明需要做的相关检查及检查目的。
3. 医生经检查后诊断为近视，对小明及家长做健康指导。

来自外界物体的光线，经眼的屈光系统屈折后成像于视网膜上，再经过视路传导至大脑的视觉中枢，产生视觉。眼的屈光系统（屈光介质）包括角膜、房水、晶状体与玻璃体，主要作用是偏折光线及调节作用。屈光介质偏折光线的能力称为屈光力，用“D”表示。眼为了看清近处目标，需要增加眼的屈光力，由晶状体与睫状体共同完成，称为眼的调节（图 1-7-1）。

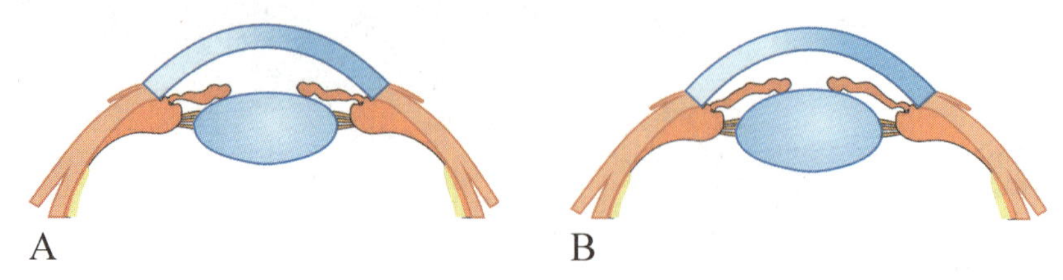

图 1-7-1　眼调节示意图

A. 视远处目标；B. 视近处目标。

护理学而思

视近反射

想一想当用相机拍特别近的物体时，照相机是不是需要调整焦距与光圈才能拍出清晰的照片？我们的眼睛也是这样，看近处的物体时，需要发生一系列的调整才能看清楚，这些调整包括三个方面。①调节：眼睫状肌收缩，晶状体悬韧带松弛，晶状体前表面曲率增加，眼的屈光力加强，才能把近处的物体成像于视网膜上；②集合：看近处物体时，双眼内聚，使得近处物体成像于双眼视网膜黄斑部；③瞳孔缩小：减少球面像差与色相差，使得视物更清晰。所以调节、集合与瞳孔缩小称为视近反射，也叫视近三联征。

请思考：

1. 为什么长时间看近处眼睛容易疲劳？
2. 如果眼睛不会调节了，会出现什么样的症状？
3. 什么药物会引起眼调节功能下降？

眼在调节静止时，来自 5m 以外的平行光线经过眼的屈光系统后，聚焦在视网膜黄斑中心凹处的屈光状态称为正视（图 1-7-2）。若不能聚焦在视网膜黄斑中心凹处，称非正视眼或屈光不正，包括近视、远视及散光。

一、近　视

近视是眼在调节静止时，来自 5m 以外的平行光线经过眼的屈光系统屈折后，聚焦于视网膜之前的屈光状态（图 1-7-3）。

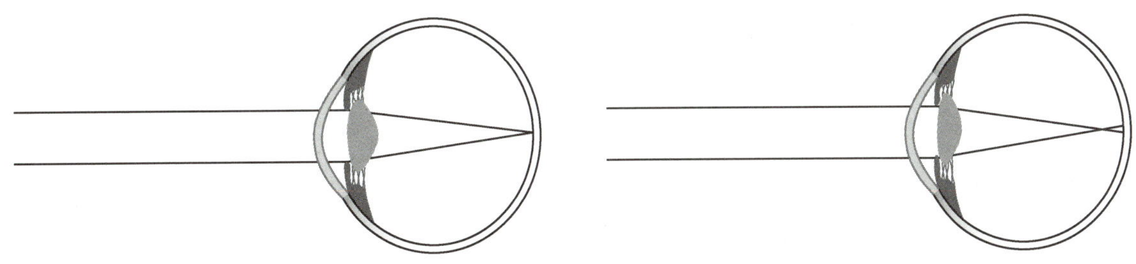

图 1-7-2　正视眼　　　　图 1-7-3　近视眼

【护理评估】

（一）健康史

近视的发生受遗传和环境等多种因素的综合影响。询问病人有无家族性近视，平时用眼情况，生长发育期过度近距离用眼，如近距离阅读、书写及看终端视屏（电视、手机、电脑）等，与近视发生有密切关系。询问有无眼镜配戴史以及戴镜视力及配戴舒适度。

（二）近视眼分类

1. 根据近视度数分类　①轻度近视：<−3.00D；中度近视：② −3.00D～−6.00D；③高度近视：>−6.00D。

2. 按屈光成分分类　①轴性近视眼：眼轴的长度大于正常范围。一般眼轴每增加1mm，近视度约增加3.00D；②曲率性近视眼：是由于角膜或晶体表面弯曲度过强或屈光指数高引起近视，如圆锥形角膜。

3. 按近视的性质分类　①单纯性近视：即一般性近视，屈光度通常在6.00D以下的中低度近视，主要是由发育期视近过度造成的。眼球组织正常，出现病理性改变概率较低。②进行性近视：也称病理性近视，病因以遗传因素为主，多在儿童期起病，不断加重，度数一般大于6.00D。由于眼球直径不断加长，眼球的许多组织可发生一系列的病理改变，如视网膜变性、黄斑出血、视网膜裂孔、视网膜脱离、白内障等。一般性近视在20岁左右屈光度停止发展，但病理性近视成年后仍有可能发展，故也称为变性近视。

4. 其他　①假性近视：由于过度调节致晶状体凸度增加导致暂时性近视，使用睫状肌麻痹剂后，近视消失。②有人把婴幼儿期出现的近视眼称为先天性近视。③由眼病和其他全身疾病引起的近视称为继发性近视。

（三）身体状况

1. 视力　远距离视物模糊，近距离视力好。近视度数越高，远视力越差。部分病人有眯眼或者皱眉视物。高度近视者可伴有夜间视力差、飞蚊症、闪光感等症状。

2. 视疲劳　常有眼胀痛、头痛及视物重影等症状。

3. 眼位偏斜　由于看近时不用或少用调节，集合也相应减弱，易引起外隐斜或外斜视。

4. 眼底检查　近视度数较高者，常伴有眼底退行性改变（见病理性近视）。

（四）辅助检查

角膜地形图检查角膜曲率；眼A超检查眼轴直径；电脑验光仪及检影镜检查眼屈光度等。

（五）心理-社会状况

配戴眼镜造成许多生活、工作方面的不方便，部分病人认为影响美观；患儿家长误解戴镜会加深度数；高度近视者担心并发症发生；手术治疗的病人担心疗效和手术并发症等。

【治疗要点】

根据近视者具体情况选择恰当的检查方法进行精确验光，通过不同的屈光矫治，达到看得清晰、舒服与持久，以获得最佳的视觉效果。常用的方法有使用框架眼镜、角膜接触镜和屈光手术等。

1. 验光检查　客观验光及主觉验光，以确定屈光度。

2. 对于12岁以下的儿童需要使用睫状肌麻痹剂散瞳验光，目的是检查出没有调节参与的真实的屈光度。常用的睫状肌麻痹剂有1%盐酸环托酯滴眼液、复方托品卡胺滴眼液，验光前每相隔5分钟滴眼1次，共滴4次，休息5分钟以后开始验光。另外，必要时使用0.5%～1%阿托品眼用凝胶。

3. 配镜指导　近视眼选择凹透镜片矫正视力，配镜原则是最佳视力、最大正镜度。

（1）框架眼镜：选配安全合适的框架眼镜。佩戴注意事项：①双手取戴眼镜；镜面朝上放置；②用专用眼镜布清洁；③镜框发生扭曲时要专业人士调整；④老年近视者可选用多焦点眼镜，以便形成由远到近的清晰视觉。

（2）角膜接触镜：详见本章第二节角膜接触镜配戴者的护理。

4. 角膜屈光手术　详见本篇第九章眼科激光治疗病人的护理。

5. 控制近视眼进展的方法　①尽量缩短近距离用眼时间；②多做户外运动；③条件许可可配戴角膜塑形镜；④发育期的儿童、青少年每3个月或半年检查1次眼睛，检查屈光度、瞳距、眼轴是否有变化；⑤合理饮食，生活有规律，积极锻炼身体，增强体质。

【护理诊断和护理措施】

护理诊断/问题	护理措施	学习重点与思考
感觉紊乱：远视力下降　与近视眼未矫正或高度近视眼矫正效果不佳有关。	用不同的方式进行屈光矫正，以提高视力。配凹透镜的原则是最佳视力、最大正镜度。 1. 用药护理：对需要散瞳验光者，遵医嘱正确使用睫状肌麻痹剂，告知病人用药的目的是准确验光。讲解散瞳后有畏光、视近物不清属正常现象，一般4小时以后会恢复正常。使用阿托品眼药膏的恢复时间较长，为2周到3周时间。涂眼药后压迫泪囊3～5min，减少药物全身吸收，以免引起不良反应。 2. 配镜指导：详细介绍框架眼镜、角膜接触镜配戴的注意事项。 3. 介绍屈光手术的种类及适应证。	1. 常用的散瞳药有哪些？ 2. 近视眼用散瞳药的目的是什么？ 3. 散瞳药的使用注意事项有哪些？ 4. 近视眼选择的镜片种类及配镜原则是什么？ 5. −8.0D近视，平时用眼注意什么？

续表

护理诊断/问题	护理措施	学习重点与思考
知识缺乏：缺乏近视眼相关的防治知识。	向病人讲解近视眼的病因、危害及防控的方法。正确的用眼知识：读书写字姿势端正，距离 33cm 左右，光线充足，无眩光或闪烁，不要在乘车、走路或暗光下看书，近距离阅读 45min 左右应休息 10min。	
潜在并发症：黄斑病变、视网膜脱离。	中高度近视应定期复查眼底，以便早期发现视网膜变性区；避免剧烈运动和头部震荡，防止视网膜脱离。	

二、远　　视

远视是指当调节静止时，平行光线经过眼的屈光系统后聚焦在视网膜之后的一种屈光状态（图 1-7-4）。

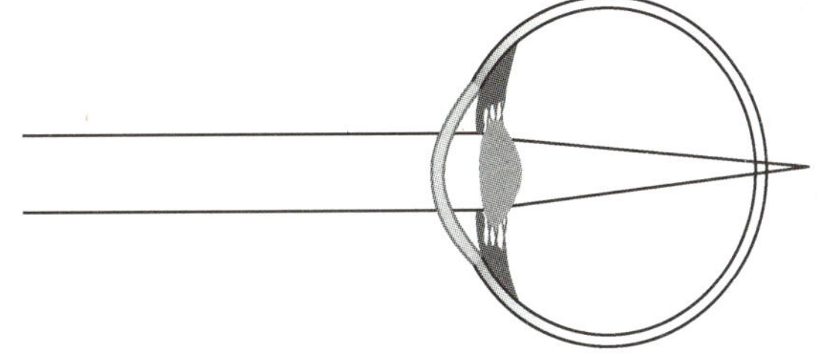

图 1-7-4　远视眼

【护理评估】

（一）健康史

1. 轴性远视　眼球小、眼轴短。眼轴每缩短 1mm，约增加远视 +3.00D。

2. 屈光性远视　多见于扁平角膜、晶状体脱位或缺如、屈光指数降低。

3. 根据远视度数分类　①低度远视：0～+3.00D；②中度远视：+3.25D～+5.00D；③高度远视：>+5.00D。

4. 生理性远视　正常情况下，婴幼儿出生时，由于眼球小，眼轴短，大部分都是处于远视状态，称为生理性远视。一般 3～4 岁远视 +2.00D 以内，4～5 岁远视 1.50D 以内，6～8 岁远视 1.00D 以内。随着眼球的不断发育，眼轴延长，至学龄前生理性远视逐渐趋于正视，该过程称为“正视化”。

（二）身体状况

1. 视力　视力减退的程度由远视的度数和年龄决定。低度远视，可用调节代偿，大部分人 40 岁以前远、近视力均正常；40 岁之后调节幅度进一步下降，远、近视力有不同程度下降。

2. 视疲劳　远视眼看远需要调节，看近需要付出更大的调节量，因此常有眼胀痛、头痛等视疲劳症状，阅读或近距离工作时更明显。

3. 内斜视　远视者未进行屈光矫正时，为了获得清晰视力，远、近距离工作均使用调节，当调节发生时，必然会出现集合（双眼球内聚），过度的调节产生过度的集合，导致内隐斜视或内斜视。

4. 弱视 ①屈光性弱视：一般发生在高度远视且未在6岁前给予矫正的儿童。②远视诱发内斜视，内斜视持续存在可导致斜视性弱视。③屈光参差性弱视：双眼远视性屈光度差异大导致。

5. 眼底 远视眼的眼底常可见视盘较正常小而红、边缘不清、稍隆起，类似视盘炎或水肿，称为假性视盘炎。

6. 其他 远视眼常伴有小眼球、浅前房，散瞳时注意检查前房角。

（三）心理-社会状况

儿童远视导致内斜视与弱视时，家长因此担忧、紧张。成年人远视多数有视疲劳，因不能持久阅读而焦虑。

【治疗要点】

1. 精确验光。

2. 依据病人年龄、职业、症状、眼位和远视程度配戴合适凸透镜或手术矫正。

3. 配镜的原则是清晰、舒适、阅读持久，消除视疲劳，预防内斜视与弱视。儿童及有内斜视时，用睫状肌麻痹剂散瞳验光并全矫。

【护理诊断和护理措施】

<table>
<tr><th>护理诊断/护理问题</th><th>护理措施</th><th>学习重点与思考</th></tr>
<tr><td>感知紊乱：视物模糊 与远视、弱视有关。</td><td>向需要配镜者解释配镜原则：
1. 轻度远视，无视力障碍、视疲劳及斜视，无须矫正。
2. 远视眼有视疲劳和内斜视需要配镜矫正。
3. 儿童应在睫状肌麻痹后检查远视度数。
4. 对于初次戴镜不适应者，儿童可分次增加度数，成年人以清晰、舒适、持久为原则。</td><td rowspan="4">1. 小明，4岁，+1.00D远视眼，需要治疗吗？
2. 小丽，5岁，内斜视，请告知家长小丽需要做的检查。
3. 解释远视眼看近需要更多的调节。
4. 家长不愿孩子戴眼镜，你如何解释来消除家属的顾虑？
5. 解释阿托品散瞳的目的、方法及注意事项。
6. 儿童为什么要定期复查眼睛的状况？</td></tr>
<tr><td>舒适受损：眼胀、头痛等 与过度调节有关。</td><td>向病人解释眼胀、头痛等视疲劳的原因，告知病人需要配戴凸透镜矫正，并告知配镜原则。</td></tr>
<tr><td>潜在并发症：调节性内斜视、弱视。</td><td>1. 建立少儿及学生视力发育档案，定期检查记录视力、屈光度与眼位。
2. 有远视内斜及弱视的儿童尽早戴镜矫正。</td></tr>
<tr><td>焦虑 家长因儿童斜视、弱视、戴镜等原因焦虑。</td><td>向病人或者家属解释远视相关知识，有内斜视和弱视患儿，解释配镜的目的、原则及佩戴注意事项。对需要阿托品扩瞳的患儿，解释扩瞳的目的、方法与注意事项。</td></tr>
</table>

续表

护理诊断/护理问题	护理措施	学习重点与思考
知识缺乏：缺乏远视眼相关的知识。	1. 学龄前生理性远视无须担心与治疗。 2. 高度远视儿童，近距离用眼如写字、画画、看电视有助于患儿视觉发育，不必限制。 3. 儿童眼处于发育期，眼镜度数、双眼的瞳孔距离都随眼球发育而改变，定期复查、更换眼镜。	

三、散　光

当眼的调节静止时，平行光线经过眼屈光系统后屈折后，由于眼球各子午线上屈光力不同，不能形成一个焦点的屈光状态称为散光（图1-7-5）。

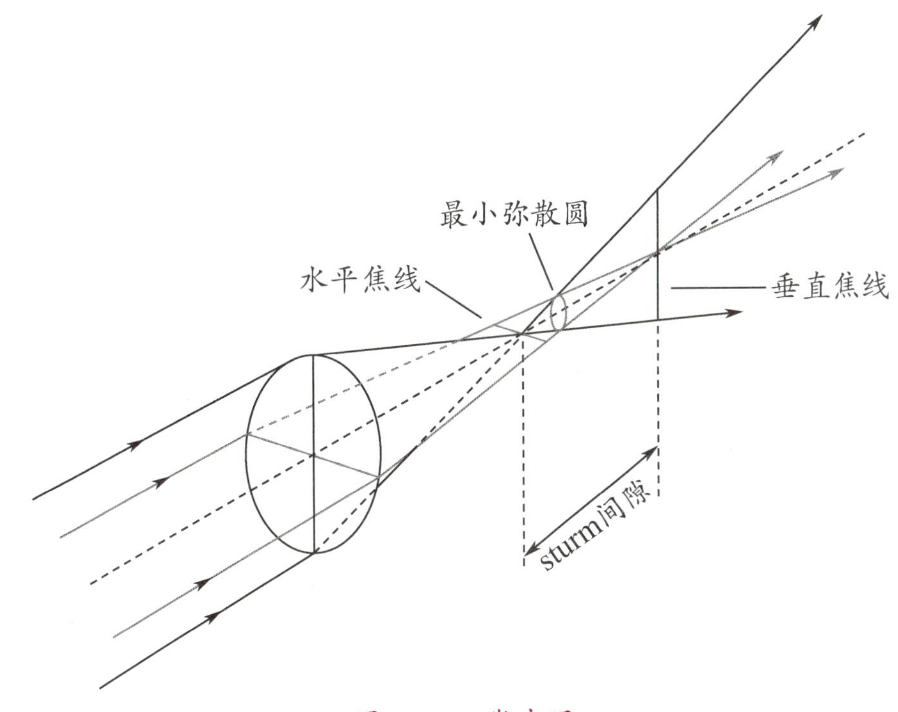

图1-7-5　散光眼

【护理评估】

（一）健康史

1. 先天发育异常　眼球在不同方向上对光线的曲折能力不等。正常情况下，垂直向屈光力大（0.25D～0.5D）称生理性散光。

2. 后天性原因　眼科手术牵拉、角膜病变、翼状胬肉、晶状体位置偏斜、外伤引起的晶状体半脱位等均可造成散光。

3. 规则散光　两个主子午线相互垂直者为规则散光，此类散光可以用光学镜片矫正。规则散光依据所成焦线与视网膜的相对位置关系（各经线屈光状态）又可分为：①单纯近视散光；②单纯远视散光；③复合近视散光；④复合远视散光；⑤混合散光。

4. 不规则散光　两个主子午线不相互垂直者为不规则散光，常由于角膜瘢痕、圆锥角膜或角膜外伤引起，不能用光学镜片矫正。

（二）身体状况

1. 视力　视物模糊，有重影，有时需要眯眼视物。

2. 视力疲劳　物象不能在视网膜上形成一个焦点，常有眼胀痛、头痛、恶心等症状。

3. 弱视　儿童高度散光，特别是远视散光没有早期戴镜矫正，可发生弱视。

（三）辅助检查

电脑验光仪测定散光度数，角膜地形图可测定角膜散光的状态。

（四）心理 - 社会状况

同远视眼相关内容。

【治疗要点】

精确验光，根据具体情况配戴合适的圆柱镜矫正。①轻度无症状的散光不需要矫正；②有视疲劳症状或视力障碍的散光需用圆柱镜矫正。③不规则散光可用角膜接触镜矫正。④儿童散光，尤其是远视散光应该早期矫正，以免形成弱视。

【护理诊断和护理措施】

护理诊断 / 问题	护理措施	学习重点与思考
感知改变　与散光有关。	向病人解释视物模糊的原因，并依据验光结果配戴合适的矫正眼镜。	详细列出散光病人的护理问题并解释出现这些问题的原因。
舒适改变：视疲劳　与散光有关。	向病人解释散光导致视力疲劳的原因，并依据验光结果配戴合适的矫正眼镜，减轻视疲劳。	
潜在并发症：弱视。	告知家长散光需要尽早戴镜，以便预防或治疗弱视。	
知识缺乏：缺乏散光的相关知识。	向病人及家属解释散光相关知识，配镜的目的。定期复查，儿童及青少年一般 3～6 个月复查一次。	

知识拓展

老　　视

随着年龄增长，晶状体逐渐硬化，弹性减弱，睫状肌的功能逐渐减低，从而引起眼的调节功能逐渐下降。从 40～45 岁开始，出现阅读等近距离工作困难，这种由于年龄增长所致的生理性调节减弱称为老视。

老视的症状一般如下：①视近困难。老视初期常感觉将目标放得远些才能看清。②阅读需要更强的照明度，光线不足时视近模糊更明显。③视近不能持久。因为调节力减退，病人要在接近双眼调节极限的状态下近距离工作，所以不能持久；同时由于调节集合的联动效应，过度调节会引起过度的集合，故看报易串行，字迹成双，最后无法阅读。某些病人甚至会出现眼胀、流泪、头痛等视疲劳症状。上述症状随着年龄的增长会逐渐加重。

老视需要配戴凸透镜。原有屈光不正时，可用双光眼镜或多焦眼镜。

第二节　角膜接触镜配戴者的护理

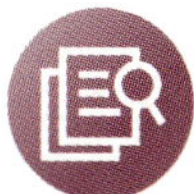

工作情景与任务

导入情景：

小王，双眼高度近视，常年戴角膜接触镜。某天突然感觉右眼痛、视物模糊，随即去医院就诊，诊断为“右眼铜绿假单胞菌性角膜炎”，经角膜移植手术后治愈。

工作任务：

向小王这样戴角膜接触镜者讲解正确的角膜接触镜配戴方法及注意事项，以预防角膜感染。

角膜接触镜也称隐形眼镜，近年来在眼科的应用越来越广泛，使用者越来越多，主要用于近视防控（角膜塑形镜）与矫正各种屈光不正，优点是像差小、影像质量好、视野大而清楚、美观、方便。另外，角膜接触镜在眼科治疗和美容方面也广泛使用。由于镜片与角膜、结膜、泪膜直接接触，配戴者如果配戴程序不规范，可能会引起角膜炎等严重并发症。

【角膜接触镜分类】

1. 软镜　由柔软吸水的塑胶聚合物材料制成，材质软，亲水透氧，直径大，验配较简单，配戴舒适，能满足工作、活动需求，但容易引起蛋白质、脂质沉淀在镜片表面，若护理不当，常引起结膜炎、角膜炎等并发症，而且不能矫正大度数散光。

2. 硬镜　硬性透气性接触镜（RGP），由质地较硬的疏水材料制成，其透氧性较高，表面抗蛋白、脂质沉淀能力强，护理方便，成像质量好，但验配要求高。

3. 角膜塑形镜　是特殊设计的硬性角膜接触镜，通过机械压迫及泪液的作用，减低角膜曲率，暂时降低近视度数，提高裸眼视力，夜间戴镜，白天保持视力清晰，但有可逆性。

【角膜接触镜使用范围】

1. 矫正屈光不正　包括近视眼、远视眼、散光眼。

2. 矫正屈光参差　双眼的屈光度相差2.5D以上，框架镜不能适应。

3. 治疗镜　①硬性透气性接触镜治疗圆锥角膜；②绷带镜治疗大疱性角膜病变；③药物载体镜治疗眼表病变；④角膜塑形镜矫正近视及控制近视发展。

4. 其他　美容眼镜、老视眼镜、色盲眼镜等。

【护理评估】

（一）健康史

1. 有以下状况者不适合配戴角膜接触镜：①眼部炎症、干眼症等；②糖尿病、风湿性关节炎等；③服用安眠药、抗抑郁药和避孕药；④工作环境有烟尘及含酸碱物质的化学蒸汽等。⑤无自理能力。

2. 询问病人既往有无戴镜史，是框架镜还是角膜接触镜，所戴角膜接触镜的品牌及停戴的原因等。

（二）角膜接触镜配戴者的常见并发症

1. 过敏性结膜炎　护理液过敏导致结膜充血，出现滤泡和乳头。

2. 巨乳头性结膜炎　主要见于长期戴软性接触镜者，为长期机械性刺激、过敏反应和炎症反应共同作用导致。上睑结膜充血，巨大乳头增生（图 1-7-6）

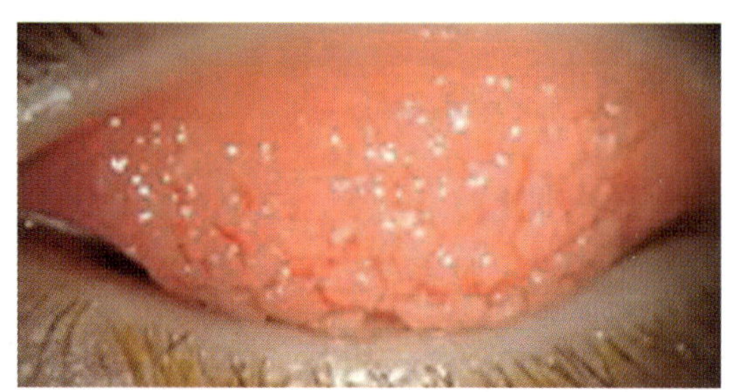

图 1-7-6　巨乳头结膜炎

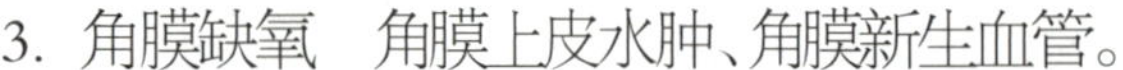

3. 角膜缺氧　角膜上皮水肿、角膜新生血管。

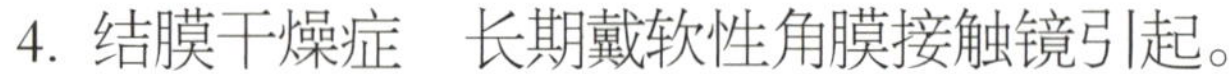

4. 结膜干燥症　长期戴软性角膜接触镜引起。

5. 角膜感染　角膜炎症或者溃疡。

（三）辅助检查

角膜地形图检测角膜曲率、裂隙灯显微镜检查眼部有无炎症、泪液分泌试验检查有无干眼症等。

【治疗要点】

1. 有眼部充血、不适等感染表现，应该立即停戴，及时就诊。
2. 有角膜溃疡时，及时使用抗生素滴眼液。

【护理诊断和护理措施】

护理诊断 / 问题	护理措施	学习重点与思考
舒适受损：畏光、流泪、异物感　与结膜、角膜炎症有关。	1. 角膜接触镜配戴者要注意个人卫生，勤洗手，剪短指甲，避免污染镜片，造成眼部感染。 2. 每天取下镜片，不论戴镜时间长短，均应清洗，以除去镜片上的异物（如灰尘）、沉淀物（蛋白质、脂质、无机盐）及微生物。 3. 规范戴、取眼镜的顺序。①戴镜：洗手→取片→护理液清洗→戴镜。②取镜：洗手→摘出镜片→清洗镜片→存放。化妆戴镜时：先戴镜再化妆；取镜片时，先取片再卸妆；避免化妆品污染角膜接触镜。	1. 归纳总结角膜接触镜摘戴及护理的注意事项。 2. 复习细菌性角膜溃疡的治疗与护理。 3. 角膜接触镜配戴者出现哪些情形时应停戴角膜接触镜并及时就诊？

续表

护理诊断/问题	护理措施	学习重点与思考
感知紊乱：视力下降 与角膜炎致角膜混浊有关。	按照角膜溃疡进行护理。	4. 请为彩色角膜接触镜配戴者做健康指导。
潜在并发症：角膜溃疡、结膜干燥症、巨乳头结膜炎、角膜缺氧。	1. 戴镜中如果有眼红、眼痛等症状，可能有并发症发生，应该立即停戴并去医院就诊，使用抗生素滴眼液等。 2. 多眨眼、口服维生素A可预防眼干燥。	
知识缺乏：缺乏角膜接触镜正确配戴的相关知识。	1. 告知角膜接触镜配戴者每天的戴镜时间尽量缩短。禁止戴角膜接触镜过夜（角膜塑型镜除外）、洗澡、游泳，发热、感冒时勿戴。 2. 角膜接触镜要使用专用护理产品，禁止用生理盐水、自来水等代替护理液。不要长期戴一副角膜接触镜，勤更换。 3. 眼部有异常感觉，立即就诊。	

第三节　斜视病人的护理

工作情景与任务

导入情景：

上幼儿园大班的小丽哭着回家告诉妈妈自己和别人不一样了，右眼黑眼珠歪向鼻子了，小丽很伤心，妈妈仔细看了一下，孩子右眼真的明显向鼻侧偏斜。妈妈赶紧带小丽来到医院眼科就诊。

工作任务：

1. 对小丽母女进行心理安慰和疏导。
2. 协助医生对小丽进行各项检查。
3. 如果小丽需要手术矫正斜视，为小丽做好手术前后的护理。

斜视是指任何一眼视轴偏离的临床现象。目前斜视尚无完善的分类方法，通常有以下几类：眼位表现有偏斜倾向，但通过正常的融合功能得到控制时称为隐斜；如融合功能失去控制，使眼位处于间歇性或恒定性偏斜状态时，称为显斜；根据偏斜方向分为水平斜视、垂直斜视、旋转斜视和混合型斜视；根据眼球运动及斜视角有无变化分为共同性斜视和非共同性斜视（图1-7-7）。

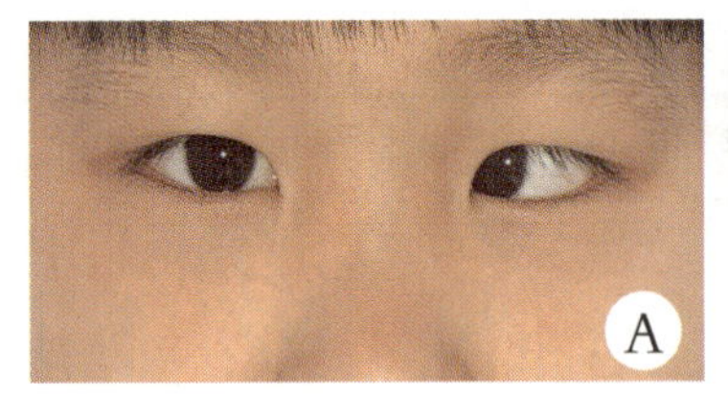

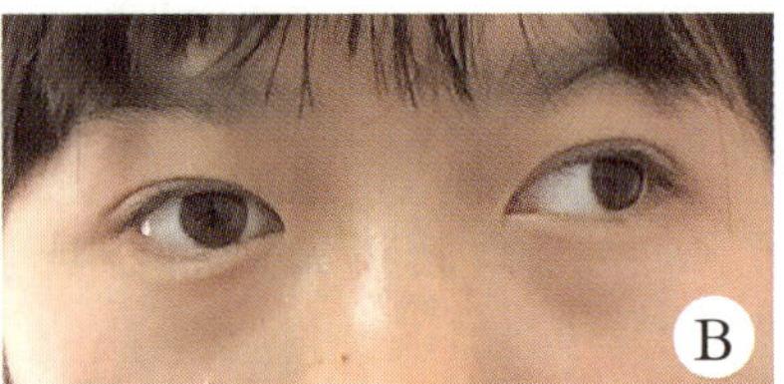

图 1-7-7　斜视

A. 内斜视；B. 外斜视。

【护理评估】

（一）健康史

斜视病人需要仔细询问病史：病人发病的时间，治疗的经过，有无家族史、外伤史，有无复视等。

1. 共同性斜视　确切的病因不明，可能与神经支配因素、解剖因素、遗传因素及融合功能障碍有关。调节性内斜视是因过度调节导致，多见于远视眼和高 AC/A（调节性集合与调节的比值）者。

2. 麻痹性斜视　因炎症、颅内或眶内肿瘤、颅脑或眼部外伤、脑血管疾病、糖尿病等因素引起眼外肌、支配眼外肌的神经核或神经病变，导致眼外肌麻痹而发生眼位偏斜。

（二）身体状况

1. 共同性斜视　当一只眼注视时，另一眼眼位偏斜。偏向内侧者为内斜视，偏向外侧为外斜视。眼位偏斜，但眼球各方向运动正常，并且各方向斜视度基本相等。一般无复视和代偿头位。屈光检查多有屈光不正和弱视。

2. 麻痹性斜视　①眼位偏向麻痹肌作用的反方向。②眼球向麻痹肌作用方向运动时，不同程度受限。③第二斜视角大于第一斜视角，即麻痹眼注视时的偏斜度大于正常眼注视时的偏斜度（图 1-7-8）。④复视与代偿头位：视物时复视（因外界同一物体投射在双眼视网膜非对应点上，一个物体被感知为两个），病人常用特殊的头位避免或减轻复视。⑤部分病人出现头痛、恶心、呕吐等症状。

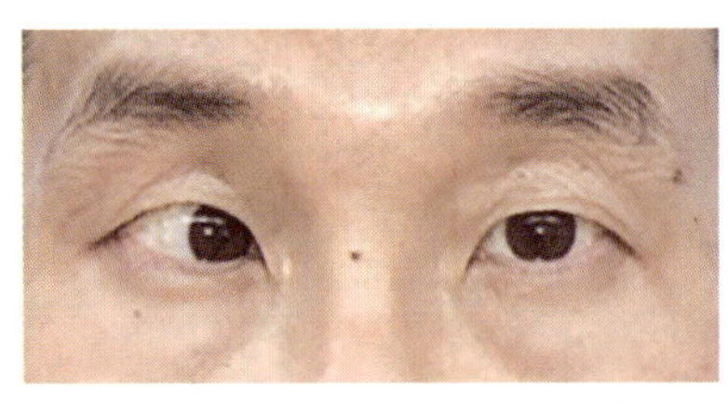

第一斜视角（右眼为麻痹眼）

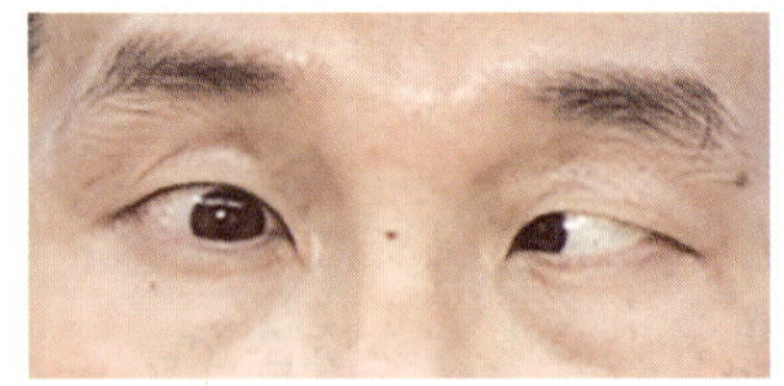

第二斜视角

图 1-7-8　麻痹性斜视（第二斜视角大于第一斜视角）

3. 辅助检查　视力与屈光度检查；立体视检查；常用的斜视度检查方法有遮盖试验、角膜映光法、三棱镜法和同视机检查等。麻痹性斜视需要做相关的病因检查，如血压检测、血糖检测、头部 CT 等。

（三）心理 - 社会状况

因斜视影响外观与形象，病人多有自卑、焦虑心理。需要手术的病人与家属，因担心手术效果而焦虑。

【治疗要点】

针对不同类型斜视尽早采取恰当的治疗，有利于恢复双眼正常视功能。治疗方法包括矫正屈光不正、棱镜治疗、药物治疗和手术治疗。

1. 共同性斜视　①斜视伴有弱视儿童，先治疗弱视，视力提高后治疗斜视。②调节性内斜视给予验光配镜治疗。③其他斜视需尽早手术治疗，常用的手术方法有眼外肌后徙或缩短等。

2. 麻痹性斜视　积极寻找病因并针对病因进行治疗，保守治疗6个月无效可手术治疗。

【护理诊断和护理措施】

护理诊断/问题	护理措施	学习重点与思考
自我形象紊乱　与眼位偏斜有关。	1. 共同性斜视：矫正屈光不正，治疗弱视。需要阿托品散瞳验光的患儿，向家长讲解阿托品的用法，并告知家长患儿使用后有持续3周的畏光和视近物模糊情况，避免家长紧张和担忧。 2. 麻痹性斜视：遵医嘱给予药物治疗。①B族维生素，营养神经；②A型肉毒素注射于麻痹肌的拮抗肌内，使拮抗肌暂时性麻痹，减少斜视度与复视；③三棱镜验配，可暂时消除复视。 3. 需要手术的病人：①对于全麻手术患儿，告知家长术前注意事项，术前8小时禁食水。局麻手术病人给予术前健康指导，术前3天用抗生素滴眼液滴眼。②全麻术后病人注意观察血压、心率等生命体征的变化。双眼包扎，避免眼球转动。小儿防止用手揉眼或撕脱敷料。成人术后按医嘱用药及换药。	1. 列表区别共同性斜视与麻痹性斜视临床特征的不同点。 2. 归纳总结麻痹性斜视常见的病因。 3. 儿童斜视需要早期治疗的原因是什么？
舒适改变：复视、眩晕　与眼外肌麻痹有关。	向病人解释复视、眩晕的原因，告知病人上下楼梯遮盖或者暂闭一只眼睛，防止踩空致跌倒受伤。	
焦虑　与自我形象受损、担心手术效果或突然出现斜视、复视有关。	向病人及家属讲解疾病相关知识。告知家长及儿童尽早治疗以恢复双眼视功能及预防心理自卑。成年病人，告知手术可以改善外观，不能恢复视功能。	
知识缺乏：缺乏疾病的相关知识。	1. 戴镜治疗的病人，强调持续戴镜及定期复查的重要性。 2. 预防高血压、糖尿病等慢性疾病，减少并发症的发生。	

第四节　弱视病人的护理

工作情景与任务

情景引入：

小刚，4 岁。院外体检双眼视力均为 0.60，无斜视，验光双眼均有 +1.0DS，体检单位告知小刚的妈妈小刚是弱视，需要进行弱视训练。小刚的妈妈很紧张，带小刚来眼科医院要求进行训练治疗。

工作任务：

1. 请判断小刚是否为弱视。
2. 请疏导小刚妈妈的担心与焦虑。

弱视是视觉发育期内由于异常视觉经验（单眼斜视、屈光参差、高度屈光不正以及形觉剥夺）导致单眼或双眼最佳矫正视力低于正常同龄人，眼部检查无器质性病变。

【护理评估】

（一）健康史

1. 斜视性弱视　发生在单眼性斜视儿童。由于斜视眼黄斑中心凹接受的不同物象（混淆视）受到抑制而导致弱视。

2. 屈光参差性弱视　由于两眼的屈光参差较大，致使两眼视网膜成像大小不等，大脑难以或不能将两物像融合，屈光不正较重一侧，功能受到抑制，形成弱视。

3. 屈光不正性弱视　未经过及时矫正的高度屈光不正，无法在视网膜上形成清晰的像引起弱视，多见于远视与散光儿童。

4. 形觉剥夺性弱视　角膜混浊、先天性或外伤性白内障、完全性上睑下垂或遮盖一眼过久，妨碍外界物体对视觉的刺激，产生弱视。

（二）身体状况

1. 视力减退　单眼或双眼矫正视力低于正常同龄儿童。不同年龄儿童正常视力下限参考值：3 岁为 0.5；4～5 岁为 0.6；6～7 岁为 0.7；7 岁以上为 0.8。
2. 拥挤现象　对成行、成排的视标的分辨力较单个视标差。
3. 眼位偏斜或眼球震颤。
4. 部分病人双眼单视功能障碍。
5. 屈光异常。

（三）辅助检查

电脑验光及检影验光查屈光度。视觉诱发电位检查：P_{100} 延长，波幅下降。

（四）心理-社会状况

患儿常常需要戴镜，治疗过程有时需遮挡眼睛，影响外观与形象，患儿可能有自卑、焦虑心理；治疗时间长，家长多有焦虑和担心。

【治疗要点】

弱视是可治愈性疾病，年龄越小，治疗效果越好；消除病因，如屈光及斜视矫正；常采用遮盖法、压抑疗法、视刺激疗法等综合治疗。

【常见护理诊断/问题与护理措施】

护理诊断/问题	护理措施	学习重点与思考
感知紊乱：视力低下　与弱视有关。	1. 遵医嘱指导病人及家属配戴合适的眼镜。早期治疗先天性白内障、先天性完全性上睑下垂和可引起弱视的斜视。 2. 遮盖治疗　双眼视力不一致时遮盖优势眼，强迫弱视眼注视。对遮盖治疗依从性不好的患儿，也可采用压抑疗法，如健眼每日滴1%阿托品溶液散瞳，戴矫正眼镜，使健眼只能看清远距离。遮盖时间依据双眼视力差别而定。遮盖治疗时，须注意被遮盖眼的情况，避免被遮盖眼发生遮盖性弱视。双眼视力平衡后，停止遮盖。 3. 视觉训练　主要是精细作业，例如描图等。 4. 定期复查视力、屈光度、眼位等。	1. 屈光参差导致的单眼弱视，配镜后，最简单有效的治疗是什么？为什么？ 2. 6岁的小明，双眼屈光度为+5.0D，矫正视力为0.4，医生检查后诊断为弱视，请帮小明制订护理计划。 3. 解释弱视的定义及治疗要点。
焦虑　与担心视力能否恢复有关。	耐心细致地向患儿及家长讲解弱视的相关知识，提供治疗及预后信息，消除患儿及家长的顾虑，使其树立信心，积极配合治疗。	
知识缺乏：缺乏弱视相关防治知识。	向家长及患儿解释弱视的危害性、早期治疗的重要性、治疗的长期性、治疗效果的可逆性以及治疗方法，取得家长及患儿的配合。	

第五节　儿童眼及视力保健

0～6岁是儿童眼球结构和视觉功能发育的关键时期，6岁前的视觉发育状况影响儿童一生的视觉质量，这一时期发生的眼部疾病及视力不良，如未及时诊治，可能影响儿童眼球发育，导致儿童视觉发育迟滞，即使戴镜矫治也无法恢复为正常视力，一些严重眼部疾病甚至会致盲。所以视力保护要从婴幼儿期开始，通过视力评估、各种眼病的早期筛查、眼保健宣传教育，尽早发现儿童眼病、视力不良及远视储备量不足等，并及时预警、干预与治疗，控制和减少儿童可控性眼病及视力不良的发展，预防近视发生，保护和促进儿童视功能正常发育。

（一）儿童眼及视力保健检查时间、内容与方法

1. 儿童视力健康管理服务时间和频次　国家相关部门规定了0～6岁儿童视力健康管理服务时间和频次。为0～6岁儿童提供13次眼保健和视力检查服务。其中，新生儿期2次，分别在新生儿家庭访视和满月健康管理时；婴儿期4次，分别在3、6、8、12月龄时；1至3岁幼儿期4次，分别在18、24、30、36月龄时；学龄前期3次，分别在4、5、6岁时。

2. 儿童视力健康管理服务内容　①健康教育：面向社会公众和儿童家长普及儿童眼保健科学知识，提高视力不良防控意识，提升科学知识知晓率，引导家庭积极主动接受儿童眼保健和视力检查服务。②眼病筛查及视力评估、健康指导、转诊服务和登记儿童眼健康档案信息等。

3. 儿童视力健康管理服务眼部检查内容与方法

（1）检查眼外观：观察眼睑有无缺损和上睑下垂，眼部有无脓性分泌物、持续流泪，双眼球大小是否对称，角膜是否透明、双侧对称，瞳孔是否居中、形圆、双侧对称，瞳孔区是否发白，巩膜是否黄染。随着年龄增长观察有无眼球震颤。眼睑有无红肿或肿物，眼睑有无内、外翻，是否有倒睫。

（2）筛查眼底病高危因素：①出生体重<2 000g的低出生体重儿或出生孕周<32周的早产儿；②曾在新生儿重症监护病房住院超过7天并有连续高浓度吸氧史；③有遗传性眼病家族史，或家庭存在眼病相关综合征，包括近视家族史、先天性白内障、先天性青光眼、先天性小眼球、眼球震颤、视网膜母细胞瘤等；④母亲孕期有巨细胞病毒、风疹病毒、疱疹病毒、梅毒或弓形体等引起的宫内感染；⑤颅面部畸形，大面积颜面血管瘤，或哭闹时眼球外凸；⑥眼部持续流泪，有大量分泌物。

有眼底病高危因素的新生儿，应在出生后由眼科医生尽早检查。

（3）视力评估

1）光照反应检查（满月健康管理时）：评估新生儿有无光感。检查者将手电灯快速移至婴儿眼前照亮瞳孔区，重复多次，双眼分别进行。婴儿出现反射性闭目动作为正常，表明婴儿眼睛有光感。

2）瞬目反射（3月龄时）：评估婴儿的近距离视力能力。被检者取顺光方向，检查者以手或大物体在被检者眼前快速移动，不接触到被检者。婴儿立刻出现反射性防御性的眨眼动作为正常。

3）红球试验（3月龄时）：评估婴儿眼睛追随及注视能力。在婴儿眼前20～33cm处，用直径5cm左右的红色小球缓慢移动，重复2～3次。婴儿表现出短暂寻找或追随注视红球为正常。

4）红光反射检查（6月龄时）：评估瞳孔区视轴上是否存在混浊或占位性病变。采用直接检眼镜，在半暗室内，检查距离约50cm，检眼镜屈光度调至0，照射光斑调至大光

斑。在婴儿清醒状态，将光斑同时照射婴儿双眼，观察双眼瞳孔区的红色反光。正常应为双眼对称一致的明亮红色反光。若双眼反光亮度不一致，红光反射消失、暗淡或出现黑斑为异常。

5）单眼遮盖厌恶试验：评估儿童双眼视力是否存在较大差距。用遮眼板分别遮挡儿童双眼，观察儿童行为反应是否一致。双眼视力对称的儿童，分别遮挡双眼时的反应等同；若一眼对遮挡明显抗拒而另一眼不抗拒，提示双眼视力差距较大。

6）视力表检查：采用国际标准视力表或标准对数视力表检查儿童视力。以儿童单眼裸眼视力值作为判断视力是否异常的标准。不同年龄儿童正常视力下限参考值：3 岁是 0.5；4～5 岁为 0.6；6～7 岁为 0.7；7 岁以上为 0.8。

（4）视物行为观察：通过观察和询问家长，了解儿童日常视物时是否存在异常行为表现，如 3 月龄时不与家人对视、对外界反应差，6 月龄时视物明显歪头或距离近，畏光、眯眼或经常揉眼等。

（5）眼位检查：筛查婴儿是否存在斜视。将手电灯放至儿童眼睛正前方 33cm 处，吸引儿童注视光源，检查双眼角膜反光点是否在瞳孔中央。用遮眼板交替遮盖儿童的左、右眼，观察眼球有无水平或上下的移动。正常儿童双眼注视光源时，瞳孔中心各有一反光点，分别遮盖左、右眼时没有明显的眼球移动。

（6）屈光筛查：采用屈光筛查仪，开展眼球屈光度筛查，了解幼儿眼球屈光状态，监测远视储备量，早期发现远视、近视、散光、屈光参差、远视储备量不足和弱视等危险因素。

（二）筛查异常情况处理

1. 眼外观检查

（1）若眼部有分泌物、持续溢泪提示可疑为结膜炎或泪囊炎，应及时到眼科检查。

（2）若瞳孔区发白，提示可疑为先天性白内障和视网膜母细胞瘤等，一定要及早诊治。

（3）若眼位检查异常，提示可疑为斜视，儿童斜视除了影响美观外，还会影响视力和立体视觉的发育，导致弱视及双眼单视功能不同程度丧失，早期治疗斜视可以在矫正眼位、恢复外观的基础上，促进视力发育和双眼视觉功能的建立。

2. 视力筛查　在判断孩子视力是否正常时，一定要考虑孩子的年龄因素，不同发育时期有不同标准。若儿童视力不能达标，或双眼视力相差两行及以上，或双眼视力相差 0.2 及以上，主要是由于远视、散光、屈光参差、斜视或发育滞后等所致，需进一步检查确诊。告知家长至少每年带儿童进行一次眼和视力检查。

3. 屈光筛查

（1）屈光筛查结果异常，但低于高度屈光不正及屈光参差转诊指征，半年后再次复查。

（2）学龄前儿童正常的屈光状态为轻度远视，这是生理性远视，为“远视储备量”。

远视储备量不足可能会发展为近视，应指导家长树立近视防控意识。

（3）近视、远视、散光、屈光参差等容易造成视力发育停滞，从而引起弱视。主要表现为视力差、戴镜矫正不能立刻提高视力。大部分弱视可以有治愈机会，应及早发现并治疗，年龄越小效果越好，6 岁以前治疗效果更佳。

（三）眼与视力保健指导

每次完成眼病筛查和视力评估后，应结合检查结果及时向家长普及儿童眼保健知识，开展健康指导。儿童健康指导要点如下：

1. 视力发育需要良好的环境亮度，白天要保证室内光线明亮，夜间睡眠时应关灯。婴儿应避免强光直射。

2. 日常养育照护中注意保持眼部清洁卫生。教育和督促幼儿经常洗手，不揉眼睛，不带患传染性眼病幼儿到人群聚集场所活动。保证充足睡眠，营养均衡。

3. 建议低龄儿童尽量以家长读绘本为主进行阅读，减少近距离用眼时长。建议婴儿禁用手机、电脑等视屏类电子产品，儿童接触和使用视屏类电子产品，每次 20 分钟，每天累计不超过 1 小时。增加户外活动，每天不少于 2 小时。读写和握笔姿势做到三个“一”（眼离书本一尺、胸部离桌一拳、手指尖离笔尖一寸）。

4. 预防眼外伤，避免让幼儿玩尖锐物，远离爆竹烟花，避免接触强酸、强碱等有害物质。

5. 每半年带幼儿接受一次眼和视力检查，筛查异常者应遵医嘱进一步检查确诊，及时矫治，以免错过最佳治疗时期。

本章小结

屈光不正、斜视与弱视是眼科常见病、多发病，本章学习重点是屈光不正、斜视与弱视的定义，屈光不正及斜弱视病人的护理评估及护理措施，儿童青少年近视眼的防控，儿童眼及视力保健。学习难点为屈光不正、斜视与弱视的发病机制和治疗要点。在学习过程中注意运用护理程序的思维与方法为上述病人制订护理计划；需要散瞳验光病人的用药护理；斜视病人的手术护理；对社区人群做好近视、斜视、弱视防控相关知识的卫生宣传教育。

（田　雨）

思考与练习

1. 患儿，男，10 岁，以“双眼看不清远处的物体 2 个月”就诊。眼科检查：远视力右眼 0.4，左眼 0.5，双眼近视力 1.5，无斜视，眼前节及眼底正常，散瞳验光后医生诊断为“近视”。

（1）对患儿进行健康指导的内容有哪些？

（2）家长担心配戴眼镜后取不掉了，怎样进行家长的心理疏导？

2. 李阿姨，65 岁，早上公园锻炼回来，走到马路中间，突然发现一个汽车变成两个，有头晕、恶心，不敢走路，在别人帮助下来医院就诊。医生在做完眼部检查后诊断为“左眼麻痹性斜视”。

（1）李阿姨需要做的全身相关检查有哪些？

（2）找出李阿姨的护理问题。

（3）为避免李阿姨下楼梯摔跤，护士要做哪些健康指导？

3. 小丽，6岁，散瞳验光结果：右眼 +2.0DS → 0.9，左眼 +5.0DS → 0.4，其他眼部检查正常，临床诊断为“左眼屈光参差性弱视”。请问：

（1）小丽的眼能治好吗？

（2）对小丽最有效的治疗是什么？为什么？

（3）为小丽制订护理计划？

第八章　眼外伤病人的护理

08章 数字资源

学习目标

1. 具有理解眼外伤病人所表现的焦虑与担心并进行有效的心理疏导的职业素质。
2. 掌握化学性眼外伤的急救护理措施、其他眼外伤的护理措施。
3. 熟悉各种眼外伤病人的护理评估。
4. 了解眼外伤的分类及治疗要点。
5. 熟练掌握眼化学伤现场急救措施。
6. 学会对社区人群进行眼外伤预防的卫生宣传教育，减少眼外伤的发生。

任何机械性、物理性或化学性的外来因素作用于眼部，造成眼部结构和功能损害，统称眼外伤。由于眼的位置暴露，受伤的机会多，眼外伤比较常见。因眼结构精细脆弱，功能复杂，一旦受伤往往造成视力障碍，甚至失明。眼是容貌的一部分，眼外伤可导致面部畸形，容貌受损，眼外伤会对病人的身心和生活质量造成严重影响。因此预防和正确处理眼外伤，对于保护和挽救视力具有重要的临床和社会意义。

眼外伤按致伤原因可分为机械性和非机械性两类。机械性眼外伤包括钝挫伤、穿通伤和异物伤等；非机械性眼外伤包括热烧伤、化学伤和辐射伤等。

第一节　机械性眼外伤病人的护理

一、眼钝挫伤

工作情景与任务

导入情景：

李同学，男性，15 岁，和同学打羽毛球时被羽毛球伤到右眼，右眼睑红肿、眼结膜混合充血(+),角膜透明,前房约2mm积血,右眼视力0.3,不能矫正,眼底不清楚。左眼眼部检查未见异常。诊断为“右眼钝挫伤伴前房积血”。

工作任务:

1. 指导李同学休息时采取正确体位。
2. 对小李及其同学做预防眼外伤的宣教工作。

眼钝挫伤(ocular blunt trauma)是指由机械性的钝力直接伤及眼部,造成眼球和眼附属器的损伤,约占眼外伤发病总数的三分之一。

【护理评估】

(一)健康史

石块、木棍、拳头、球类、车祸及爆炸的冲击波等是眼挫伤的常见原因。钝力除直接损伤外,还可在眼内组织传导,引起多处间接损伤。

应注意询问病人外伤发生的时间、地点、致伤物、致伤过程、受伤后处理措施及全身情况等。

(二)身体状况

眼挫伤部位、性质、程度不同,表现出不同的症状及体征。

1. 眼睑挫伤　轻者眼睑血肿,皮下出血。重者眼睑皮肤撕裂伤,泪小管断裂,眶骨骨折。
2. 结膜挫伤　结膜充血、水肿,结膜下淤血、裂伤。
3. 角膜挫伤　角膜上皮擦伤,有明显疼痛、畏光流泪及视力下降;角膜基质层水肿、混浊;角膜裂伤。
4. 巩膜挫伤　常见于角巩膜缘或直肌附着处的后部,可引起眼球破裂伤。伤眼眼压低、球内积血、视力严重下降等。
5. 虹膜睫状体挫伤　可引起外伤性虹膜睫状体炎、外伤性虹膜根部离断(图1-8-1)、外伤性瞳孔散大、前房积血(图1-8-2)、房角后退等。

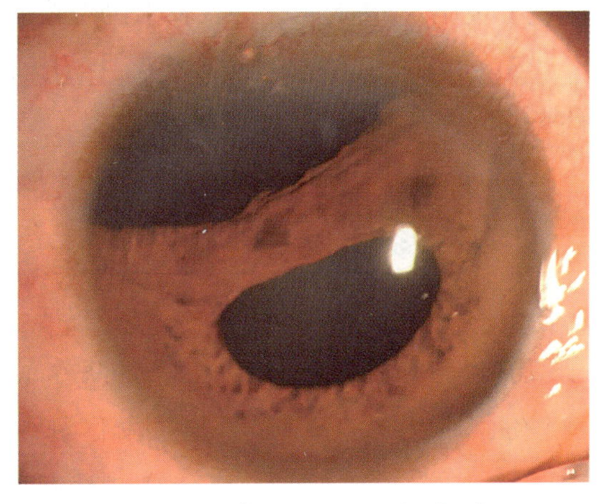

图1-8-1　外伤性虹膜根部离断

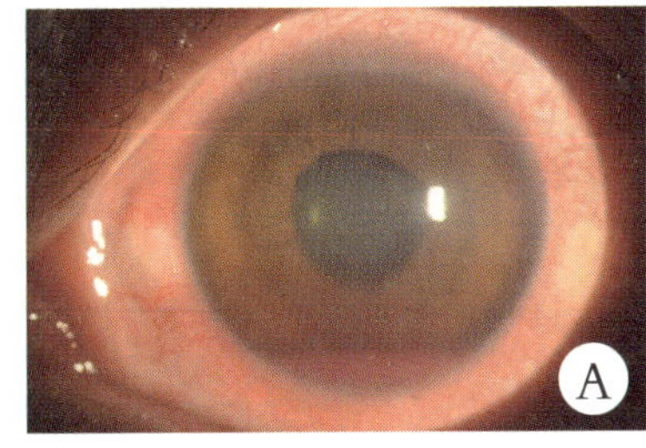

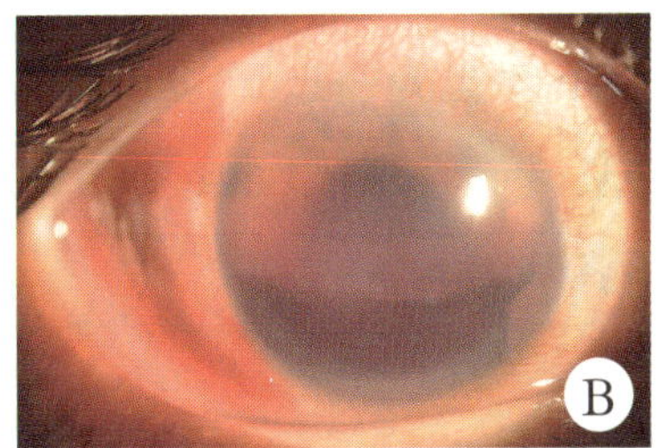

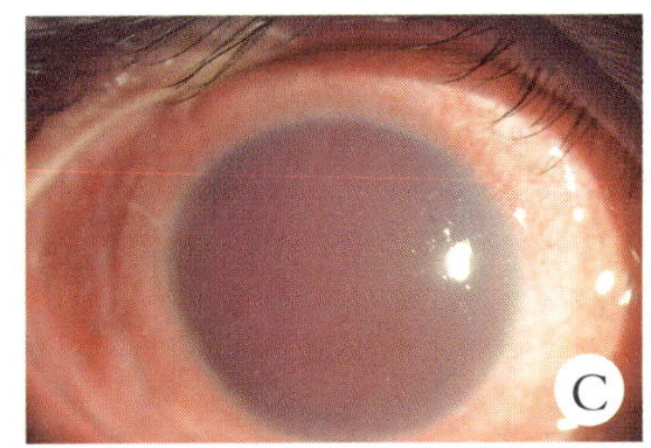

图1-8-2　不同程度的前房积血

6. 晶状体损伤　可引起晶状体脱位（图1-8-3）、半脱位、外伤性白内障。

7. 脉络膜、视网膜及视神经挫伤　可引起玻璃体积血、脉络膜破裂出血、视网膜震荡、视网膜脱离以及视神经损伤。

注意评估病人血压、呼吸、脉搏等生命体征及眼部状况。

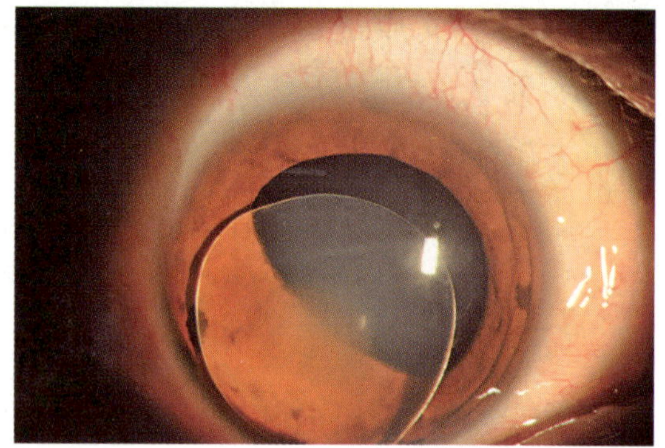

图1-8-3　晶状体脱位

（三）辅助检查

CT、眼B超（眼球破裂病人慎用）。

（四）心理-社会状况

眼外伤为意外伤害，眼挫伤损伤视功能和容貌，病人容易产生焦虑、恐惧、不安、悲伤等情绪。

【治疗要点】

1. 有生命危险时，先抢救生命。

2. 没有伤口的眼睑淤血，48小时内给予冷敷，以后热敷，促进积血吸收。

3. 清创缝合　撕裂伤时及时清创缝合伤口，并给予抗炎止血、止痛及注射破伤风抗毒素；泪小管断离时给予吻合，尽量做到功能和美容双重修复。

4. 严重眼挫伤伴有前房积血时给予双眼包盖，卧床休息；适当应用镇静剂，眼压升高时，应用降眼压药物，如眼压仍不能控制，需要进行前房穿刺或者手术等。

5. 外伤性虹膜睫状体炎，用糖皮质激素滴眼液及散瞳。大的虹膜根部断离需手术修复。

6. 有晶状体脱位、白内障及青光眼、视网膜裂孔等病变，应对症进行手术处理。

【护理诊断和护理措施】

护理诊断/问题	护理措施	学习重点与思考
疼痛　与眼组织损伤、眼压高有关。	1. 观察评估病人的全身情况，检测血压、呼吸、脉搏等生命体征。 2. 评估疼痛的性质、程度及原因，并给予对应护理。 3. 有眼睑皮下气肿者，禁止用力擤鼻涕。 4. 遵医嘱给予抗生素、止血、止痛、降眼压、散瞳、糖皮质激素、破伤风抗毒素等，并观察药物作用和不良反应。	1. 预防眼外伤的措施有哪些？ 2. 如何进行眼外伤预防的宣教工作？ 3. 简述眼钝挫伤的护理诊断及护理措施。

续表

护理诊断/问题	护理措施	学习重点与思考
感知紊乱：视力下降 与眼内积血、眼内组织损伤有关。	1. 密切观察病人的视力、眼压、眼部伤口情况、出血情况的变化，如有异常，及时通知医生。 2. 前房积血病人，包盖双眼，取半卧位休息，并每日观察积血的吸收情况。 3. 移除障碍物及危险物品，保障病人安全。	
焦虑 与担心预后有关。	因突然眼外伤而恐惧、焦虑者，给予关心、爱护，耐心做好心理疏导，使病人情绪稳定，配合治疗。	
潜在并发症：继发性青光眼、视网膜脱离等、	1. 严密观察病情变化，如有异常，及时报告医生并协助处理。 2. 外伤严重者，需绝对卧床休息。 3. 多进食富含膳食纤维、易消化的软食，保持大便通畅，避免用力排便、咳嗽及打喷嚏。	
知识缺乏：缺乏眼挫伤的防治常识。	1. 根据受伤的部位和程度，向病人及家属介绍相关防治和护理知识。 2. 加强宣传教育。①严格执行操作规章制度，完善防护措施。②工作者及儿童要有自我保护意识，对于处在可能造成损害的环境时，应戴防护面罩或防护眼镜。③制止儿童玩弄危险玩具、放鞭炮、射弹弓等，老年人应避免摔伤或碰伤。④平时注意锋利物品的使用和保存。⑤烟花等安全燃放；避免近距离激烈对抗运动；开车或乘车系好安全带等。	

二、眼球穿孔伤

眼球穿孔伤是由锐器刺破、切割或异物击穿所致眼球壁的全层裂开，使眼内容物与外界沟通，可伴有眼内组织脱出。

【护理评估】

（一）健康史

眼球穿孔伤为刀、针、剪等锐利器物、异物碎片直接刺破眼球壁，或金属碎片飞溅入眼内所致，严重时可致失明及眼球萎缩。

了解病人的外伤史，如受伤的过程、致伤物的性质及诊治过程。

（二）身体状况

患眼突发性视力减退和眼部疼痛，刺激症状明显。眼球穿孔伤按损伤部位不同分为以下三类：

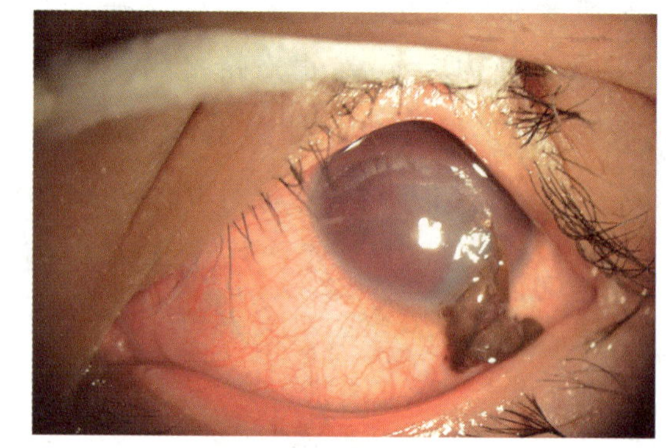

图 1-8-4 角膜穿通伤

1. 角膜穿通伤 眼痛、畏光、流泪、视力下降。创口小且规则，可自行闭合，角膜呈点、线状混浊；创口大而不规则，多伴有虹膜、晶状体损伤，可伴有前房积血，常有虹膜嵌顿于角膜伤口（图 1-8-4）。

2. 巩膜穿通伤 较小伤口不易发现，仅见结膜下出血；大的伤口常伴有脉络膜、玻璃体、视网膜损伤及出血。

3. 角巩膜穿通伤 伤口累及角巩膜，多伴有葡萄膜组织脱出、眼内出血。

眼球穿孔伤后，常合并细菌或真菌感染，严重者发展为全眼球炎；由异物引起的穿通伤常伴有眼内异物；还可发生交感性眼炎。

（三）辅助检查

行 X 线、CT、MRI（金属异物禁用）等检查，确定有无眼内异物、异物的位置及眶壁有无骨折等。

（四）心理 - 社会状况

眼球穿孔伤发病突然，病人一时难以接受视力下降，同时因害怕失明而恐惧，又因剧烈眼痛等不适感而焦虑，担心面容受损而可能有悲哀情绪。

【治疗要点】

眼球穿孔伤为眼科急诊，治疗原则如下：①清创缝合伤口，保持眼球的完整性；②常规注射破伤风抗毒素血清；③防治感染等并发症，必要时行二期手术。

【护理诊断和护理措施】

护理诊断 / 问题	护理措施	学习重点与思考
疼痛 与眼组织损伤有关。	参考眼球钝挫伤的护理。	1. 眼球穿孔伤治疗护理过程中需注意哪些内容？为什么？ 2. 归纳总结眼球穿孔伤护理措施。 3. 查找资料解释交感性眼炎。
感知紊乱：视力下降与眼内积血、眼内组织损伤有关。	1. 检查及护理时禁止压迫眼球，避免加重损伤。对不合作患儿或者疼痛难忍的病人，可以在镇静、镇痛或麻醉下进行。 2. 密切观察病人视力和伤口变化，及时做好手术护理准备以协助医生进行手术。 3. 遵医嘱及时用药，并观察用药后的效果。	
焦虑 与担心预后有关。	1. 耐心做好心理疏导，稳定病人的情绪。 2. 对需要眼球摘除安装义眼者解释手术原因。	

续表

护理诊断/问题	护理措施	学习重点与思考
潜在并发症：眼内炎、视网膜脱离、交感性眼炎等。	1. 术前切忌剪睫毛、冲洗结膜囊，防止污染异物进入伤口引起感染。 2. 注意经常观察未受伤眼的视力，预防交感性眼炎。 3. 检查记录双眼视力，必要时照相记录受伤情况。	

知识窗

交感性眼炎

交感性眼炎是指发生于一眼穿通伤或内眼手术后的双侧肉芽肿性葡萄膜炎，受伤眼被称为诱发眼，另一眼则被称为交感眼。交感性眼炎可发生于外伤或手术后数天至数十年内，多发生于伤后2～8周。表现为前葡萄膜炎、后葡萄膜炎、中间葡萄膜炎或全葡萄膜炎，其中以全葡萄膜炎多见。交感性眼炎的治疗与葡萄膜炎一样。

三、眼异物伤

眼异物伤比较常见的异物有金属异物、非金属异物，不同性质的异物所引起的损伤不同，治疗的方式也不同。

【护理评估】

（一）健康史

1. 结膜、角膜异物　多由铁屑、碎石、煤屑、木刺、飞虫溅入眼部引起，附着于结膜或角膜上。

2. 眼内异物　是指异物击穿眼球壁，存留于眼内。最常见的异物是金属与石块，其他异物有玻璃、瓷器、木材等。异物的损害有机械性破坏眼内组织、化学刺激、毒性反应及眼内异物感染。眼内异物是严重损害视力的一种眼外伤。

询问病人是否有明确的外伤史，了解病人致伤过程，为何物损伤，询问受伤后诊治过程。

（二）身体状况

1. 结膜、角膜异物　眼部异物感、疼痛、畏光、流泪。结膜异物多位于上眼睑睑板下沟或穹窿部；角膜异物位于角膜上，铁质异物可形成锈斑（图1-8-5）。角膜异物并发感染可有视力下降。

2. 眼内异物　除了具有眼球穿孔伤症状外，不同的眼内异物还有不同的临床表现。

①铁质沉着症：铁质异物在眼内溶解氧化，引起组织毒性反应，导致视功能丧失。②铜质沉着症：铜的毒性会引起急性铜质沉着症和严重炎症反应。③所有异物均有导致外伤性虹膜睫状体炎、化脓性眼内炎、交感性眼炎的可能。

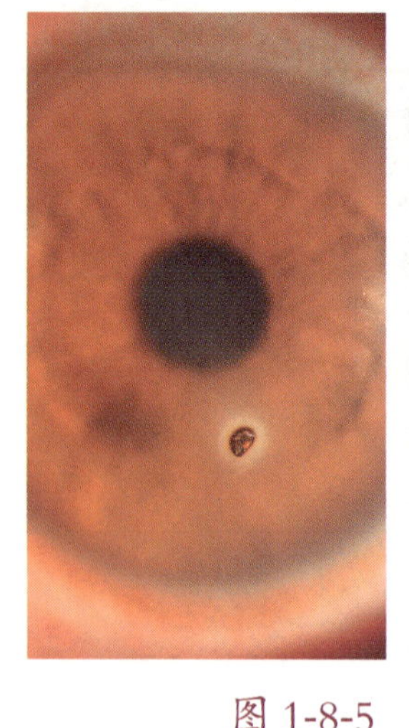
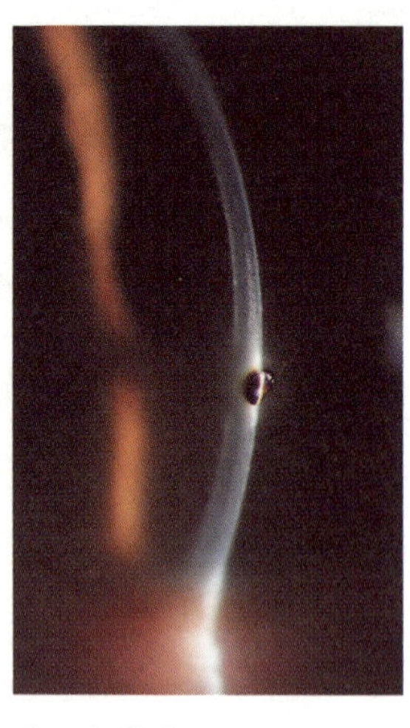

图 1-8-5　角膜异物

（三）辅助检查

裂隙灯显微镜可确诊眼表异物、异物的性质及伤口状况。X 线摄片、CT 扫描有助于眼内异物的诊断及异物定位。

（四）心理 - 社会状况

同眼球穿孔伤。

【治疗要点】

1. 应尽早取出异物。

2. 眼内异物　磁性异物，电磁铁吸出；非磁性异物，行玻璃体切割术取出。

3. 防治感染　局部及全身使用抗生素，防治感染；使用糖皮质激素，减轻眼内炎症反应。

【护理诊断和护理措施】

护理诊断 / 问题	护理措施	学习重点与思考
舒适受损　与异物刺激及眼外伤有关。	结膜与角膜的表浅异物在表面麻醉下，用无菌湿棉签拭出，或行结膜囊冲洗冲出。稍深异物可用无菌注射器剔除。铁屑异物，若有锈斑，尽量一次刮干净。多个深浅不一的异物，可分次剔除。术后抗生素滴眼液滴眼预防感染。	1. 眼表异物的取出方法有哪些？取出时有哪些注意事项？ 2. 工作生活中应如何防止眼异物伤的发生？
感知紊乱：视力下降　与眼内积血、眼内组织损伤有关。	1. 眼内异物需要手术者，及时做好术前准备。眼部操作动作要轻，勿压眼球。忌剪睫毛及眼部冲洗。 2. 遵医嘱用药。观察眼压、视力及伤口情况。	
有感染的危险　与异物有关。	1. 检查治疗时应严格遵守无菌操作技术。 2. 术后使用有效抗生素预防感染，并观察药物的疗效及不良反应。	
知识缺乏：缺乏眼内异物防治知识。	向病人及家属介绍本病的防治和护理知识。风沙天气或锻焊工注意自我防护，外出及工作戴防护镜。如有异物溅入眼内，切忌揉眼或自行剔除，应立即就诊。	

续表

护理诊断/问题	护理措施	学习重点与思考
潜在并发症：角膜炎、白内障、眼内炎、视网膜病变。	参考眼球穿孔伤相关内容。	

第二节　非机械性眼外伤病人的护理

一、眼化学伤

眼化学伤是指化学物品的溶液、粉尘或气体引起的眼部损伤。化学伤多发生在化工厂、施工现场、实验室或人为泼洒。眼化学伤属眼科危急重症，其预后与致伤物的浓度、接触时间以及急救的情况有关。

【护理评估】

（一）健康史

常见的化学伤是酸、碱烧伤。酸对蛋白质有凝固作用，凝固坏死的蛋白质可阻止酸性物质继续向深层组织渗透；碱能溶解脂肪和蛋白质，碱烧伤后很快渗透组织深层和眼内，使细胞分解坏死，因此碱烧伤比酸烧伤组织损伤重，预后差。

注意询问病人眼化学伤的时间，致伤物质的名称、浓度、量及与眼部接触时间，是否进行过现场冲洗等（应注意冲洗应在病史询问之前进行，避免耽误急救）。

（二）身体状况

病人眼受伤后立即出现灼痛、异物感、畏光、流泪、眼睑痉挛、视物模糊等，根据酸碱烧伤后组织损伤程度，分为轻、中、重三度。

1. 轻度　眼睑和结膜充血水肿，角膜上皮点状脱落，数日后恢复，愈后不留瘢痕。

2. 中度　眼睑有水疱或糜烂；结膜水肿坏死；角膜上皮大片脱落、混浊，愈后留有瘢痕。

3. 重度　结膜广泛缺血坏死；角膜全层灰白或瓷白色混浊，角膜溃疡或穿孔，可并发虹膜睫状体炎、继发性青光眼、白内障等。角膜溃疡愈合后形成角膜白斑，穿孔愈合后，形成角膜葡萄肿，致视力严重障碍或丧失。重度眼化学伤大多为强碱引起。（图 1-8-6）

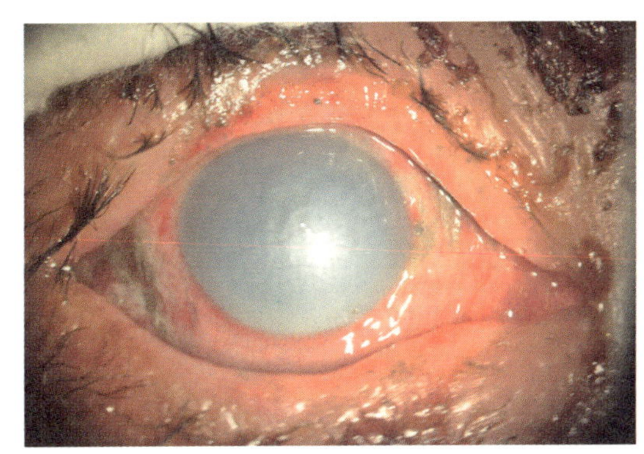
图 1-8-6　碱化学烧伤

（三）心理 - 社会状况

化学伤使眼功能和容貌受到伤害，病人焦虑、恐惧、悲观。

【治疗要点】

1. 争分夺秒就地取材、彻底冲洗、尽快清除化学物质是眼化学伤的急救原则。

2. 散瞳及抗感染治疗　1%阿托品凝胶散瞳，抗生素滴眼液滴眼预防感染。

3. 控制眼部炎症反应，促进组织修复　如用0.5%半胱氨酸滴眼液抑制胶原溶解，预防角膜穿孔。角膜穿孔者可进行角膜移植术。

4. 针对角膜穿孔、继发性青光眼、睑球粘连等并发症进行手术治疗。

【护理诊断和护理措施】

护理诊断/问题	护理措施	学习重点与思考
急性疼痛　与化学物质刺激、损伤眼部组织有关。	1. 现场急救　立即就地取水，反复冲洗眼部。冲洗时应翻转眼睑、转动眼球、暴露穹窿部，尽快清除残留于结膜囊内的固体化学物质，冲洗时间至少30分钟。此步骤是处理眼化学伤最重要的一步。 2. 到医院后立即用生理盐水再反复冲洗。如果病人眼睑痉挛严重，可在表面麻醉后冲洗。	1. 如何做好眼化学伤的现场急救？ 2. 对社区群众如何进行眼化学伤的预防宣教工作？ 3. 酸、碱眼化学伤哪一种更严重？为什么？
感知紊乱：视力下降与角膜烧伤混浊有关。	观察角膜情况，遵医嘱用药维持健康的角膜上皮。例如不含防腐剂的人工泪液、含生长因子的滴眼液，应用大量维生素C等，以促进上皮愈合修复。	
恐惧、焦虑　与担心预后有关。	烧伤多导致病人视力与容貌的双重受损，因此病人恐惧、焦虑、悲哀，耐心与病人沟通，进行心理疏导。	
自理缺陷　与双眼烧伤有关。	定时评估病人视力，协助病人做好生活护理和安全指导。	
潜在并发症：角膜穿孔、青光眼、睑球粘连等。	用玻璃棒分离球结膜与穹窿结膜后涂抗生素眼药膏，预防睑球粘连。对需要手术者，做好手术前后的护理。	
知识缺乏　缺乏眼化学伤的防治知识。	1. 加强卫生宣传，宣传眼化学伤的危害，使群众建立预防为主的意识。从事危险工作者，应加强自我防护。 2. 宣传眼化学伤现场急救的重要性，并教会群众现场急救方法，争分夺秒就地取材彻底冲洗后再送医院救治。	

二、辐射性眼外伤

辐射性眼外伤包括电磁波谱中各种辐射线如微波、红外线、紫外线等多种辐射线造成的损害。不同波长的射线对眼的损害也不相同。

【护理评估】

（一）健康史

1. 紫外线损伤　电焊、高原、雪地及水面反光可造成眼部紫外线损伤，又称为电光性眼炎或雪盲。紫外线照射使蛋白质凝固变性，角膜上皮坏死脱落。

2. 红外线损伤　玻璃加工和高温环境可产生大量红外线，对眼部造成热损伤。波长800～1 200nm短波红外线可被晶状体和虹膜吸收，造成白内障。

3. 离子辐射性损伤　由X、β、γ射线，中子或质子束等所致的眼部损伤，射线进入体内组织后，破坏细胞内代谢过程，使细胞畸变死亡，造成血管损害，多见于肿瘤放射治疗和放射职业人员。

4. 可见光损伤　热和光化学作用可引起黄斑损伤。例如观察日食造成的日光性视网膜病变。另外，强光与手术显微镜均可造成视网膜细胞变性。

5. 微波损伤　微波穿透性较强，可能引起白内障或视网膜出血。

（二）身体状况

1. 紫外线损伤可在照射后3～8小时发作，双眼疼痛、畏光、流泪，眼睑痉挛，结膜水肿，角膜上皮点状或片状脱落。荧光素钠染色呈点状着色。

2. 红外线、离子辐射、微波都可造成晶状体混浊，形成白内障。

3. 可见光、离子辐射、微波可造成黄斑变性及视网膜的出血、渗出等病变。

【治疗要点】

针对不同的病因与临床表现做不同的治疗。

1. 角膜上皮脱离的治疗主要是止痛、预防感染。

2. 白内障导致视力下降影响工作及生活，可行白内障摘除及人工晶状体植入术。

3. 视网膜出血、渗出，必要时可进行激光治疗。

4. 相关工作者应戴防护眼镜进行预防。

【护理诊断和护理措施】

护理诊断/问题	护理措施	学习重点与思考
舒适受损：畏光、流泪、眼痛等　与角膜上皮脱落有关。	遵医嘱给予局部止痛及预防感染的药物，如0.4%盐酸奥布卡因滴眼液滴眼及涂抗生素眼药膏。	1. 如何加强宣传教育，减少辐射性眼外伤的发生？ 2. 哪些场景下容易发生电光性眼炎？
感知紊乱：视力下降　与射线导致白内障、黄斑变性有关。	遵医嘱及时用药；白内障需要手术者参照眼科手术病人的护理常规进行护理；有眼底病变者按照医嘱护理。	

续表

护理诊断/问题	护理措施	学习重点与思考
知识缺乏：缺乏眼辐射伤的防治知识。	1. 加强安全教育，规范操作，注意个体防护。 2. 电焊环境下、强光下，以及在高原、雪地时应戴防护镜或太阳镜，减少射线刺激。 3. 用铅屏、铅板隔离中子束、γ 射线、X 射线，防止辐射伤。实行眼部放射治疗时，用铅板保护好正常组织，避免损伤。	

本章小结

本章学习重点是眼外伤特别是眼化学伤的急救护理措施，社区人群眼外伤预防的宣传教育。学习难点是眼球穿孔伤及眼异物伤病人的护理评估及护理注意事项。在学习过程中注意前房积血病人的体位及双眼的包盖；眼球穿孔伤后禁止按压伤眼、禁止冲洗结膜囊，同时注意眼外伤与身体损伤的联系，以及未受伤眼的观察。

（张雪梅）

思考与练习

1. 车床工人王师傅，在工作时不慎有异物进入右眼内，感觉眼痛、眼异物感，经过检查，诊断为"角膜深层异物（右眼）"。请问：

（1）对王师傅正确的护理措施是什么？

（2）对于像王师傅这样的社区人群做哪些卫生宣教工作？

2. 病人，李先生，38 岁。因车祸撞击头面部及左眼，头面部疼痛、出血，左眼视力下降 1 小时就诊。检查：神志清楚，面容痛苦，血压 130/85mmHg。眼科检查：左眼视力 0.3，左眼睑撕裂 2cm×1cm，深达骨膜层，结膜充血（++），6 点钟方向角膜缘可见一 2mm 伤口，虹膜嵌顿，瞳孔变形，前房积血，眼底不清。门诊以"眼球穿孔伤"急诊入院。请问：

（1）对李先生的病情观察包括哪些内容？

（2）对李先生护理时有哪些注意事项？

3. 病人，男性，30 岁，工作时石灰进入左眼，左眼剧痛，不能睁开。请写出急救护理措施。

4. 简述常见的辐射性眼外伤的类型及主要护理措施。

第九章 眼科激光治疗病人的护理

学习目标

1. 具有理解和认同眼科激光治疗病人焦虑和恐惧的心理，并进行心理疏导的职业素质。
2. 掌握眼科各种激光治疗的目的及护理措施。
3. 熟悉眼科各种激光检查、治疗的适应证。
4. 了解各种激光治疗的原理。
5. 熟练运用护理程序对需要激光治疗的病人进行护理。

第一节 概 述

激光（laser）即受激辐射而放大发出的光，具有亮度高、方向性好、单色性好、相干性好的特点。随着技术的发展，激光已在医疗行业广泛应用，很多眼科疾病都可以利用激光进行治疗。

一、激光分类

用于眼科检查与治疗的激光大致可分为以下类型：

1. 光化学效应激光　激光到达组织后，使组织分子瞬间气化，精确地削切组织达到治疗目的，因为是冷激光，不损伤周围组织，例如准分子激光治疗近视眼。

2. 光电离效应激光　是一种高能巨脉冲激光，照射组织后可使组织发生电离，产生等离子体，其强大冲击波可使组织裂解，从而达到切割的目的，主要用于眼前段疾病的治疗，如虹膜周边切开治疗青光眼，晶状体后囊膜切开及泪道阻塞治疗。

3. 光热效应激光　指靶组织在吸收了激光后局部升温，使组织的蛋白质变性凝固，称为光凝固效应，主要用于治疗眼底病。

4. 共焦激光　用弱激光束扫描眼底，其反射光线经过计算机处理形成图像，与共焦装置、多波长激光发射器、偏振仪等一起用于眼底血管荧光造影、小瞳孔眼底照相、视盘检查、青光眼筛查等。

二、适用于激光检查、治疗的眼科疾病

目前，多种眼科疾病需要激光参与检查与治疗。

1. 矫正屈光不正

（1）准分子激光：通过准分子激光切削角膜中心部或者周边部，使角膜中央区表面变平或变陡，屈光力减弱或增强，达到矫正近视、远视的目的。

（2）飞秒激光：飞秒激光是以脉冲短形式转运的激光，持续时间非常短，只有几个飞秒，具有非常高的瞬间功率。飞秒激光作用于组织使其电离形成等离子体，通过光爆破原理进行精密的组织切割，从而改变眼的屈光状态。

2. 治疗青光眼

（1）激光睫状体光凝术：利用激光对睫状体进行凝固、破坏，使其失去或减少房水生成的功能，降低眼压。

（2）激光虹膜切除术：通过对虹膜进行切除，解除瞳孔阻滞，使眼压维持在正常水平，常用的激光有氩激光和掺钕钇铝石榴石（Nd：YAG）激光。

（3）激光巩膜切除术：外引流房水降低眼压，具有操作简单，安全有效，切除精确，术后反应轻、并发症少等优点。

3. 治疗白内障

（1）用激光乳化的方法将晶状体乳化成微小颗粒，然后用手术仪的吸注系统吸除碎屑，完成激光乳化。

（2）用激光的光电离效应，切开白内障手术后的后囊混浊即后发障，提高视力。

4. 治疗泪道疾病　通过探针引导光纤维至鼻泪管，利用脉冲 Nd：YAG 激光打通阻塞部位，治疗泪道阻塞及慢性泪囊炎。

5. 治疗眼底疾病　对增殖期糖尿病视网膜病变、缺血型视网膜中央静脉阻塞、严重或广泛的视网膜静脉周围炎、眼前段新生血管利用激光对病灶区进行光凝封闭血管疗法，防止产生大量的新生血管；对于视网膜裂孔可以直接用激光封闭。

6. 眼科检查　小瞳孔眼底照相、眼底血管造影、视盘检查、视网膜厚度分析等。

第二节　角膜激光治疗病人的护理

角膜激光手术即利用激光治疗设备发射出来的激光作用于角膜上以改变眼的屈光状态，从而使外界物体在视网膜上清晰成像，改善视功能。

工作情景与任务

工作情景：

小宇，男，18 岁。眼睛近视 8 年，左右眼分别戴 −5.0D/−5.5D 眼镜。高中毕业想入伍，但体检要求裸眼视力须达到 4.8 以上。小宇想通过激光手术矫正视力，摘掉眼镜。他想了解激光手术是否安全？自己需要做什么准备？

工作任务：

1. 告知小宇激光手术术前检查项目及注意事项。
2. 对小宇进行心理疏导以解除小宇的担心。
3. 告知小宇激光手术中、手术后的注意事项。

【护理评估】

（一）健康史

护士要详细询问病人的屈光不正史，框架眼镜及角膜接触镜配戴史，全身及眼部的一些基本情况。

（二）适应证

（1）年龄 18 周岁以上，本人有手术的愿望。

（2）屈光度：近视 −1D ~ −12D；远视 +1D ~ +6D；散光 6D 以下；近两年屈光力稳定，每年变化不大于 0.5D。角膜曲率 39 ~ 48D；角膜厚度大于 460 μm；暗室下瞳孔直径 <7mm。

（3）眼部无活动性眼病。

（4）全身结缔组织疾病、糖尿病、甲状腺功能亢进、免疫功能异常者慎行手术。

（5）经术前检查排除手术禁忌证，角膜透明无云翳或斑翳，角膜地形图检查形态正常，无圆锥角膜倾向，无其他眼部疾患和影响手术后恢复的全身器质性病变。

（三）心理 - 社会状况

大多数屈光不正病人对角膜激光手术效果的期望值高，同时又担心手术效果。

【治疗要点】

依据术前检查和评估选择合适的手术方式。常用的手术方式有准分子激光手术和飞秒激光手术。

1. 术前评估　①屈光度；②前后角膜形态；③角膜中央厚度；④角膜上皮和基底膜健康程度；⑤干眼症评估；⑥其他：眼底、睑裂大小、对手术的期望值等。

2. 表面麻醉后进行手术　手术过程见图 1-9-1。

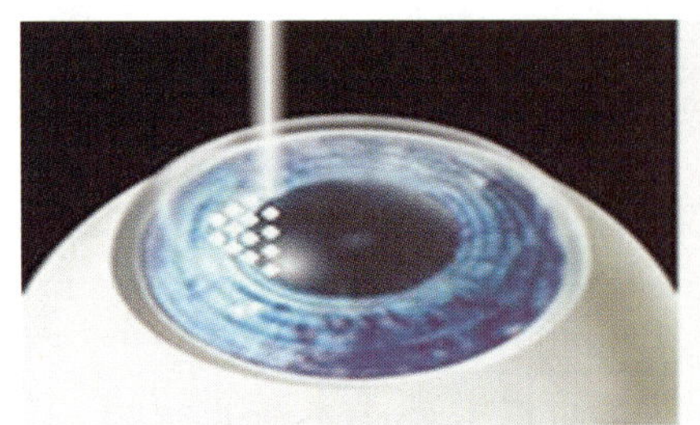
1. 飞秒激光制作角膜瓣

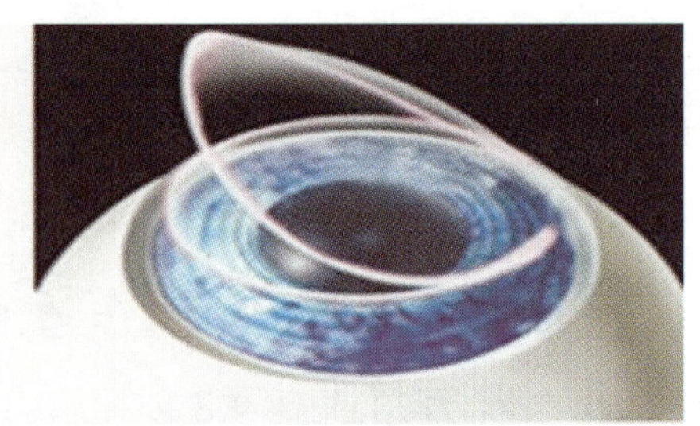
2. 掀开角膜瓣

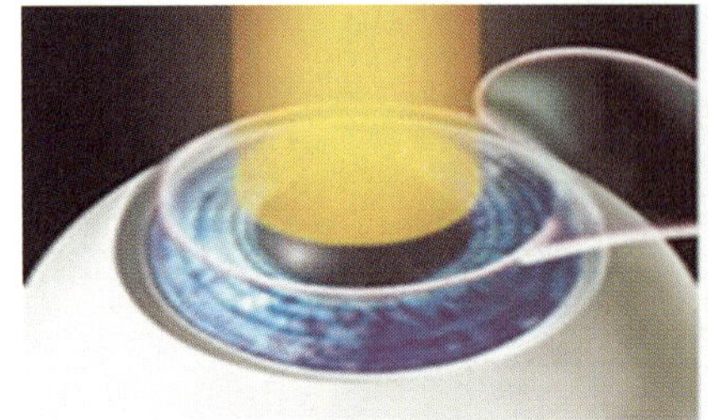
3. 准分子激光切削

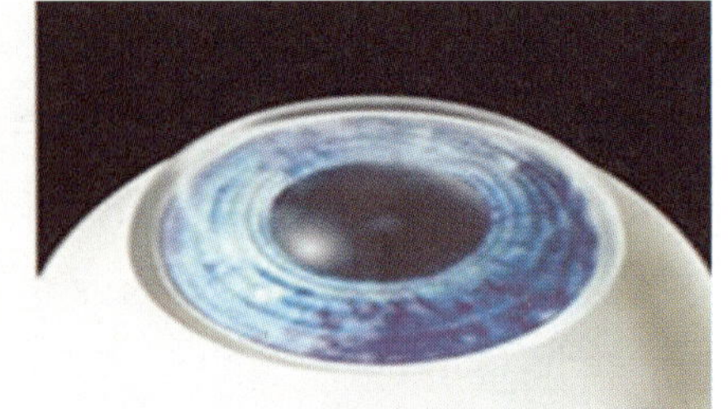
4. 角膜瓣复位

图 1-9-1 角膜准分子激光手术示意图

【护理诊断和护理措施】

护理诊断 / 问题	护理措施	学习重点与思考
感知紊乱: 视力低下 与屈光不正有关。	1. 严格检查评估术前项目。 2. 术前 3 周勿戴软性角膜接触镜,术前 4 周停戴角膜塑形镜。 3. 术前对病人进行固视训练,选择眼前不同的距离和方位设计好一个注视视标,让病人跟随视标转动眼球到达目标位置后停止,并注视视标不动 1 分钟以上。每天坚持练习数次,并告知病人良好的眼位可避免损伤正常组织。 4. 嘱病人术前 3 天使用抗生素滴眼液,每天 4 次;手术当天禁用眼部化妆品。 5. 耐心介绍激光治疗的过程和方法、注意事项。 6. 再次认真核对病人资料,协助病人穿戴手术衣,按要求洗眼并消毒眼周皮肤,进行表面麻醉。 7. 告知病人术中固视指示红灯,开机时会有"哒、哒…"响声,并可闻到焦味,嘱病人勿紧张。手术过程中放轻松,保持身体和头部不动。 8. 告知病人术后当天有畏光、流泪、眼内异物感等症状,切勿揉擦眼球。戴眼罩休息 30～60min,由家属陪同回家。	简述角膜激光手术的适应证与护理措施。

续表

护理诊断 / 问题	护理措施	学习重点与思考
	9. 遵医嘱指导病人术后用药，抗生素滴眼液、重组牛碱性成纤维细胞生长因子滴眼液及氟米龙滴眼液。密切观察眼压情况，防止发生皮质类固醇性青光眼；观察角膜瓣复位情况。 10. 术后2周内洗漱时勿将水溅入眼内，术后4周内勿游泳；术后减少强光刺激。术后1天、1周、1个月、3个月、6个月、1年需随访检查，特殊情况增加复查次数。	
焦虑　与担心手术效果有关。	1. 耐心解答病人的各种疑问，减轻其心理压力。 2. 术后初期，部分病人可能有视远物和视近物不适，或视物重影等症状，均可恢复。	

知识窗

应征入伍视力标准

2022年《应征公民体格检查标准》第三十五条规定，任何一眼裸眼视力低于4.5，不合格。任何一眼裸眼视力低于4.8，需进行矫正视力检查，任何一眼矫正视力低于4.8或矫正度数超过600度，不合格。屈光不正经准分子激光手术（不含有晶体眼人工晶体植入术等其他术式）后半年以上，无并发症，任何一眼裸眼视力达到4.8，眼底检查正常，除潜艇人员、潜水员、空降兵外合格。

第三节　青光眼激光治疗病人的护理

近年来激光治疗青光眼的技术发展快，各种类型的青光眼均可用不同的激光治疗。

【护理评估】

（一）健康史

评估病人青光眼的类型、患病时间、治疗经过、有无手术史、视力情况、眼压状况。

（二）身体状况

详细检查记录病人的视力、视野、眼压、24小时眼压曲线、前房深浅、房角开放状态、瞳孔大小、晶状体有无混浊、眼底有无视神经纤维缺损和盘沿切迹，有无视神经萎缩。

（三）心理 - 社会状况

病人因青光眼紧张、焦虑，因惧怕手术而恐惧。

【治疗要点】

依据不同的青光眼类型选择不同的激光治疗方式。

1. 激光周边虹膜切除术　适应于早期闭角型青光眼，房角开放1/2以上。目的是使后房房水直接通过虹膜周边的激光孔进入前房，解除瞳孔阻滞降低眼压。

2. 激光小梁成形术　改善房水流出，降低眼压，适用于开角型青光眼药物治疗不能控制眼压的病人。

3. 激光滤过手术　适用于闭角型青光眼，房角关闭1/2以上以及开角型青光眼药物治疗不能控制眼压的病人。用激光打通小梁，使房水流出眼外降低眼压。

4. 睫状体光凝术　利于激光对睫状体进行凝固、破坏使房水生成减少，降低眼压。

【护理诊断和护理措施】

护理诊断/问题	护理措施	学习重点与思考
感知改变：视力下降、视野缩小　与青光眼有关。	1. 遵医嘱用降压药药物，并观察药物的疗效和不良反应。 2. 术前进行注视训练，以便术中配合。 3. 激光虹膜周边切除者，术前滴入2%毛果芸香碱滴眼液缩瞳，使周边虹膜变薄，有利于激光穿透。术后滴入皮质类固醇滴眼液3天，每天4次。 4. 激光治疗后，注意观察眼压、视力等。	简述周边虹膜激光切除术的适应证及护理措施。
恐惧　与对激光治疗认识不足有关。	术前向病人耐心讲解激光治疗的原理、治疗效果及治疗注意事项，消除病人的恐惧。	

第四节　眼底激光治疗病人的护理

用于眼底治疗的激光主要是光热效应激光，包括亚激光、红宝石激光、多波长激光等。眼底激光治疗即视网膜光凝术，利用眼底激光治疗设备发射出来的激光，聚焦在视网膜上，使视网膜产生凝固、粘连，起到类似于焊接的加固作用，激光围绕病变区域进行光凝，可以封闭视网膜裂孔和视网膜变性区而达到治疗眼底病的目的。

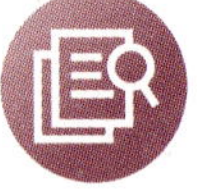

工作情景与任务

工作情景：

张先生，男，60岁，发现右眼前黑影飘动2天，来眼科门诊检查，拍摄眼底广角照片后发现右眼底视网膜有一裂孔。医生告诉他，最好尽快进行眼底视网膜激光治疗，封闭裂孔，否则会发展为视网膜脱离，引起视力下降，有失明的可能。张先生比较担心。

工作任务：

1. 告知张先生激光手术术前检查项目及注意事项。

2. 对张先生进行心理疏导以解除其担心。

3. 告知张先生激光手术中、手术后的注意事项。

【护理评估】

（一）健康史

询问病人疾病发生时间、病程经过及治疗经过，有无手术史，目前全身状况。

（二）身体状况

1. 详细检查记录病人的视力、眼压、晶状体情况。

2. 检查记录病人视网膜是否变性，有无出血及裂孔，糖尿病性视网膜病变程度和分期，有无视网膜血管炎、视网膜大动脉瘤、眼缺血综合征等。

（三）辅助检查

眼科专科检查；全身检查，如做心电图，测量血糖、血压。

（四）心理 - 社会状况

病人担心疗效易出现紧张、焦虑甚至恐惧心理。

【治疗要点】

1. 依据不同的病变选择不同波长的激光　①视网膜血管性病变如糖尿病性视网膜病变、视网膜静脉阻塞等可选择绿色及绿色以上的波长；②黄斑水肿可选择黄色波长，减少视锥细胞的损伤；③脉络膜病变如新生血管可选择红色波长。

2. 依据视网膜病变的位置选择光斑的大小和曝光的时间　黄斑附近选择 100～200μm 的光斑，黄斑以外选择 200～600μm 的光斑。黄斑内的曝光时间为 0.1 秒，黄斑外为 0.6 秒。

3. 其他　依据病变选择不同的激光功率和光斑反应级别。

4. 依据病变，设定好激光波长、光斑大小等参数，充分散瞳、表面麻醉下，安装眼部激光接触镜，在激光接触镜的引导下，将激光瞄准病变组织后击射，即可对病变视网膜进行光凝治疗，开始治疗至治疗结束的时间根据病情轻重或病变的范围有所不同。

5. 激光治疗后定期复查，根据病变变化情况，决定是否需要重复治疗。

【护理诊断和护理措施】

护理诊断 / 问题	护理措施	学习重点与思考
感知紊乱：视力障碍　与原发眼底病有关。	1. 向病人耐心解释病情，介绍激光治疗的目的。 2. 嘱病人控制血糖、血压等。 3. 嘱病人提前进行固视训练，并告知良好的眼位可避免损伤正常组织；认真、正确地解答病人的各种疑问，减轻病人的心理压力。 4. 术前 3 天使用抗生素滴眼液，每天 4 次；病人术前 3 周勿戴角膜接触镜，手术当天禁用眼部化妆品。按医嘱滴抗生素滴眼液。	眼底激光治疗的护理措施有哪些？

续表

护理诊断/问题	护理措施	学习重点与思考
	5. 向病人解释在激光治疗中，会有轻微疼痛感，一般可以忍受，嘱病人不必惊慌。 6. 治疗眼充分散瞳并进行局部表面麻醉。 7. 协助病人舒适地坐在激光机前，嘱病人保持头部及眼球静止。双眼同时睁开，向下注视，术眼睑裂内置入视网膜360°镜后开始激光治疗。 8. 治疗中如果病人出现疼痛或其他不适不能忍受时，可稍作休息，缓解后继续治疗。如有持续眼胀痛、心悸等情况，立即停止激光治疗，给予相应处理，必要时请相关科室会诊。 9. 治疗后闭眼休息，减少眼球运动。不要憋气、咳嗽或打喷嚏，休息观察20min后再离开治疗室。 10. 告知病人术后当天有畏光、流泪、眼内异物感等症状，切勿揉擦眼球。	
知识缺乏：缺乏激光治疗的相关知识。	1. 告知病人眼底病激光治疗的目的不是提高视力，主要是减少并发症发生，减少失明。 2. 激光治疗有时需要反复多次，要定期复查。	

本章小结

本章学习的重点是角膜激光治疗、青光眼激光治疗、眼底激光治疗的适应证及病人的护理措施。学习难点是角膜激光治疗、青光眼激光治疗、眼底激光治疗的治疗要点。在学习过程中，认同需要手术病人的焦虑心理，运用所学知识缓解病人的紧张心理并为不同激光治疗的病人制订全面的护理计划。

思考与练习

1. 李某，女性，22岁，主持人，大学毕业应聘到电视台工作，上班1个月后很苦恼，李某双眼近视，工作时需要戴角膜接触镜，但因为戴角膜接触镜时间较长，眼睛总是干涩，不舒服。请问：

（1）如何帮李某解决难题？

（2）如果医生建议做角膜激光手术，李某术前术后的注意事项有哪些？

2. 激光可以治疗哪些眼科疾病。

第十章 盲与低视力病人的康复与护理

学习目标

1. 具有医者仁心的情怀，认同视力低下病人的生活、工作困难，提供关怀与帮助。
2. 掌握盲与低视力的标准以及康复护理手段。
3. 熟悉盲与低视力的主要原因，熟悉助视器的种类及适应证。
4. 了解我国防盲治盲的现状。
5. 熟练运用护理程序对盲与低视力病人进行健康指导。
6. 学会为视力低下者选择合适的助视器，并教会其使用。

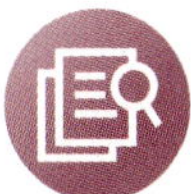

工作情景与任务

导入情景：

李奶奶，66岁。患糖尿病10余年，半年前右眼视力下降，因左眼视力尚好，未做治疗。1个月前突然左眼视物不见，就诊后被告知“双眼糖尿病性视网膜病变、玻璃体积血”。经过手术和激光治疗后，右眼视力0.02，左眼视力0.1，均不能矫正，生活自理困难。

工作任务：

1. 找出李奶奶的护理问题。
2. 帮助李奶奶提高生活自理能力。
3. 告知李奶奶如何正确使用助视器及进行康复训练。

盲和低视力虽然不会危及病人生命，但严重影响病人的生活和工作，给病人造成身心痛苦，加重家庭和社会负担，因此盲与低视力康复护理有重要意义。

第一节 盲与低视力的标准

世界卫生组织（WHO）于1973年提出了盲和低视力的分级标准（表1-10-1）。

表1-10-1 盲和低视力的分级标准（WHO，1973）

视力损伤		最佳矫正视力	
类别	级别	较好眼	较差眼
低视力	1	<0.3	≥0.1
	2	<0.1	≥0.05（指数/3m）
盲	3	<0.05	≥0.02（指数/1m）
	4	<0.02	光感
	5	无光感	

1、2级视力损伤为低视力，3、4、5级视力损伤为盲。该标准还考虑到视野状况，指出不论中心视力是否损伤，如果以中央注视点为中心，视野半径≤10°、但>5°时为3级盲，视野半径≤5°时为4级盲。

上述盲和低视力的标准都是以最好矫正视力衡量的，不容易发现因屈光不正所造成的视力损伤。2009年4月WHO通过了"预防可避免盲及视力损伤行动计划"，认可了新的盲和视力损伤标准（表1-10-2）。该标准以"日常生活视力"作为依据，有利于发现未矫正的屈光不正造成的视力损伤。日常生活视力是日常状态下的视力，如果一个人平时不戴眼镜或配有眼镜但不戴，裸眼视力是他的日常生活视力；如果一个人平时戴眼镜，则无论眼镜度数是否合适，戴镜视力是他的日常生活视力。

1999年WHO指出盲人的定义是指因视力损伤而不能独自行走的人，他们通常需要职业和/或社会的支持。

表1-10-2 新的盲和视力损伤标准（WHO，2009）

视力损伤		日常生活视力	
级别	类别	低于	等于或好于
0级	轻度或无视力损伤	—	0.3
1级	中度视力损伤	0.3	0.1
2级	重度视力损伤	0.1	0.05
3级	盲	0.05	0.02
4级	盲	0.02	光感
5级	盲	无光感	

第二节　防盲治盲的现状与发展

（一）世界防盲治盲状况

盲和视力损伤是世界范围内的严重公共卫生、社会和经济问题。2017 年 10 月 WHO 统计数据估计，全球视力损伤者为 2.53 亿人，盲人约为 3 600 万人。由于人口增长和老龄化，世界盲人负担大幅度地增加，到 2050 年预计盲人将达到 1.15 亿人。2017 年 10 月 WHO 公布的最新数据显示，中度和重度视力损伤的原因前五位是：①未矫正的屈光不正占 53%；②未手术的白内障占 25%；③老年性黄斑变性占 4%；④青光眼占 2%；⑤糖尿病性视网膜病变占 1%。致盲的主要原因分别是白内障（35%）、屈光不正未矫正（21%）、青光眼（8%）。在这些致盲的原因中，如果及时应用足够的知识和恰当的措施，有的能够及早预防或控制，有的能够治疗而使病人恢复视力。

（二）我国防盲治盲工作的现状与发展

我国是世界上盲和视力损伤人数最多的国家之一。2010 年 WHO 公布的数据显示我国低视力人数为 6 726 万，盲人为 825 万。目前导致我国盲的主要原因有白内障、青光眼、角膜病、老年性黄斑变性、儿童盲、屈光不正和低视力、糖尿病视网膜病变。盲和低视力的患病率随年龄增加而明显增加，随着我国老龄化的进展，如果不采取有效措施防盲治盲，盲和低视力人群也将越来越多，半数以上的盲和低视力损伤是可以预防和治疗的。

1999 年，世界卫生组织和国际防盲协会等共同发起了——“视觉 2020，全球行动消灭可避免盲，享有看见的权利”这一全球行动倡议，旨在消除可避免盲。中国政府曾庄严承诺：到 2020 年根除五大可避免盲，包括白内障、沙眼、儿童盲、河盲、屈光不正与低视力。通过政府和全体专家的共同努力，我国在 2014 年消灭了致盲性沙眼，2020 年国家新生儿和儿童的眼病筛查和健康档案的建立高达 90%，儿童盲的发生率大幅度下降。针对儿童、青少年近视高发问题，实施综合防控，营造政府主导、部门配合、专家指导、学校教育、家庭关注等良好社会氛围。

第三节　盲与低视力人群的护理

一些盲和低视力病人，虽然经过各种治疗，视力仍然低下，但是通过采取恰当的康复措施，根据其需求进行不同的训练，利用残余视力生活、学习、工作，提高生活质量。

【护理评估】

（一）健康史

仔细询问病人眼病史及诊治经过，目前病情是否稳定，全身身体状况。

（二）身体状况

1. 症状　不同程度的视力降低或视野缩小、对比敏感度下降。

2. 体征　原发病的各种表现。

（三）辅助检查

详细的视力检查、视野检查、视觉对比敏感度检查、眼电生理检查等。

（四）心理-社会状况

视力丧失是最难以接受的躯体障碍之一，多数病人在疾病发展过程中焦虑、愤怒、消极、抑郁再到和平接受，有些病人不愿意参与社交活动，会有敏感、孤僻、偏执或依赖的心理。

【治疗与康复措施】

1. 针对病因采取对应的药物、屈光矫正或者手术治疗。如降低眼压、白内障手术等。

2. 对低视力者采用光学和非光学助视器改善视觉活动能力，利用残余视力工作或者学习，以便获得较高的生活质量。

3. 对不同原因造成的不同等级的盲与低视力病人，制订个体化的康复指标。

（1）儿童盲：许多儿童盲是可以预防的。如加强儿童眼病的早期筛查，尽早治疗白内障、青光眼，矫正屈光不正，治疗弱视，预防眼外伤等。

（2）年轻的盲人则需要适应社会生活、教育、工作等全面的训练，包括盲文的训练。

（3）老年盲人与低视力病人需要适应家庭生活的训练，尽可能恢复其阅读、书写等能力，使其可以基本独立生活。

4. 助视器的验配、选择与使用

（1）助视器的验配步骤如下：①验光，确定屈光度数；②确定最佳矫正远视力及最佳矫正近视力；③确定目标视力；④计算所需的放大率；⑤提供不同类型的助视器给病人试用；⑥确定最佳的助视器，讲解助视器的使用方法和注意事项。常用助视器有光学助视器与非光学助视器。光学助视器包括远用助视器、近用助视器（图 1-10-1）。

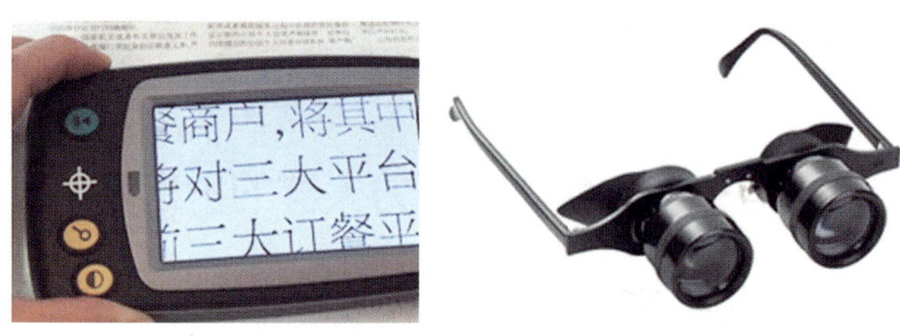

图 1-10-1　不同类型的助视器

（2）远用助视器：为放大 2.5 倍的双筒望远镜，以看清远方景物。这种助视器不适合行走时戴用。

（3）近用的助视器：①手持放大镜：是一种凸透镜，可使视网膜成像增大；②眼镜式助视器：主要用于阅读，其优点是视野大，携带方便；③立式放大镜：将凸透镜固定于支架上，透镜与阅读物之间的距离固定，可以减少透镜周边部的畸变；④双合透镜放大镜：由一组消球面差正透镜组成，固定于眼镜架上，有多种放大倍数，可根据需要选用；⑤近用望远镜：优点是阅读距离较一般眼镜式助视器远，便于写字或操作，但是视野小；⑥闭路电视助视器：包括摄像机、电视接收器、光源、监视器等，对阅读物有放大作用，其优点是放大倍数高、视野大，可以调节对比度和亮度，体位不受限制，不需要外部照明，更适用于视力损伤严重、视野严重缩小和旁中心注视者，但价格较贵，携带不便。

（4）非光学助视器：包括大号字的印刷品、改善照明的物品、阅读用的支架等，有助于病人改善视觉活动能力。许多低视力病人常诉说对比度差和眩光，戴用浅灰色的滤光镜片可减少光的强度，戴用琥珀色或黄色的滤光镜片有助于改善对比敏感度。

（5）其他：声呐眼镜、障碍感应发生器、激光手杖、字声机、触觉助视器等虽然不能使盲人获得像正常人获得的那样的影像，但明显提高了他们的生活质量。

【护理诊断与护理措施】

护理诊断 / 问题	护理措施	学习重点与思考
有受伤的危险　与视力低下、不能辨别生活环境中的危险因素有关。	1. 与家属仔细沟通，改善病人的生活环境，使病人的生活环境尽量无障碍，生活用品固定摆放并容易取放。 2. 指导病人尽早使用助视器，改善视觉功能。	1. 简述盲和低视力的损伤标准。 2. 简述常见老年人低视力的病因。 3. 低视力的康复目的和康复措施有哪些？
自理缺陷　与严重视力障碍有关。	1. 采取各种有效措施改善病人视觉功能，使其利用残余视力进行生活、工作，提高生活质量。 2. 生活环境与读写均应减少眩光，增加对比敏感度，例如黑底白字等。 3. 介绍病人使用声呐眼镜、障碍感应器、激光手杖、导盲犬等，提高生活自理能力。	
功能障碍性悲哀　与长期视力低下不能恢复、脱离社会有关。	1. 耐心向病人解释病情及治疗情况，消除病人的恐惧、悲观等心理，仔细聆听病人的诉求，给予病人理解、帮助。 2. 给家庭相关成员使用视力障碍模拟器，使其理解病人的体会和心理感受，从而更好地帮助病人。 3. 向社会和政府呼吁，重视盲人的教育和就业。设立盲童学校，进行文化和专业技术培训。	
知识缺乏：缺乏盲与低视力相关知识。	1. 通过卫生宣教，预防、及时治疗原发病，减少盲与低视力的发生。	

续表

护理诊断/问题	护理措施	学习重点与思考
	2. 向病人介绍各种助视器的功能和特点，使用注意事项，正确使用和维护的知识。告知病人助视器的使用不会导致眼病的恶化和视力的进一步下降。 3. 早期康复训练的训练时间不宜太长，训练应从简单到复杂，从静止到运动。	

知识拓展

全国爱眼日

1992年，天津医科大学眼科教授王延华与流行病学教授耿贯一首次向全国倡议设立爱眼日，倡议得到响应并将每年的5月5日定为“全国爱眼日”。1996年，卫生部、教育部、团中央、中国残联等12个部委联合发出通知，将爱眼日活动列为国家节日之一，并重新确定每年的6月6日为“全国爱眼日”。

本章小结

本章学习的重点是盲与低视力的标准，造成盲与低视力的原因，以及盲和低视力的治疗康复措施。学习难点是盲与低视力病人的护理诊断及康复护理措施。在学习过程中，运用所学知识为盲与低视力的病人制订全面的护理计划，指导病人开发利用残余视力提高生活质量，并引导学生重视引起盲与低视力的原发病，减少盲和低视力的发生。

（刘　玲）

思考与练习

1. 如何减少盲与低视力的发生。
2. 我国开展防盲治盲工作的意义有哪些？

第十一章 眼科常用护理技术操作

学习目标

1. 具有高度责任心，操作时态度和蔼、动作轻柔，力求减少病人痛苦。
2. 掌握眼部常用护理技术的用物准备和注意事项。
3. 熟练完成视力检查、眼局部用药、结膜囊冲洗等操作。
4. 能独立、规范地完成结膜下注射、泪液分泌量测定、眼部换药与眼部包扎。
5. 学会泪道冲洗的操作要领并能根据冲洗的结果来正确判断泪道阻塞的部位。

工作情景与任务

导入情景：

五官科护士小张遵医嘱给一急性闭角型青光眼病人滴眼药，发现医生医嘱是阿托品滴眼液滴眼，按照自己学习的知识，急性闭角型青光眼病人应该用缩瞳剂毛果芸香碱滴眼液。

工作任务：

1. 小张是执行医嘱还是找到医生核实清楚？
2. 如果改用毛果芸香碱滴眼液滴眼，小张滴眼时应注意什么？

实训 1-1　视力检查

【操作目的】

检查视力，判断视网膜黄斑部功能是否良好；为诊断眼部疾病、配镜提供依据。

【操作准备】

1. 病人准备　被检者端坐在检查椅上，擦净眼泪，保持眼部清洁。

2. 护士准备　洗手、评估被检者的认知能力、讲解检查方法。

3. 物品准备　"E"字型国际远视力表或标准对数远视力表、遮眼器、视标指示棒、平面反光镜（空间小于5m时使用）。近视力检查时备标准近视力表或Jaeger近视力表。

【操作步骤】

（一）远视力检查

1. 被检者距视力表5m，面向视力表；或者背对视力表，从距视力表2.5m处平面反光镜观看。嘱病人用遮眼器遮住一只眼，一般先遮盖左眼（或患眼），检查右眼（或健眼），查完一侧，用同样的方法查另一侧。护士用视标指示棒自上而下依次指向远视力表上的"E"，嘱被检者说出或者用手势指出"E"字缺口方向，逐行辨认，找出最佳辨认行后，将其旁的数字记录下来，表示该眼的视力，如右眼视力0.6（参见图1-2-2A）。

2. 若在5m远处看不清0.1行视标（最大视标），则令病人前移，直到识别0.1行视标为止。视力 =0.1× 病人与视力表距离（m）/5m，如2m看清0.1行视标，则视力=0.1×2/5=0.04。

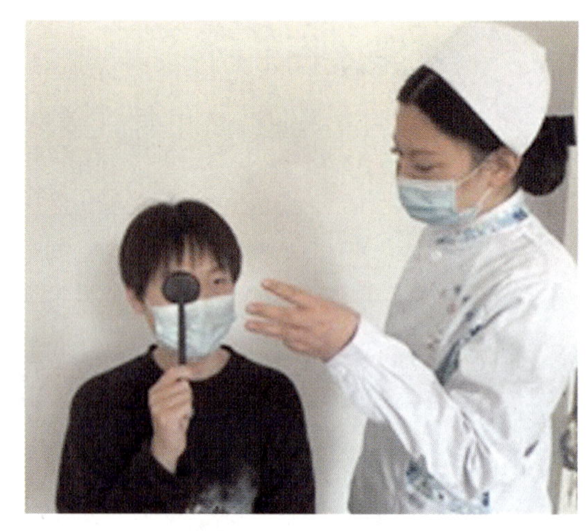

图1-11-1　指数检查

3. 指数（FC）　在1m处仍不能辨认0.1行视标者，检查者伸出不同数目的手指，从1m开始，逐渐移近，直到被检者能正确辨认，并记录该距离（图1-11-1），例如左眼视力：指数/30cm。

4. 手动　如果不同数目的手指在眼前也不能分辨指数，则将手放在被检者眼前摆动，如能辨认，则记下最远距离，如右眼视力：手动/20cm。

5. 光感　对被检者不能辨出手动，则在暗室测光感。用小灯光或手电光，测试被检者能否正确判断眼前有无亮光，如能则记为"光感 +"，并记录被检者能感知的最远的光感距离，如在3m处能辨出光亮，则记为：光感/3m，否则记为：无光感或光感（-）。

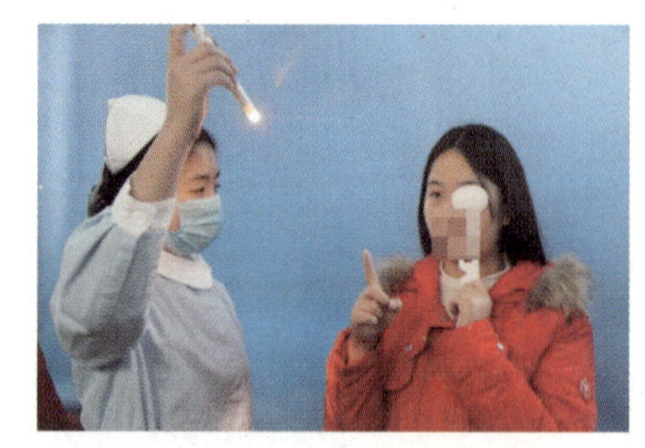

图1-11-2　光定位检查

6. 光定位　对于有光感的病人，嘱其向前方注视，护士在其1m处正上、正下等9个方位投射灯光，并让病人指示灯光的方向，能辨认者记为（+），否则记为（-）（图1-11-2）。如果右眼鼻下方光定位不准，记录如下（右眼）：

		上		
	+	+	+	
颞侧	+	+	+	鼻侧
	+	+	−	
		下		

（二）近视力检查

将近视力表放在眼前 30cm 处，先右眼后左眼逐行检查，并记录被检者能辨认的最小视标。如果 30cm 处不能辨认最大视标，可移近或移远检查，并记录实际距离，如左眼 1.0/15cm。

【操作注意事项】

1. 护士态度和蔼，解释清晰到位；对儿童和老年病人要耐心，取得他们的合作。
2. 检查距离符合要求，灯光明亮，光线充足。检查时遮盖眼要充分，勿压迫眼球。
3. 每个视标辨认时间约 5 秒；姿势端正，勿前倾、歪头或眯眼看视标；不要给被检者暗示。
4. 如病人有屈光不正，先查裸眼视力，再查矫正视力。
5. 核对好眼别，做好记录。右眼用 OD 或 R 表示，左眼用 OS 或 L 表示，双眼用 OU 表示。例如视力 OU：0.5/1.0，该病人双眼远视力均为 0.5，近视力 1.0。

实训 1-2　眼局部用药

滴滴眼液法

【操作目的】

1. 用于预防、治疗眼部疾病，如抗生素滴眼液滴眼。
2. 用于眼科检查、眼科治疗或术前准备，如散瞳、表面麻醉滴眼液滴眼。

【操作准备】

滴眼液、滴瓶或滴管、消毒棉球或棉签、治疗盘。

【操作步骤】

1. 操作前先洗手，核对病人的姓名、性别、床号及滴眼液名称、浓度，检查滴眼液是否有变质现象，如变色、混浊及有沉淀等。
2. 向病人解释滴眼药的目的和方法，以便取得病人的合作。
3. 体位　病人取仰卧位或半坐位，头向后仰并向患侧倾斜，眼向上注视。
4. 用棉签擦去患眼分泌物，操作者以左手示指或棉签轻轻向下拉开下睑，右手垂直持滴管或眼药瓶距眼 2～3cm 将药液 1～2 滴滴入下穹窿的结膜囊内。
5. 轻提上睑后放松下睑，使药液在结膜囊内弥散。用棉签擦去溢出的药液，嘱病人轻闭眼 2～3 分钟（图 1-11-3A）。
6. 再次核对，清理物品，消毒双手。

【操作注意事项】

1. 滴眼液滴眼前严格执行查对制度，防止滴错，特别对散瞳与缩瞳剂、腐蚀剂应尤其注意，以免造成严重后果。

2. 滴眼液滴眼时动作要轻巧，勿压迫眼球，特别是对眼外伤、手术后及角膜溃疡病人。药液不可直接滴在角膜上，滴管口勿接触眼睑、睫毛或眼其他部位。

3. 滴滴眼液前先滴掉1～2滴滴眼液，易沉淀的滴眼液（如可的松滴眼液）应充分摇匀后再用。

4. 滴用阿托品、毛果芸香碱等毒性较大的药物时，应于滴药后压迫泪囊2～3分钟，以免药物经泪道流入鼻腔吸收中毒。

5. 滴用多种滴眼液时，先滴刺激性弱的药物，再滴刺激性强的药物，用药间隔时间不应少于5分钟。

6. 严格无菌操作，预防病人之间的交叉感染。

涂眼药膏法

【操作目的】

1. 治疗结膜炎等眼球前段疾病，眼药膏涂布于结膜囊内，可使眼药在结膜囊内保留时间更长，作用更持久。

2. 润滑结膜囊，保护角膜、结膜，通常在睡前和手术后使用。

【操作准备】

眼药膏、消毒圆头玻璃棒、消毒棉球或棉签。

【操作步骤】

1. 玻璃棒法　核对医嘱单，向病人讲解操作目的及注意事项。病人取坐位或仰卧位，头稍向后仰。操作者左手分开上下眼睑，嘱病人眼向上注视，右手持玻璃棒蘸少许眼药膏，从颞侧平行于睑裂方向放于下穹窿部，嘱病人轻闭眼睑，同时转动玻璃棒从颞侧轻轻抽出，并按摩眼睑使眼药膏均匀分布于结膜囊内。嘱病人闭眼1～2分钟。

2. 软管法　左手分开上下眼睑，右手持药膏软管，先将开口处药膏挤去少许，然后将药膏直接挤入下穹窿部，放松下睑后提上睑，嘱病人闭眼1～2分钟（图1-11-3B）。

【注意事项】

1. 涂眼药膏前先洗手并检查玻璃棒圆头是否光滑完整，以免损伤结膜和角膜。

2. 涂眼药膏时不要将睫毛随同玻璃棒卷于结膜囊内以免刺激角膜引起不适。

3. 涂药药膏时，动作宜轻柔，不要使管口触及睫毛和睑缘。

4. 双眼涂眼药膏者，应分别使用玻璃棒，防止交叉感染。

球结膜下注射法

【操作目的】

1. 提高药液在眼局部的浓度，并延长药物的作用时间。

2. 促进局部新陈代谢和病变的恢复，常用于治疗眼球前段疾病。

3. 局部麻醉。

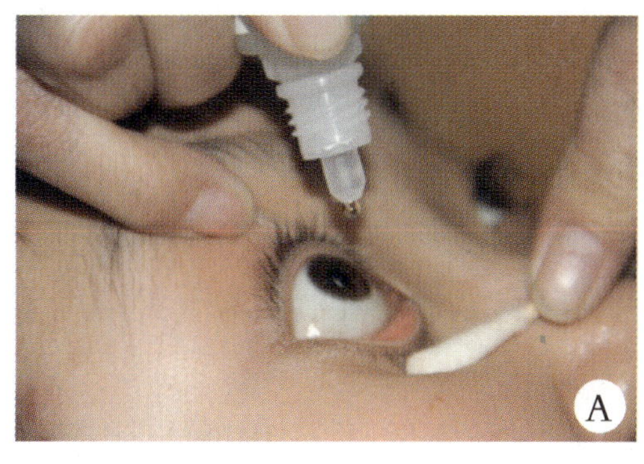

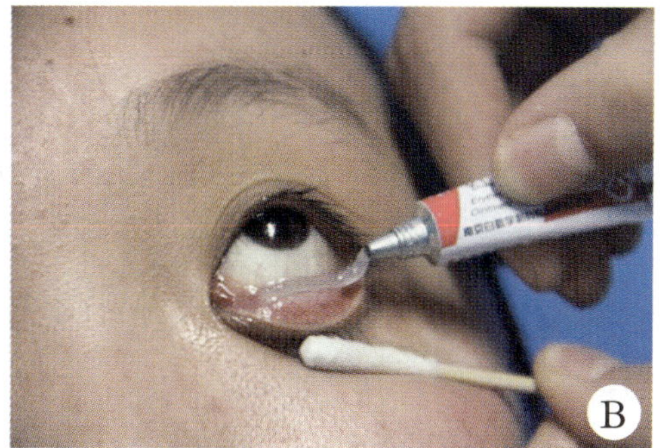

图 1-11-3 眼局部用药

A. 滴滴眼液；B. 涂眼药膏。

【操作准备】

1～2ml 注射器、皮试针头、盐酸奥布卡因、注射药物、抗生素滴眼液、眼药膏、纱布眼垫、棉签、棉球、胶布、消毒治疗盘。

【操作步骤】

1. 注射前洗手，核对病人的姓名、眼别、药物的名称及剂量，解释并取得病人的合作。

2. 病人取坐位或仰卧位，患眼用盐酸奥布卡因表面麻醉 2 次，间隔 3～5 分钟。

3. 操作者用左手分开眼睑，不合作者用开睑器开睑，暴露注射部位的球结膜。右手持装有药液的注射器，颞下方注射时嘱病人向鼻上方注视，颞上方注射时嘱病人向鼻下方注视。

4. 针头与角膜切线方向平行，斜面朝向巩膜面，避开血管刺入结膜下，缓慢推药，边推边退，结膜呈鱼泡样隆起，每次注射量一般为 0.3～1ml（根据药物而定）。

5. 注射完毕，拔出针头，滴抗生素滴眼液，涂眼药膏后用眼垫包盖。

6. 再次核对，清理物品。

【操作注意事项】

1. 注射时嘱病人勿转动眼球，针头刺入的方向指向穹窿部，以防刺伤角膜。

2. 注射可能会伤及结膜血管引起结膜下出血，需向病人解释清楚。注射后如有出血，可用棉签压迫片刻，待出血停止后，做热敷以助出血吸收。

3. 如注射散瞳药物应注意观察病人的全身状况及瞳孔是否散大。

4. 多次注射应更换注射部位，以免结膜下粘连。

实训 1-3　泪道冲洗法

【操作目的】

1. 用于泪道疾病的诊断、治疗。

2. 内眼手术前的泪道清洁。

【操作准备】

注射器、泪道冲洗针头、泪点扩张器、0.5%～1% 丁卡因、无菌冲洗液、抗生素滴眼液、棉签、棉球、受水器。

【操作步骤】

1. 操作前洗手，核对病人姓名和眼别，并向病人解释操作步骤及意义，以取得病人的合作。

2. 病人取坐位或仰卧位，头稍向后仰。如病人为儿童不能配合，可让家属协助固定患儿。

3. 压迫泪囊将其中的分泌物挤出，然后将蘸有 0.5%～1% 丁卡因的棉片置于上下泪点之间，嘱病人闭眼 3～5 分钟。

4. 嘱病人眼向上注视，操作者用左手示指、拇指分开眼睑，用拇指固定下睑缘，充分暴露下泪点，右手持装有生理盐水或抗生素药液的 5ml 注射器，将冲洗针头垂直插入下泪点 1～2mm 后，转向水平方向向鼻侧进针约 4～6mm，然后固定并缓慢注入冲洗液。

5. 通过观察上、下泪点有无液体、脓液反流，体验推注时有无阻力，询问病人有无液体流入鼻腔或咽部，从而判断泪道通畅情况。

6. 冲洗结果

（1）泪道通畅：冲洗液至前鼻孔或后鼻孔流入咽腔。

（2）鼻泪管狭窄：冲洗液少量流去鼻腔，大部分从上泪点反流。

（3）鼻泪管阻塞：冲洗液全部从上泪点缓缓反流。

（4）慢性泪囊炎：冲洗液和脓性分泌物一起从上泪点反流。

（5）泪小管阻塞：冲洗液从原泪点反流出来（图 1-11-4）。

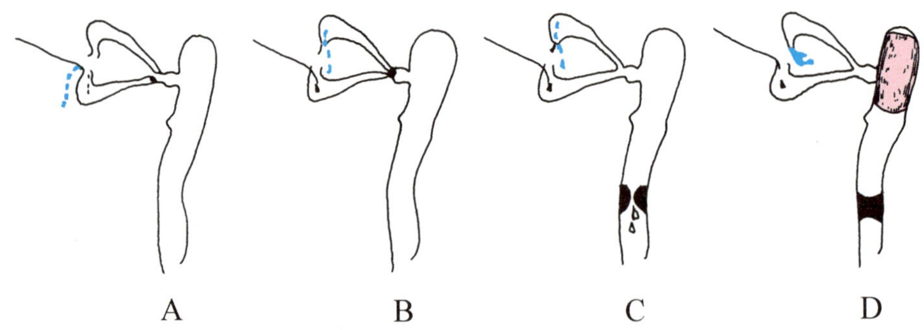

图 1-11-4　泪道冲洗及常见阻塞部位

A. 泪小管阻塞，泪道冲洗液原路反流；B. 泪总管阻塞，泪道冲洗液反流（下泪小管冲洗从上泪小管反流，上泪小管冲洗从下泪小管反流）；C. 鼻泪管狭窄，泪道冲洗液大部分反流；D. 慢性泪囊炎，泪道冲洗液反流伴脓性分泌物。

7. 术闭，滴抗生素滴眼液，防止感染。

【注意事项】

1. 操作要轻巧、准确、平稳，以防损伤结膜及角膜。

2. 泪点狭窄者，先用泪点扩张器扩大泪点，再进行冲洗。

3. 若进针遇有阻力，不可强行推进，以免刺破泪道。若下泪点闭锁，可由上泪点冲洗。

4. 急性炎症时不宜进行泪道冲洗。

5. 冲洗时注意观察和倾听病人的不适主诉，若出现眼睑皮下肿胀，说明针头误入皮下，应停止冲洗，并给予热敷、按摩，必要时告知医生并协助处理。

实训 1-4　结膜囊冲洗法

【操作目的】

1. 清除结膜囊内的异物、化学物质、脓性分泌物。
2. 眼科手术的术前常规准备。

【操作准备】

治疗盘、洗眼壶或洗眼吊瓶、受水器、冲洗液、消毒棉球、快速手消毒液。

【操作步骤】

1. 护士操作前洗手、消毒，做好查对与解释。
2. 病人取坐位或仰卧位，头向冲洗侧倾斜，受水器紧贴患眼侧面颊部或颞侧。
3. 擦净眼分泌物及眼药膏。
4. 操作者左手分开病人上下眼睑，右手持洗眼壶，距眼球 3～5cm，冲洗时先将水流冲于颊部皮肤，然后再移至眼部，进行结膜囊冲洗。嘱病人眼球向各方向转动，并翻转上下眼睑，充分暴露结膜囊各部分，彻底清洗（图 1-11-5）。

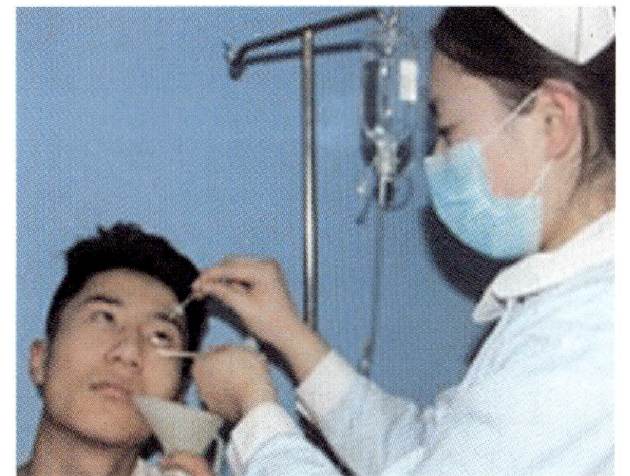

图 1-11-5　结膜囊冲洗

5. 冲洗后用消毒干棉签擦净眼睑及面部冲洗液，取下受水器，必要时覆盖眼垫。
6. 再次核对，清理用物。

【操作注意事项】

1. 冲洗液温度要适宜，先在手背上试温，勿过热过冷。
2. 眼球穿孔伤及较深的角膜溃疡禁忌冲洗。对酸碱腐蚀伤冲洗要及时，且需反复冲洗。
3. 冲洗时洗眼壶不宜过高或过低，不可接触眼睑及眼球，冲洗液也不可进入健眼。
4. 眼睑肿胀者或儿童以及不合作者可用眼睑拉钩分开上、下眼睑再行冲洗。
5. 冲洗动作要轻柔，冲洗力不宜过大，冲洗液不可直接射向角膜。
6. 用于传染性眼病冲洗的用具，用后应彻底消毒。

实训 1-5　泪液分泌试验

泪液分泌量测定

【操作目的】

检测主泪腺分泌功能，判断反射性泪液分泌量，为诊断干眼症提供依据。

【操作准备】

1. 病人准备　被检者端坐检查椅上，擦干眼泪。

2. 护士准备　洗手，评估被检者的认知能力，讲解检查方法。

3. 物品准备　5mm × 35mm 测量滤纸、抗生素滴眼液、秒表。

【操作步骤】

1. 取 1 条 5mm × 35mm 测量滤纸，将有弧度一端折弯 5mm，嘱病人睁眼向上看，置于双眼下睑中、内侧 1/3 交界处结膜囊内，其余部分悬垂于皮肤表面，嘱病人轻闭双眼，5 分钟后测量或查看滤纸被泪水渗湿的长度（图 1-11-6）。

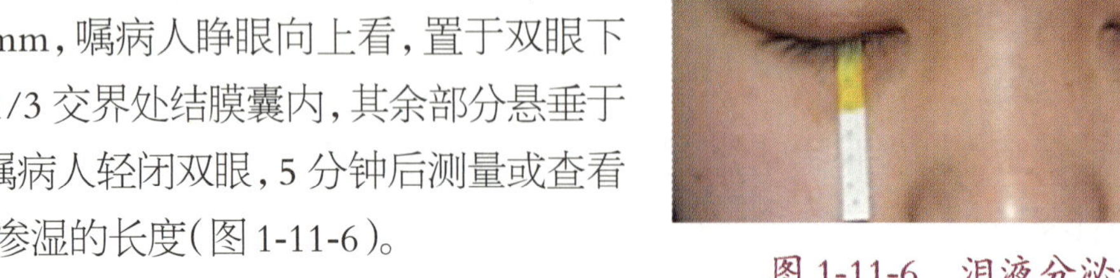

图 1-11-6　泪液分泌试验

2. 取出滤纸后，用抗生素滴眼液滴眼。

基础泪液分泌量测定

基础泪液分泌量是指眼表面麻醉后所测得的泪液分泌量。常用的表面麻醉剂有地卡因滴眼液或盐酸奥布卡因滴眼液。测量方法同泪液分泌量测定。

【操作目的】

检测副泪腺分泌功能，判断泪液基础分泌量，为诊断干眼症提供依据。

【结果判断】

1. 评价泪腺功能，短于 10mm 为异常。

2. 评价副泪腺功能，短于 5mm 为异常。

【操作注意事项】

（1）检查前避免滴任何滴眼液、情绪刺激。

（2）角膜、结膜炎症者禁用。

实训 1-6　眼部换药与眼部包扎法

眼部换药法

【操作目的】

1. 观察伤口、清洁伤口，减少细菌的繁殖和分泌物对局部组织的刺激。

2. 伤口局部外用药物，促使炎症局限或促进伤口尽早愈合。

3. 使眼局部得到充分休息，减少病人的痛苦。

【操作准备】

治疗车、治疗盘、无菌纱布、棉签、抗生素滴眼液、胶布、0.5% 聚维酮碘消毒液、弯盘、污物桶。

【操作步骤】

1. 核对姓名、眼别，向病人说明换药的目的、方法及配合要点。

2. 协助病人取坐位或仰卧位，评估术眼的情况。

3. 解开绷带，取下纱布，规范处理更换掉的用物。

4. 检查皮肤和结膜伤口情况，观察有无感染及手术效果。

5. 分泌物较多者，先用生理盐水清洁，然后用75%乙醇或吉尔碘消毒皮肤伤口，滴抗生素眼药滴，涂抗生素眼药膏。

6. 覆盖消毒纱布，遵医嘱告知病人下次换药时间。

【注意事项】

1. 严格执行查对制度和无菌技术操作原则。

2. 操作熟练，动作轻柔，进行术眼皮肤伤口消毒时，消毒液不能进入眼内。

3. 合理掌握换药的间隔时间，间隔时间过长不利于伤口愈合，间隔时间过短因反复刺激伤口也会影响伤口愈合，同时增加病人痛苦，并造成浪费。

4. 每次换药完毕，将一切用具放回指定位置，认真洗净双手后方可给另一病人换药。

眼部包扎法

【操作目的】

1. 保护患眼，隔绝外界光线进入眼内，减轻刺激，减少细菌侵袭，使病人得到充分休息。

2. 加压包扎止血及治疗虹膜脱出。

3. 避免眼球组织暴露和外伤，预防角膜穿孔。

4. 部分眼部手术后，减少术眼活动，减轻局部反应。

【操作准备】

20cm纱条1根、无菌眼垫、眼用绷带、眼药膏、医用胶布等。

【操作步骤】

1. 操作前洗手、戴口罩，查对医嘱、病人姓名、眼别。

2. 病人取坐位或仰卧位，告知病人眼部绷带包扎的目的、方法，以取得病人的配合。

3. 遵医嘱涂眼药膏后用眼垫覆盖。

4. 单眼包扎者，在健眼眉中心布置一条长20cm绷带纱条。绷带头端向健眼，从耳上方由枕骨粗隆下方绕向前额，缠绕头部2圈后，经患眼由上而下斜向患侧耳下，绕过枕骨至额部。再如上述绕眼数圈，最后将绷带再经前额水平绕头1～2周，用胶布固定，结扎眉中心部的绷带纱条。

5. 双眼包扎者，绷带按“8”字形包扎双眼。以绷带从右侧耳上开始（左侧也可），在前额缠绕1～2圈后，向下斜至双侧耳下，水平经颈部，由右侧耳下向上斜过前额水平缠绕1圈，再向下斜至对侧耳下，如此重复斜绕数次，最后在前额水平缠绕固定。

【注意事项】

1. 单眼包扎时，应将患眼完全包住，斜至健侧前额时，不可将健眼遮挡，以免引起病人行动不便。

2. 如病人为儿童，应嘱其注意保持头部相对稳定，防止绷带脱落。

3. 包扎时不可过紧，以免局部循环障碍，引起病人头痛、头晕和不适。

4. 绷带勿加压于耳，层次要分明，固定点必须在前额部，绕后头部一定要固定在枕骨结节之上，以免滑脱。

实训 1-7　睑板腺按摩

【操作目的】

1. 疏通睑板腺开口。

2. 清除睑板腺异常分泌物，改善睑板腺阻塞症状。

【操作准备】

治疗盘、表面麻醉剂（奥布卡因滴眼液）、抗生素滴眼液、抗生素眼药膏、无菌玻璃棒、消毒棉签、生理盐水、弯盘、快速手消毒液。

【操作步骤】

1. 操作前洗手、戴口罩，查对医嘱、病人姓名、眼别。

2. 病人取仰卧位，告知病人睑板腺按摩的目的、方法，以取得病人的配合。

3. 用 0.5% 聚维酮碘消毒液清洁消毒眼周皮肤，滴表面麻醉剂 1～2 次。

4. 用生理盐水棉签清洁睑缘，嘱病人眼睛向上看。

5. 左手持棉签轻轻拉开下睑，暴露下睑结膜，按摩下眼睑，用无菌玻璃棒沿睑板腺方向轻轻向下按压，可见睑板腺开口有睑板腺分泌物溢出，使睑板腺开口通畅。

6. 嘱病人向下注视，翻转上眼睑，暴露上睑缘，沿睑板腺方向轻轻向上按压，动作轻柔，以免损伤眼睑。

7. 按压后用棉签拭去分泌物，滴抗生素滴眼液。

8. 再次核对，清理物品。

【注意事项】

1. 手部清洁卫生。

2. 力度适中，避免对眼球造成过大压力。

本章小结

本章学习重点是眼科常用的护理技术操作的操作目的、操作方法及操作注意事项；学习难点是眼科常用护理技术操作步骤的实施；在操作中应注意动作规范，严格无菌操作，锻炼自己的动手能力，增加自信心。

（杨　渠）

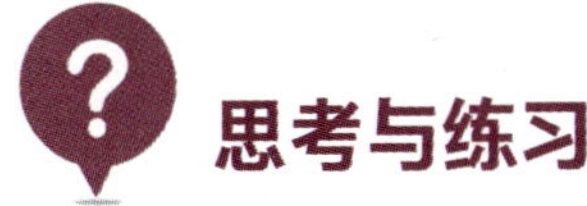

思考与练习

1. 病人刘女士，34 岁。因取出右眼角膜异物后眼痛伴视力下降 3 天入院。查体：视力右眼手动，右眼结膜混合性充血，角膜中央可见一直径约 5mm 的圆形溃疡灶，边缘呈灰白色浓密浸润，溃疡表面有黏稠分泌物附着。请问：

（1）在给病人进行滴眼液滴眼、换药等护理操作时，要注意哪些事项？

（2）为预防角膜穿孔，应怎样正确护理？

2. 泪道冲洗的目的及操作要点有哪些？

3. 简述结膜囊冲洗的目的、操作要点及注意事项。

中篇 | 耳鼻咽喉科护理

第一章 | 耳鼻咽喉的应用解剖与生理

学习目标

1. 具有理论联系实际的临床思维能力。
2. 掌握鼓膜解剖标志及鼓室的结构特点，外鼻静脉血液循环特点，鼻腔结构、鼻窦分组与开口，咽、喉的构成及分区。
3. 熟悉耳鼻咽喉各器官的生理功能。
4. 了解内耳、气管、支气管、食管的解剖及生理特点。
5. 能熟练准确地在人体结构图、解剖模型和3D解剖软件上指认各解剖结构。
6. 学会运用耳鼻咽喉的解剖和生理知识分析常见疾病的病因、临床表现。

工作情景与任务

导入情景：

李某，男性，19岁，因突发头痛、高热前来就诊。病史：2天前鼻部长一疖肿，用手挤压脓头排脓。医生检查后诊断为海绵窦血栓性静脉炎。

工作任务：

1. 评估病人患海绵窦血栓性静脉炎的原因。
2. 告知病人面部疖肿的正确处理方法和处理不当的后果。

第一节 耳的应用解剖与生理

一、耳的应用解剖

耳由外耳、中耳、内耳三部分组成(图2-1-1)。

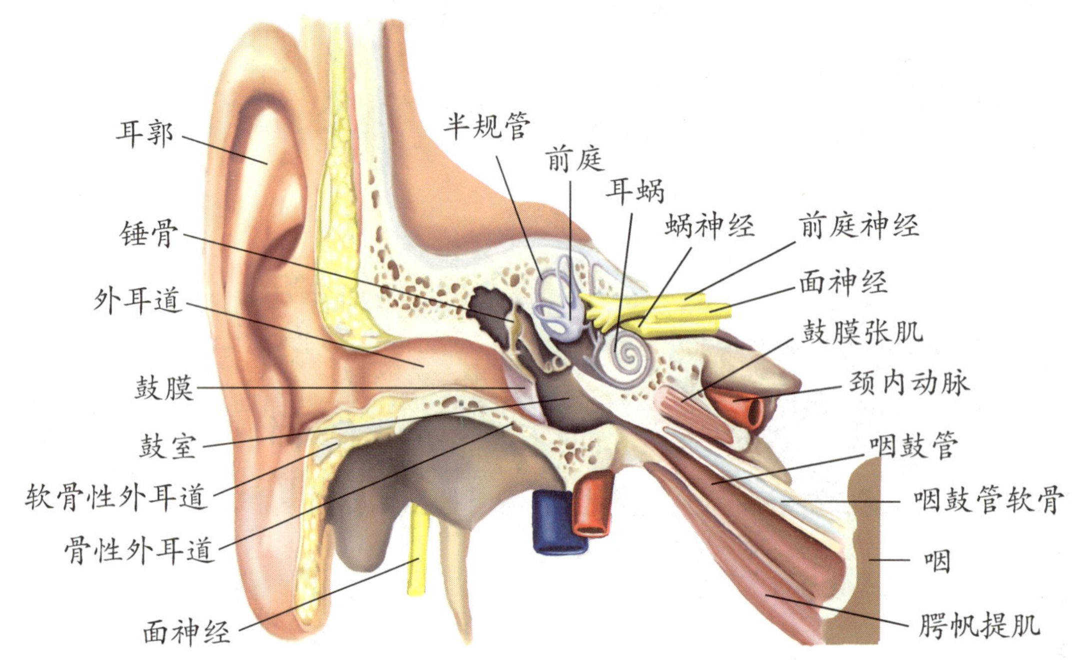

图 2-1-1 耳解剖示意图

(一)外耳

外耳包括耳郭、外耳道和鼓膜三部分。

1. 耳郭 除耳垂由脂肪和结缔组织构成外,其余主要由弹性软骨为支架覆盖软骨膜和皮肤构成。耳郭皮肤较薄,皮下组织很少,血管表浅,易发生冻伤,受伤后易引发软骨膜炎,导致耳郭畸形(图2-1-2)。

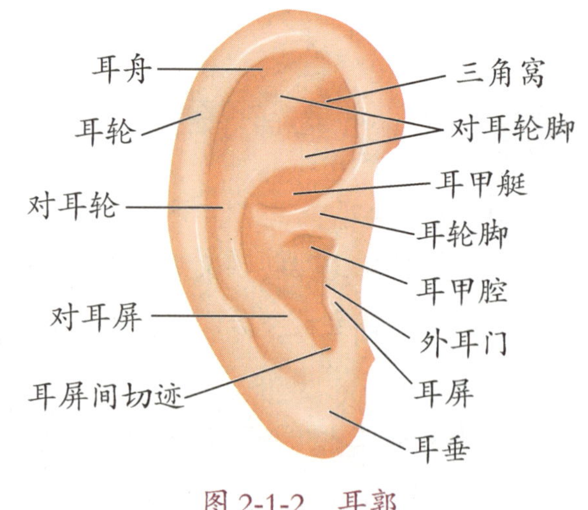

图 2-1-2 耳郭

2. 外耳道 起自外耳道口,向内止于鼓膜,略呈S形,成人长2.5~3.5cm。外1/3为软骨部,内2/3为骨部,二者交界处较狭窄,异物常嵌顿于此。外耳道软骨部皮肤富有皮脂腺、耵聍腺及毛囊,是疖肿的好发部位,因皮下组织少疼痛明显。外耳道软骨与耳郭软骨相连,外耳道疖肿牵引耳郭可致牵拉痛。

检查外耳道深部或鼓膜时,需将成人耳郭

向后上方牵拉，婴儿颞骨尚未骨化，外耳道短而平直，检查鼓膜时需将耳郭拉向后下方。

知识窗

外耳道异物

外耳道异物多见于儿童。异物主要分为三类：非生物类，如石子、纸团、泥土、小玩具等；植物类，如豆类、花生仁、瓜子仁等；动物类，多见于夏秋季活动的昆虫等。临床上根据异物大小、性质和部位，采用不同的取出方法：活动而不易膨胀的小异物，可用生理盐水将异物冲出（外耳道、鼓膜有损伤或穿孔禁用）；植物性异物不宜用水冲洗，以免膨胀造成取出困难，宜用异物钩或耳刮匙取出；活昆虫可先滴入油剂（食用油亦可）、医用酒精或乙醚，昆虫死后再行镊取或冲洗。

3. 鼓膜　位于鼓室和外耳道之间，为椭圆形、半透明弹性薄膜，浅漏斗状，凹面向外。正常鼓膜标志有紧张部、松弛部、鼓膜脐、锤纹、锤骨短突、光锥（图 2-1-3）。为便于临床描述，沿锤骨柄作一延长线，另经鼓膜脐作一与其垂直相交的直线，将鼓膜分为四个象限：前上、前下、后上、后下（图 2-1-4）。

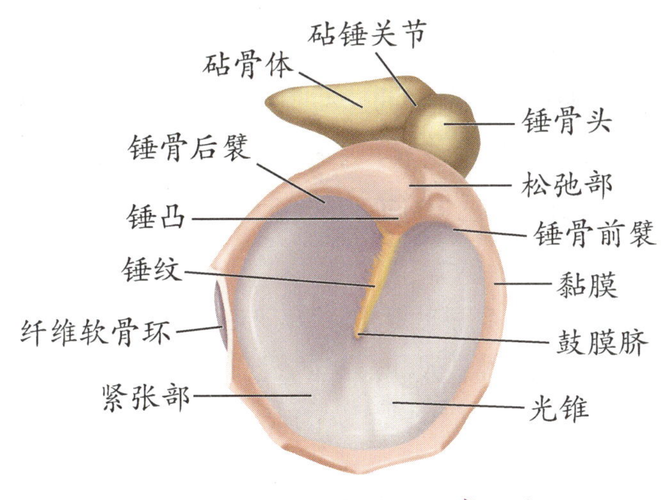

图 2-1-3　右耳鼓膜的正常标志

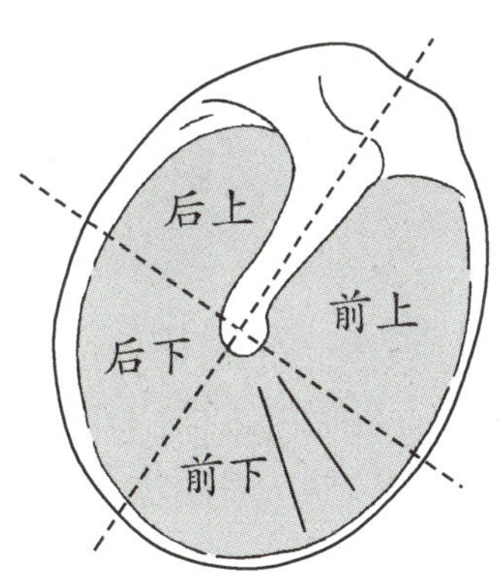

图 2-1-4　鼓膜的四个象限

（二）中耳

中耳是位于颞骨内不规则的含气腔和通道，包括鼓室、咽鼓管、乳突窦和乳突小房。

1. 鼓室　是位于鼓膜与内耳外侧壁之间的不规则含气腔。以鼓膜紧张部上、下缘为界，将鼓室分为上、中、下三部分。鼓室形似一立方体，共有 6 个壁（图 2-1-5）。

（1）上壁：即鼓室盖，分隔鼓室与颅中窝，中耳感染可经此向颅内扩散引起耳源性颅内并发症。

（2）下壁：即颈静脉壁，为一薄骨板，与颈静脉球相隔。

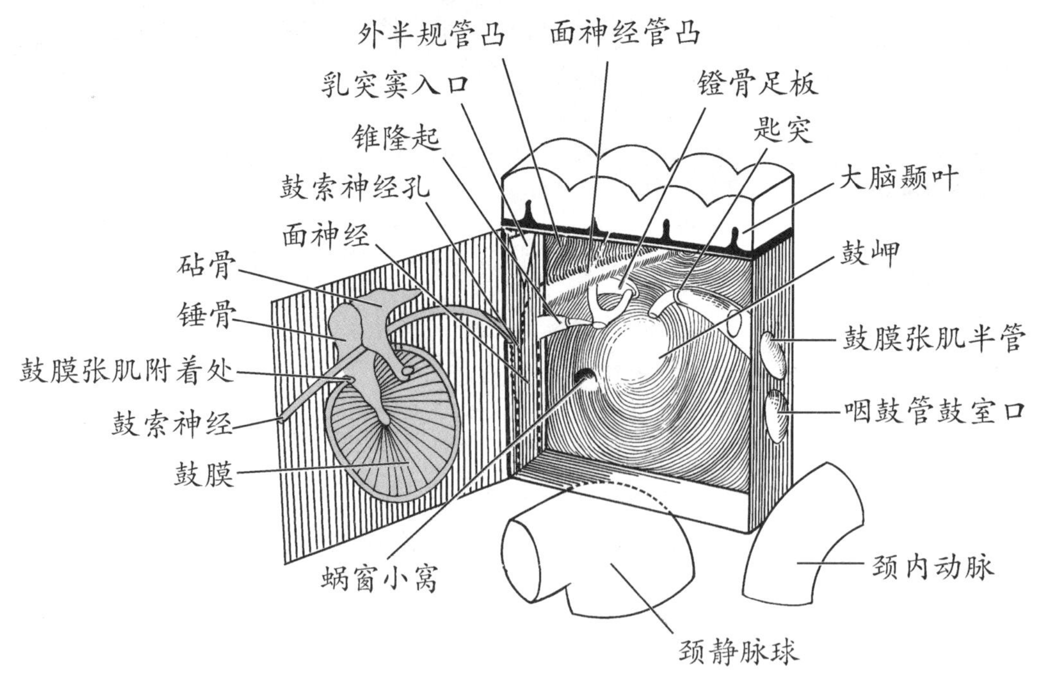

图 2-1-5 鼓室六壁模式图

（3）前壁：即颈动脉壁，上部有鼓膜张肌半管开口和咽鼓管鼓室口；下部借一薄骨板与颈内动脉相隔。

（4）后壁：即乳突壁，上方有乳突窦入口，借此连通乳突内的乳突小房，急性化脓性中耳炎可经此向后扩散，面神经垂直段通过此壁内侧。

（5）内壁：即迷路壁（内耳外侧壁），中央圆形隆起为鼓岬，其后上方有前庭窗（卵圆窗），由镫骨足板和环韧带封闭，与内耳前庭阶相通。鼓岬后下方有蜗窗（圆窗），由蜗窗膜封闭，又称第二鼓膜，与内耳鼓阶相通。前庭窗后上方有面神经水平段经过，急性中耳炎早期可引发面神经麻痹。

（6）外壁：即鼓膜壁，大部分由鼓膜构成，鼓膜的上方为骨部，为上鼓室外壁。

鼓室内容物包括听小骨、肌肉和韧带。听小骨是人体最小的骨，包括锤骨、砧骨和镫骨，锤骨柄与鼓膜相接，镫骨足板借环韧带封闭前庭窗，三者以关节和韧带连结成听骨链，声波振动鼓膜经听骨链将声波传入内耳。

2. 咽鼓管　是连通鼓室与鼻咽的管道，鼓室口位于鼓室前壁，斜向前内下方止于鼻咽侧壁，成人全长约 35mm。咽鼓管咽口平时是闭合的，当吞咽、打呵欠、捏鼻鼓气时开放，空气通过咽鼓管进入鼓室，调节鼓膜内外气压平衡，维持中耳的正常生理功能。咽鼓管黏膜为假复层纤毛柱状上皮，纤毛摆动方向朝向咽口，成人咽鼓管鼓室口高于咽口，有利于鼓室内分泌物排出，同时还有隔音、防止逆行感染的作用。婴幼儿咽鼓管较成人短、平、宽，故咽部感染易引发中耳炎。

3. 乳突窦　为鼓室后上方的含气腔，向前开口于上鼓室，向后与乳突小房相通，上方借乳突窦盖与颅中窝相隔。

4. 乳突小房　为颞骨乳突内许多含气小腔，形态不一，互相连通，向前与乳突窦相通。中耳炎可经乳突窦侵犯乳突小房而引发乳突炎，可经乳突小房入路进行耳内手术。

（三）内耳

内耳又称迷路，位于颞骨岩部内，分为骨迷路和膜迷路，膜迷路位于骨迷路内，两者形状基本相似（图 2-1-6）。骨迷路与膜迷路之间充满外淋巴液，膜迷路内充满内淋巴液，内、外淋巴互不相通。

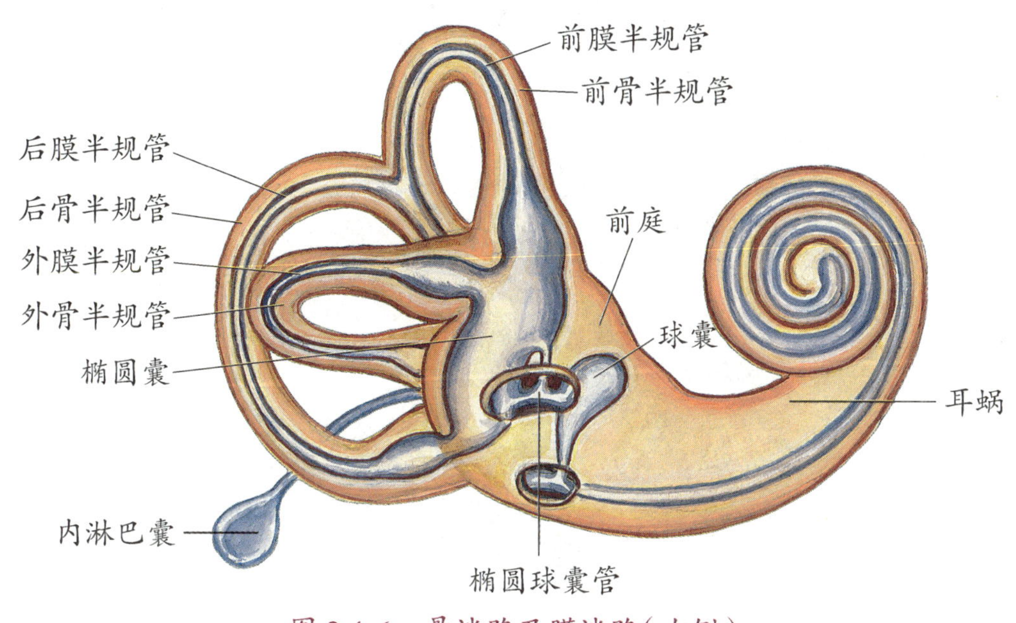

图 2-1-6　骨迷路及膜迷路（右侧）

1. 骨迷路　分为耳蜗、前庭、骨半规管三部分。

（1）耳蜗：位于前庭的前部，形似蜗牛壳，由蜗螺旋管绕蜗轴旋转约两圈半构成。蜗螺旋管有三个管腔：前庭阶、鼓阶和膜蜗管（图 2-1-7）。前庭阶和鼓阶内充满外淋巴液，在蜗顶借蜗孔相交通。膜蜗管内充满内淋巴液。

（2）前庭：呈椭圆形，前连耳蜗，后接骨半规管。外侧壁即鼓室内侧壁，有前庭窗及蜗窗。

（3）骨半规管：位于前庭后上方，由 3 个 C 形骨管互相垂直构成，分别为前、后、外骨半规管。每个半规管的两端均开口于前庭，一端膨大称壶腹，另一端称单脚。前骨半规管与后半规管的单脚合成一总脚，故 3 个骨半规管有 5 孔与前庭相通。

2. 膜迷路　是嵌在骨迷路内封闭的膜性小管和囊，由椭圆囊及球囊、膜半规管和膜蜗管组成，充满内淋巴液。

（1）椭圆囊及球囊：位于骨迷路前庭内，椭圆囊位于后上方，与膜半规管相通，球囊位于前下方，与蜗管相连。内壁上分别有椭圆囊斑和球囊斑，两者均是位置觉感受器，感受头位变化及直线加（减）速度运动的刺激，神经冲动由前庭神经传入脑。

（2）膜半规管：位于骨半规管内，形态与骨半规管相似。骨壶腹内膨大部分为膜壶腹，壁内有壶腹嵴，为位置觉感受器，感受头部旋转加（减）速度运动引起的刺激，神经冲动由前庭神经传入脑。

（3）膜蜗管：位于耳蜗内的前庭阶与鼓阶之间，膜蜗管基底膜上有螺旋器，又名 Corti 器，是听觉感受器，神经冲动由蜗神经传入脑。

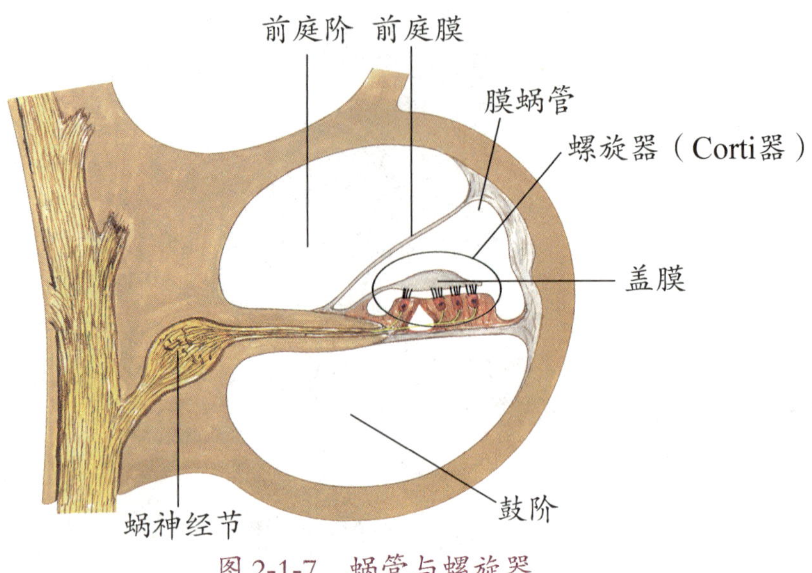

图 2-1-7　蜗管与螺旋器

二、耳的生理

（一）听觉功能

声波传入内耳有空气传导（简称气导）和骨传导（简称骨导）两条途径，正常情况下以空气传导为主。

1. 空气传导　声波→耳郭→外耳道→鼓膜→听骨链→前庭窗→外、内淋巴液→螺旋器→听神经→听觉中枢→产生听觉。

2. 骨传导　声波直接由颅骨传至耳蜗，引起外、内淋巴液振动，刺激基底膜上螺旋器兴奋，产生较弱听觉。

（二）平衡功能

人体维持平衡主要依靠前庭系统、本体感觉系统及视觉系统相互协调，其中前庭系统最为重要。当身体和头位变化时，神经冲动由前庭神经传至中枢，再经传出神经至相应的运动系统，从而维持身体的平衡。

第二节　鼻的应用解剖与生理

一、鼻的应用解剖

鼻由外鼻、鼻腔和鼻旁窦构成。

（一）外鼻

外鼻位于面部中央，由骨和软骨构成支架，外覆皮肤及皮下组织，内衬黏膜。鼻根和鼻背部皮肤薄而松弛，易于移动。鼻尖和鼻翼皮肤较厚，富有皮脂腺和汗腺，为鼻疖、痤疮和酒渣鼻的好发部位（图 2-1-8）。

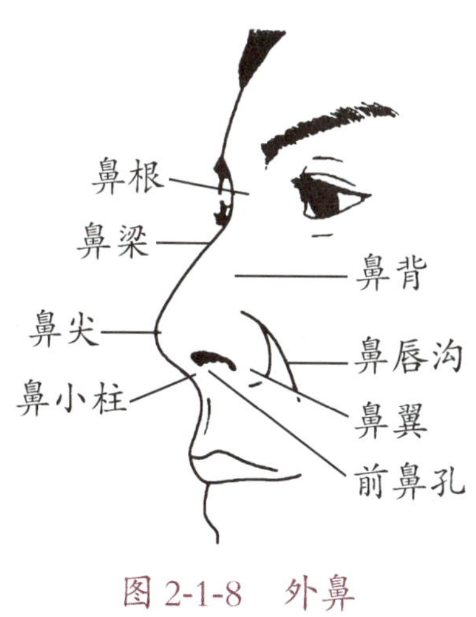

图 2-1-8　外鼻

外鼻静脉经内眦静脉、面静脉汇入颈内静脉，内眦静脉经眼静脉与颅内海绵窦相通，面部静脉无瓣膜，当挤压外鼻和上唇疖肿时，血液可逆流至颅内海绵窦，引发海绵窦血栓性静脉炎（图 2-1-9）。临床上将鼻根与两侧口角之间的三角形区域称"危险三角区"。

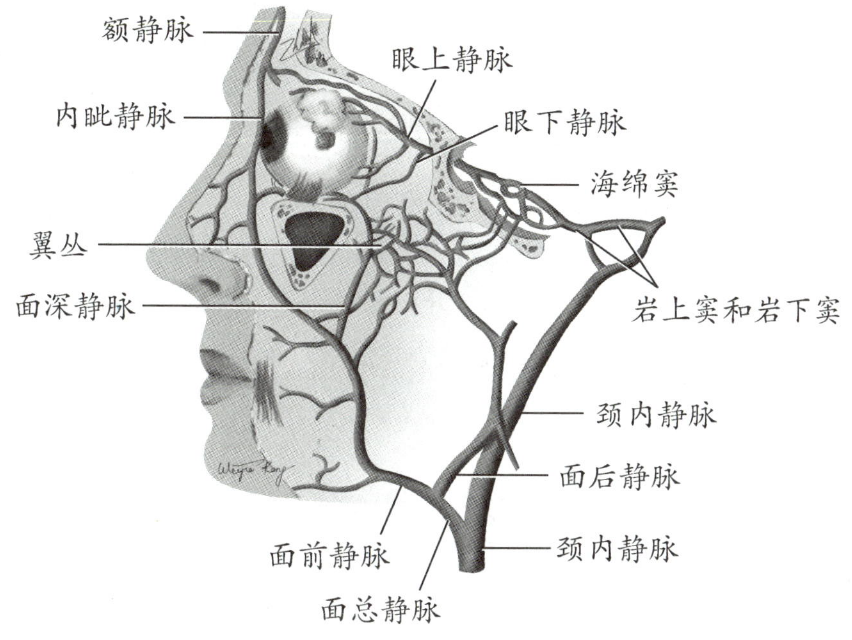

图 2-1-9　外鼻静脉与海绵窦的关系

（二）鼻腔

鼻腔起自前鼻孔，后端与鼻咽相通，被鼻中隔分为左右两侧鼻腔，每侧鼻腔以鼻阈为界又分为鼻前庭和固有鼻腔（简称鼻腔）两部分。鼻阈为鼻前庭皮肤与固有鼻腔黏膜交界处的弧形隆起。

1. 鼻前庭　起自前鼻孔，止于鼻阈，覆盖皮肤，富有鼻毛、皮脂腺和汗腺，易发生疖肿，因缺乏皮下组织疼痛明显。

2. 固有鼻腔　起自鼻阈，止于后鼻孔，覆盖黏膜，有内、外、顶、底 4 壁。

（1）内壁：即鼻中隔，由软骨、筛骨垂直板及犁骨为支架，外覆骨膜、软骨膜和黏膜而成。鼻中隔前下部血管汇聚成丛，位置表浅，外伤或干燥刺激易出血，临床约 90% 的鼻出血好发于此，故称易出血区（也称利特尔区或 Little 区）。

（2）外壁：为鼻腔的重要部分，自上而下有呈梯形排列的上、中、下鼻甲，外覆黏膜，各鼻甲下方的间隙依次称为上、中、下鼻道(图 2-1-10)。

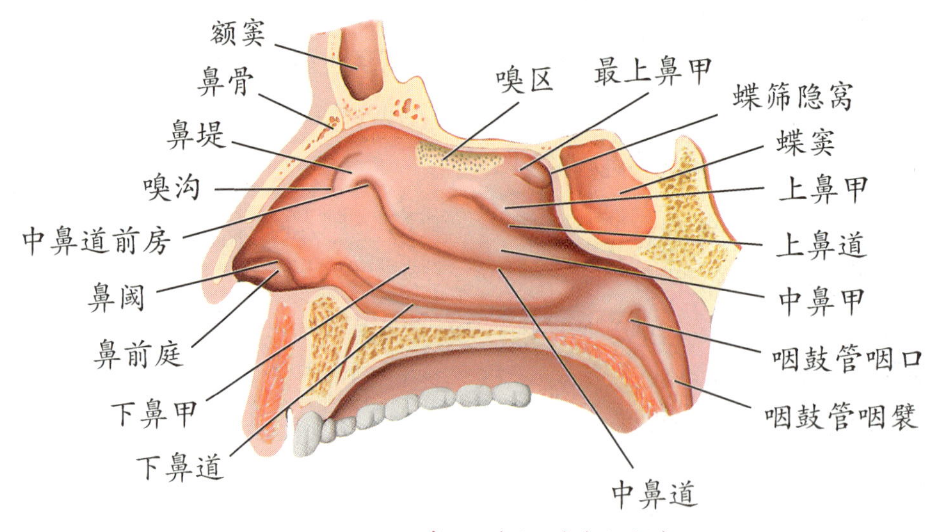

图 2-1-10 鼻腔外侧壁(右侧)

上鼻甲最小,位于鼻腔外侧壁的后上部,属筛骨结构。后组筛窦开口于上鼻道。上鼻甲后上方有蝶筛隐窝,蝶窦开口于此。

中鼻甲稍大,属筛骨结构。中鼻甲游离缘与相对的鼻中隔之间的空隙称为嗅沟或嗅裂。额窦、前组筛窦、中组筛窦及上颌窦均开口于中鼻道。中鼻甲、中鼻道及其附近的区域统称为"窦口鼻道复合体",该区域的解剖异常和病理改变会影响鼻窦的通气和引流,导致鼻 - 鼻窦炎。

下鼻甲最大、最长,为一单独的骨片。下鼻甲后端距咽鼓管咽口 1~1.5cm,肿大时可影响咽鼓管通气而出现耳鸣、耳闷、听力下降等耳部症状。下鼻道外侧壁后部近鼻咽处有鼻 - 鼻咽静脉丛,中老年人鼻腔后部出血常好发于此。下鼻道前上方有鼻泪管的开口,外侧壁前端近下鼻甲附着处骨质较薄,是临床上颌窦穿刺冲洗的进针部位。

(3)顶壁:呈穹隆状,主要由筛骨水平板构成,此板薄而脆,易外伤骨折或手术误伤,导致脑脊液鼻漏或颅内感染。嗅区黏膜内的嗅丝穿过此板的筛孔进入颅内。

(4)底壁:即硬腭的鼻腔面,与口腔相隔。

3. 鼻腔黏膜　分为嗅区黏膜和呼吸区黏膜。嗅区黏膜位于嗅沟平面以上,具有嗅觉功能;呼吸区黏膜为嗅区以外的黏膜部分,覆盖复层或假复层纤毛柱状上皮,有丰富的腺体、杯状细胞,可产生大量的黏液性分泌物,此区含有丰富的毛细血管,对吸入的空气起加温、湿润及净化作用。

(三)鼻旁窦

鼻旁窦简称鼻窦,是指鼻腔周围颅骨内含气的空腔,共有四对(图 2-1-11)。

1. 上颌窦　位于上颌骨内,是鼻窦中最大的一对,有 5 个壁:前壁(即面壁),中央稍凹陷处为尖牙窝;顶壁(即眼眶底),与眶内疾病可相互影响;后外壁与翼腭窝、颞下窝毗邻;底壁(即牙槽突),与上颌第二前磨牙和第一、二磨牙的牙根位置邻近,根尖感染可引起牙源性上颌窦炎；内壁（即部分鼻腔外侧壁），鼻内镜手术时从此入窦腔，有窦口通中鼻道，窦口小，位置高于窦底，不利于引流，故上颌窦炎发病率较高。

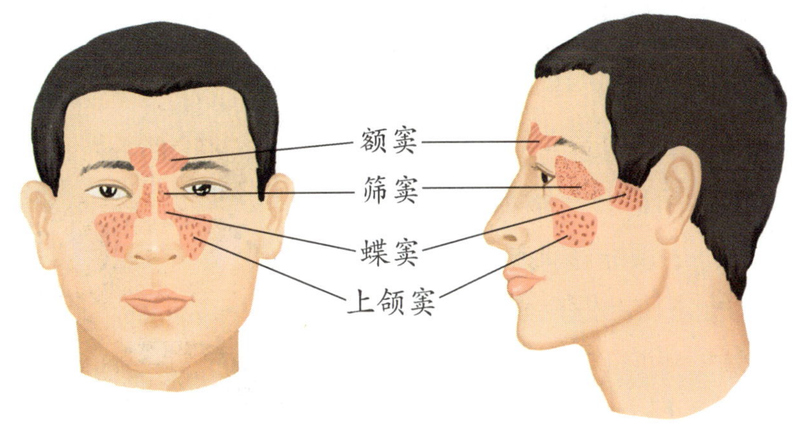

图 2-1-11　鼻旁窦体表投影

2. 筛窦　位于筛骨内，形似蜂房，分为前组筛窦、中组筛窦和后组筛窦，前、中组筛窦开口于中鼻道，后组筛窦开口于上鼻道。筛窦的顶壁借一薄骨板与颅前窝相隔，外伤和手术时易损伤，引起脑脊液鼻漏。后组筛窦的外侧壁菲薄，参与构成眼眶的内侧壁，后组筛窦的感染可引起眶内感染及视神经炎。

3. 额窦　位于额骨内，呈三棱锥体形，窦口位于窦底，开口于中鼻道，炎症时易引流。

4. 蝶窦　位于蝶骨体内，前壁内上方有窦口开口于蝶筛隐窝，其顶、后、外壁均以薄骨板与颅腔相隔，底壁即鼻咽顶壁。

二、鼻的生理

（一）呼吸功能

呼吸是鼻的主要功能，鼻同时对吸入的气体进行清洁、过滤、调温及加湿。

（二）嗅觉功能

吸入含有气味的微粒经过鼻腔嗅区黏膜，刺激嗅细胞产生神经冲动，经嗅神经通路传到嗅觉中枢而产生嗅觉。

（三）共鸣功能

鼻腔和鼻窦在发声时起共鸣作用。若鼻腔因炎症肿胀闭塞时失去共鸣作用，出现“闭塞性鼻音”；若腭裂或软腭麻痹时，鼻咽部不能闭合，出现“开放性鼻音”。

（四）反射功能

鼻黏膜神经丰富，反应极为敏感，外界温度变化可引起鼻黏膜血管反射性收缩和扩张，通过喷嚏反射可排出刺激物。

此外，鼻窦对鼻腔的呼吸、共鸣等功能有辅助作用，同时可减轻头颅重量。

第三节　咽的应用解剖与生理

一、咽的应用解剖

咽是呼吸和消化的共同通道，为上宽下窄、前后略扁的肌膜性管腔，成人长约 12cm。咽位于 1～6 颈椎的前方，上起颅底，下达第 6 颈椎下缘或在环状软骨高度移行为食管。咽以软腭游离缘、会厌上缘平面为界，自上而下分为鼻咽、口咽、喉咽三部分（图 2-1-12）。

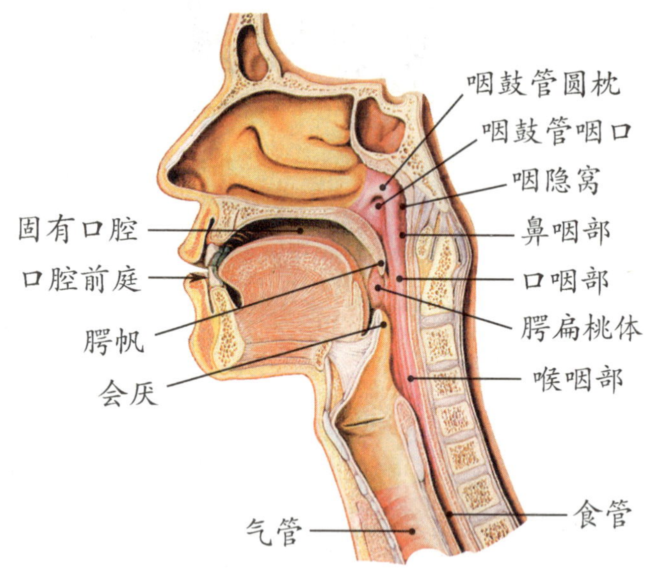

图 2-1-12　鼻腔、口腔、咽正中矢状切面

（一）鼻咽

鼻咽位于鼻腔后方，介于颅底和软腭游离缘之间，向前经鼻后孔通鼻腔，后壁平对第 1、2 颈椎，下方与口咽相通。鼻咽侧壁距下鼻甲后端 1～1.5cm 处有咽鼓管咽口，与鼓室相通，咽部感染可经咽鼓管引发中耳炎；咽鼓管咽口周围有咽鼓管扁桃体，咽口前、上、后方有一弧形隆起，为咽鼓管圆枕，其后上方有一凹陷为咽隐窝，是鼻咽癌的好发部位。鼻咽的顶后壁儿童时期有淋巴组织聚集，呈橘瓣状，称腺样体，又称咽扁桃体，6～7 岁逐渐萎缩，10 岁左右完全退化。

知识拓展

腺样体肥大可能会让孩子“变丑”

腺样体反复炎症刺激发生病理性增生肥大，3～5 岁儿童多见，主要表现为耳部症状（听力减退、耳闷、耳鸣），鼻部症状（鼻塞、流涕、闭塞性鼻音、睡眠打鼾），下呼吸道症状（咽炎、气管炎），长期张口呼吸可致“腺样体面容”（上颌骨变长、硬腭高拱、上牙突出、上唇变厚、面容呆板）。腺样体肥大患儿全身发育及营养状况较差，反应迟钝，注意力不集中，可出现自卑等心理障碍。经保守治疗无效且出现影响呼吸等症状者，应手术切除。

（二）口咽

口咽即通常所指的咽部，位于口腔后方，上接鼻咽，下至会厌软骨上缘与喉咽相通，向前经咽峡与口腔相通。咽峡是由腭垂(悬雍垂)、软腭游离缘、两侧的腭舌弓及舌根共同围成的环状狭窄部分。腭舌弓和腭咽弓之间为扁桃体窝，容纳腭扁桃体。腭扁桃体(习称扁桃体)是咽部最大的淋巴组织，其表面有隐窝，最大的隐窝称扁桃体上隐窝，细菌易在此存留繁殖，形成感染病灶。舌根与会厌之间左右各有一浅凹陷，为会厌谷，为异物易存留处。

在腭咽弓后方有条索状的淋巴组织，称咽侧索。咽后壁黏膜下有散在分布的淋巴滤泡。舌根部有舌扁桃体(图2-1-13)。

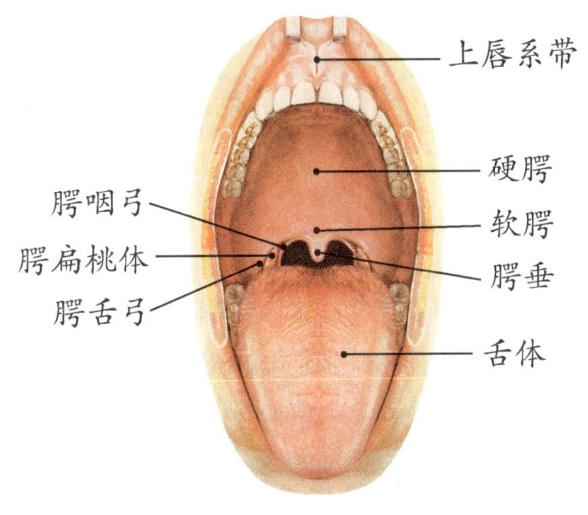

图2-1-13　口咽

(三)喉咽

喉咽上接口咽，前方经喉口通喉腔，下延续为食管。两侧杓状软骨后外侧各有一较深的隐窝，称梨状窝，为异物易存留处。喉上神经内支经此窝入喉黏膜下，在此进行表面麻醉可达理想效果。

(四)咽的淋巴组织

咽部淋巴组织丰富，构成内、外淋巴环。内淋巴环包括腺样体、腭扁桃体、舌扁桃体、咽鼓管扁桃体、咽侧索及咽后壁淋巴滤泡，内淋巴环淋巴汇合后流向颈部淋巴结，后者又互相交通构成外淋巴环，包括咽后淋巴结、颌下淋巴结及颏下淋巴结。咽部炎症或肿瘤可扩散或转移至相应的外淋巴环淋巴结。

二、咽的生理

(一)呼吸功能

咽是上呼吸道的重要组成部分，黏膜含有丰富的腺体，对吸入的空气有继续调温、加湿和清洁作用。

(二)吞咽功能

食物经口进入咽后，软腭上抬关闭鼻咽，咽缩肌收缩，压迫食物向下移动，喉上提，会厌覆盖喉口，食物越过会厌经梨状窝进入食管。

(三)言语形成

发音时，咽腔可通过改变形状产生共鸣，使声音清晰、悦耳，并由软腭、口、舌、唇、齿等协同作用构成各种语言。

(四)免疫保护功能

咽部淋巴组织是保护机体的第一道屏障，尤其腭扁桃体是特别重要的免疫器官，产生的免疫因子及淋巴细胞可以抵御经口、鼻入侵的病原体。这种保护作用在儿童时期尤为重要，故儿童时期不可随意摘除扁桃体。

（五）调节中耳气压功能

咽部不断地进行吞咽，咽鼓管咽口经常得以开放，以调节中耳腔与外界的气压平衡，这是保持正常听力的重要条件之一。

第四节　喉的应用解剖与生理

一、喉的应用解剖

喉是呼吸的通道，又是发音器官，由软骨、韧带、肌肉、纤维组织、黏膜构成，上界为会厌上缘，下界为环状软骨下缘，上借喉口通喉咽，下接气管。成年人喉的位置相当于第3～6颈椎水平，小儿喉部位置较成人高，3个月的婴儿环状软骨弓相当于第4颈椎下缘水平，6岁时环状软骨弓相当于第5颈椎水平（图2-1-14）。

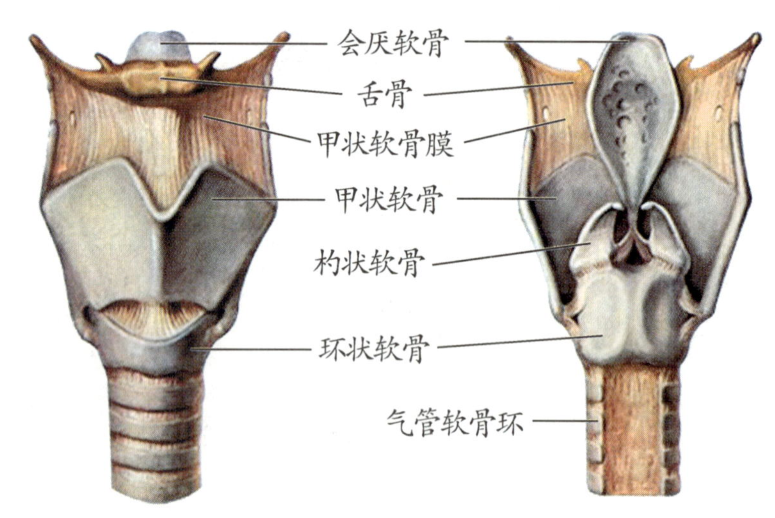

图2-1-14　喉软骨连结

（一）喉软骨

喉软骨构成喉的支架，单块的软骨有会厌软骨、甲状软骨、环状软骨，成对的软骨有杓状软骨、小角状软骨和楔状软骨。甲状软骨为喉部最大的软骨，其上端向前突出称喉结。男性甲状软骨的前缘成锐角，喉结明显，为成年男性的特征；女性为钝角，喉结不明显。环状软骨是喉部唯一完整的环形软骨，对保持呼吸道的通畅极为重要。小儿喉软骨尚未钙化，较成人软，触诊时喉软骨不如成人明显。

（二）喉肌

喉肌分为内外两组：喉外肌位于喉的外部，有固定喉、牵拉喉体上升或下降的功能；喉内肌是与声带运动有关的肌肉，使声门开大或关闭、声带紧张或松弛。

（三）喉腔

喉腔由喉软骨、韧带、喉肌和喉黏膜等共同围成，上经喉口与喉咽相通，向下通气管。喉腔侧壁有两对呈前、后方向走行的黏膜皱襞，上方的一对为前庭襞，两侧前庭襞之间的裂隙称前庭裂；下方的一对为声襞（声带），两侧声襞之间的裂隙称声门裂。喉腔借两对皱襞分为喉前庭、喉中间腔、声门下腔三部分（图 2-1-15）。

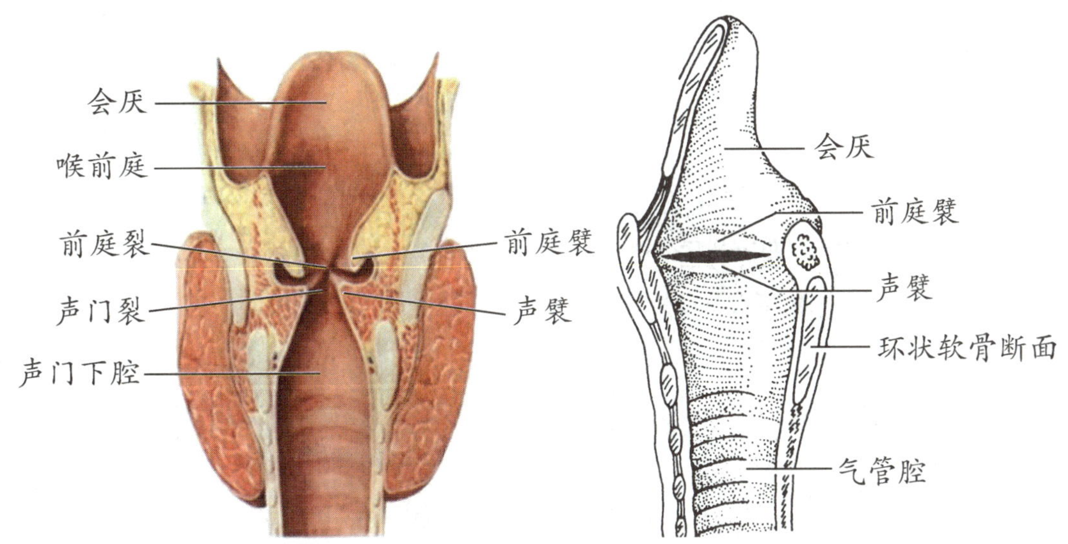

图 2-1-15　喉的冠状切面和正中矢状切面

1. 喉前庭　位于喉口至前庭裂之间，喉口由会厌上缘、杓状会厌襞和杓间切迹共同围成。

2. 喉中间腔　位于前庭裂至声门裂之间，喉镜下，前庭襞呈粉红色，声襞呈白色。喉中间腔向两侧突出的隐窝称喉室，黏膜内富有黏液腺，分泌黏液，润滑声带。声门裂是喉腔最狭窄的部位。

3. 声门下腔　位于声门裂至环状软骨下缘之间，小儿该区黏膜下组织较疏松，血管、淋巴管丰富，所以小儿急性喉炎时容易发生喉阻塞，引起呼吸困难。

（四）喉的神经

喉的神经主要有喉上神经和喉返神经，均为迷走神经的分支。

1. 喉上神经　内支为感觉神经，分布于声带以上黏膜；外支属运动神经，支配环甲肌，维持声带张力。

2. 喉返神经　为喉的主要运动神经，支配除环甲肌以外的喉内肌，感觉支分布于声门下区黏膜。左侧喉返神经行程较右侧喉返神经长，受损机会较多，易发生声带麻痹。

二、喉的生理

（一）呼吸功能

喉是呼吸的通道，吸气时声门开放，呼气时稍内收。深呼吸或运动时，声门裂开大，吸入更多空气，以增加肺内气体交换。声门裂的大小根据机体的需要，受中枢神经系统的反射性调节来完成。

（二）发音功能

声带是发音的重要部位。发音时，声带内收、拉紧，肺部呼出的气流冲击声带发出的声音，称为基音；经过鼻腔、鼻窦、咽腔、口腔、气管和肺的共鸣以及唇、齿、舌、软腭等构音器官，形成具有音调特色的语言。

（三）保护功能

吞咽时喉体上升，会厌盖住喉口，同时前庭襞、声襞内收关闭喉腔，形成三道防线防止食物进入下呼吸道。受到异物刺激可引起反射性咳嗽，将异物咳出。

（四）屏气功能

当机体在完成咳嗽、排便、分娩、举重物等生理功能时，需增加胸腔和腹腔压力，此时声带内收、声门紧闭，这就是屏气。咳嗽时屏气时间短，排便、分娩、举重物等时屏气时间较长。

第五节　气管、支气管、食管的应用解剖与生理

一、气管、支气管的应用解剖与生理

气管起于环状软骨下缘（约平第 6 颈椎），向下至胸骨角平面（约平第 4 胸椎体下缘）分为左、右支气管，分叉处称气管杈。气管杈内面有一矢状位向上凸的半月状隆起，称气管隆嵴，气管隆嵴略偏向左侧，是气管镜检查定位的标志。

气管由 14～17 个 C 形气管软骨环组成，后方缺口处由平滑肌和纤维组织封闭，各环之间有纤维结缔组织相连，气管内衬黏膜。第 2～4 气管软骨环的前方有甲状腺峡。临床抢救急性喉阻塞病人时，常在第 3～5 气管软骨环处行气管切开术。

左主支气管细而长，走行接近水平，向下分为上、下两个肺叶支气管；右主支气管粗而短，走行较垂直，分为上、中、下三个肺叶支气管。气管异物多坠入右主支气管。

气管、支气管的生理功能主要有呼吸调节、清洁呼吸道、免疫功能、屏气反射和防御性咳嗽反射。

二、食管的应用解剖与生理

食管是肌性管道，上端与咽相续（第 6 颈椎体下缘），下行入胸腔，穿膈的食管裂孔进入腹腔，下端与胃连接（第 11 胸椎左侧），全长约 25cm。食管有三处生理性狭窄：第一处狭窄在食管起始处，约第 6 颈椎体下缘水平，距中切牙约 15cm；第二处狭窄在食管与左主支气管交叉处，约第 4、5 胸椎体之间水平，距中切牙约 25cm；第三处狭窄为食管穿过膈食管裂孔处，约第 10 胸椎水平，距中切牙约 40cm。狭窄处常为异物滞留和食管癌的好

发部位，第一处是食管最狭窄部位。临床食管插管时，一定要注意这些狭窄（图 2-1-16）。

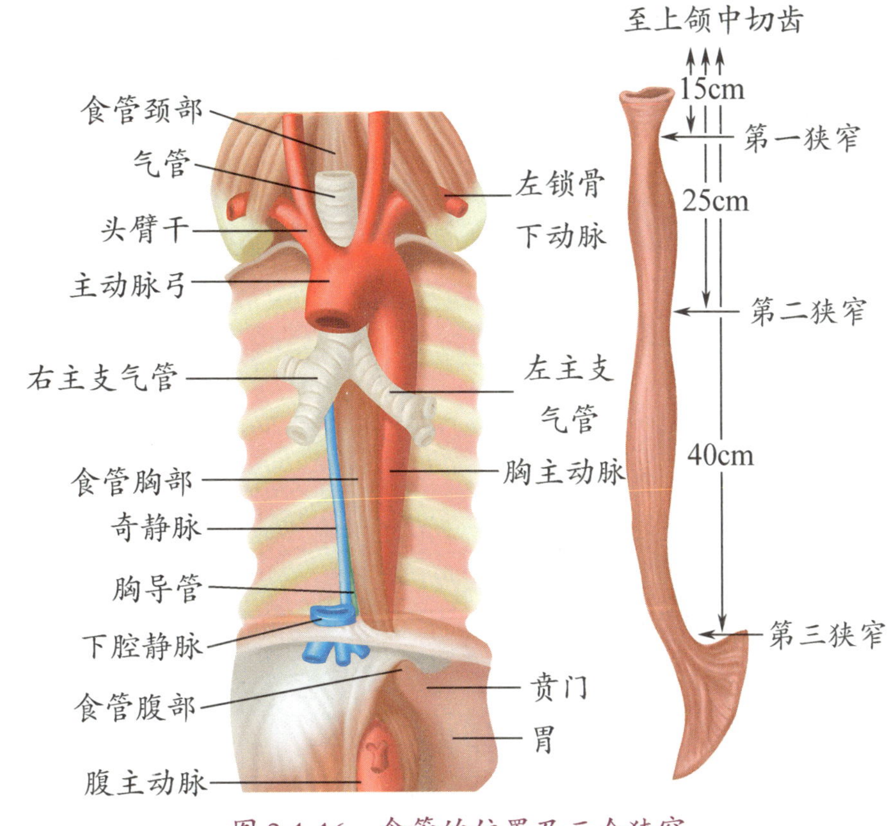

图 2-1-16　食管的位置及三个狭窄

食管为摄入食物的通道，能将咽下的食团和液体运送到胃，并能阻止食物反流（呕吐时除外）。食管壁黏膜下层黏液腺分泌的黏液有润滑保护作用。

本章小结

本章学习重点是鼓膜解剖标志及鼓室的结构特点，鼻腔的结构及鼻窦分组与开口，咽、喉的构成及分区。学习难点是鼓膜解剖标志及鼓室的结构特点，鼻腔的结构及鼻窦分组与开口，咽、喉的构成及分区，食管的三处狭窄。在学习过程中注意掌握重要的解剖结构及临床意义，能够在人体结构图、解剖模型和 3D 解剖软件上熟练指认各解剖结构；注意鼻腔与眼眶、颅脑的关系。学会运用耳鼻咽喉的解剖和生理知识分析常见疾病的病因、临床表现。

（赵莹辉）

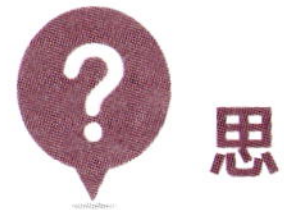

思考与练习

1. 简述婴幼儿为什么易患中耳炎，如何预防。

2. 简述外鼻静脉的特点及其临床意义。
3. 简述四对鼻窦的名称、分组、开口位置及生理功能。
4. 小儿急性喉炎为什么易发生喉阻塞？
5. 简述食管的生理性狭窄及其意义。

第二章 耳鼻咽喉科护理概述

学习目标

1. 具有现代护理理念，有强烈的责任感和同情心，有主动服务病人的职业素养。
2. 掌握耳鼻咽喉科护理评估的方法及手术病人的常规护理要点。
3. 熟悉耳鼻咽喉科的常用护理诊断及常用检查技术。
4. 了解耳鼻咽喉科疾病与护理的基本特征。
5. 能熟练使用常用器械进行体格检查，能根据耳鼻咽喉科手术的特点和要求开展术前及术后护理。

工作情境与任务

导入情景：

小明前天下午游泳时，不小心耳朵进水了，今天感觉耳内胀痛，外耳道有少许分泌物流出。

工作任务：

1. 告知小明需要做的检查及检查目的。
2. 为小明进行外耳道清洁护理。

第一节 耳鼻咽喉科疾病的基本特征与护理的基本要求

一、耳鼻咽喉科疾病的基本特征

1. 耳鼻咽喉涉及语言、听觉、嗅觉、呼吸、消化等多种重要的功能，又因解剖结构和位置的特殊性，临床上急症多而凶险，如鼻出血、气管与食管异物、喉阻塞等，如不及时救治，可引起严重后果，甚至威胁病人的生命。

2. 耳鼻咽喉各器官在解剖结构及组织学上联系密切，因而罹患疾病时常互相累及，如急性鼻炎可并发急性化脓性鼻窦炎及中耳炎。

3. 耳鼻咽喉各器官的局部疾病与全身疾病常常相互影响，如慢性扁桃体炎可导致风湿性心内膜炎，急性传染病、血液病可引发鼻出血。

二、耳鼻咽喉科护理的基本要求

1. 树立以人的健康为中心的现代护理观念，在实施护理过程中，有目的、有计划、系统地收集护理对象现存的或潜在的健康问题，要注意耳鼻咽喉科病人的局部与全身状况，进行整体的、系统的、动态的评估，进而进行正确的诊治和护理。

2. 除了正常的生理功能外，耳鼻咽喉各器官是人与外界沟通的主要桥梁，如听觉、发声等，这些功能障碍可引起病人焦虑、孤独甚至恐惧等，严重影响病人的生活、工作和学习。因此，护理人员要具备强烈的责任感和同情心，认同疾病给病人带来的痛苦，工作耐心、细致，体贴病人，依据病人不同的疾病与心理特点制订个体化的护理措施。

3. 由于耳鼻咽喉各器官具有结构精细、管腔洞狭小的特点，护士要具备扎实的专科护理理论知识、娴熟的专科护理操作技能、敏锐的观察力以及抢救配合的能力。

第二节　护理程序在耳鼻咽喉科病人护理中的应用

护理程序是指护理人员在以满足护理对象的身心需要及恢复或增进护理对象的健康为目标，所提供护理照顾时运用的工作程序，是系统、科学地为护理对象找出健康问题和解决问题的方法。护理程序的基本过程包括护理评估、护理诊断、护理计划、护理措施、护理评价五个步骤。作为耳鼻咽喉科护士，要熟练掌握护理程序的每个环节，通过学习专科知识，认真准确地找出病人的护理问题，制订护理计划，实施护理措施。

一、耳鼻咽喉科病人的护理评估

耳鼻咽喉科病人的护理评估是有计划、系统地收集病人各项资料，并对资料进行科学的分析与判断，以评估病人的身体、心理、社会、文化、经济等状况，是找出护理问题并制订护理计划的依据。

（一）健康史

1. 现病史　了解病人此次患病的经历，主要症状，严重程度，有无诱因，患病后的诊断、治疗过程和治疗效果；发病诱因（受凉、过度劳累、嗜好烟酒等都可成为耳鼻咽喉科疾病的发病诱因）；发病后病人的精神状况、饮食、睡眠。

2. 既往史　评估病人有无高血压、血液病、传染病等全身疾病；有无扁桃体炎并发的风湿病、心脏病、肾炎等；既往患病后的诊断及治疗过程。

3. 环境、职业　耳鼻咽喉各器官与外界直接相通，生活环境及职业因素与耳鼻咽喉科疾病的发生密切相关。如长期工作在噪声环境下可引起噪声性聋；长期工作在粉尘环境下容易患鼻炎、咽喉炎等；教师、演员等职业用嗓者，若发音方法不当可引起喉炎。

4. 家族史、过敏史　某些耳鼻咽喉科疾病的发生与家族史、过敏史有关系。如变应性鼻炎病人常有支气管哮喘、荨麻疹等疾病病史。

5. 个人生活史　了解病人的生活方式，包括饮食习惯、睡眠习惯、有无特殊嗜好。

（二）身体状况

评估耳鼻咽喉科病人的症状、体征、全身状况以及患病后的心理特征等。

1. 耳漏　是指外耳道流出分泌物或在外耳道积聚有分泌物，有脓性分泌物者见于急、慢性化脓性中耳炎；有水样分泌物者应注意有无脑脊液耳漏。

2. 耳聋　即听力下降。耳聋根据病变的部位可分为传导性聋、感音神经性聋和混合性聋三种。耳聋根据程度可分为轻度、中度、中重度、重度和极重度聋5级。

3. 耳鸣　病人主观感觉耳内鸣响，但周围环境中并无相应的声源。耳鸣可分为高音调和低音调，高音调多见于感音神经性病变，低音调多见于传导性病变。

4. 耳痛　为耳部炎症常见症状，如外耳道炎、急性中耳炎等。表现为胀痛、跳痛、压痛等，耳郭牵拉痛多为外耳道或耳郭炎症。

5. 眩晕　为主观的运动错觉，常感自身或外界景物发生运动。周围前庭系统病变可伴有恶心、呕吐、面色苍白、出冷汗及血压下降等自主神经反射症状。

6. 鼻塞　是鼻腔气流阻力增大，由鼻黏膜充血、水肿、增生肥厚或鼻腔分泌物增多、鼻腔新生物等引起，可表现为持续性、间歇性或交替性，常伴有嗅觉障碍、头昏、头痛、耳鸣、耳闷等症状。

7. 鼻漏　指鼻内分泌物外溢。原因不同，性状不同：急性鼻炎早期、变应性鼻炎可见水样鼻漏；外伤或手术后可见脑脊液鼻漏；化脓性鼻窦炎可见脓性鼻漏；鼻部肿瘤、鼻腔异物及鼻外伤可见血性鼻漏等。

8. 鼻出血　由于鼻部本身疾病或全身疾病引起的鼻腔血液流出。病因不同，鼻出血的轻重程度也不同。

9. 嗅觉障碍　可表现为嗅觉减退、嗅觉丧失、嗅觉过敏或嗅觉倒错等。最常见的是鼻腔或颅内病变引起的嗅觉减退及嗅觉丧失。

10. 咽痛　是咽部疾病最常见的症状。咽部炎症、创伤、肿瘤及某些全身疾病如白血病等均可引起咽痛。

11. 咽感觉异常　指咽部除疼痛之外的所有不适感觉，如异物感、痒感、干燥、堵塞感、紧束感等异常感觉，是慢性咽炎的最常见表现。

12. 吞咽困难　可分为阻塞性、神经性和功能性三类。阻塞性吞咽困难多由咽部或食管狭窄、肿瘤、异物、扁桃体肥大等引起；神经性吞咽困难多由咽肌麻痹引起；功能性吞咽困难主要由咽痛引起。

13. 打鼾　是由于软腭、舌根处软组织随呼吸气流颤动而产生的有节奏的声音。各种疾病如鼻炎、扁桃体炎、腭弓肥厚等引起的上呼吸道狭窄及某些全身疾病如肥胖、内分泌紊乱等均可引起打鼾。伴有睡眠呼吸暂停者称为阻塞性睡眠呼吸暂停低通气综合征。

14. 声音嘶哑　是由声门闭合不全或声带震动发生障碍引起，为喉部疾病特有症状之一。常见原因有喉部炎症、肿瘤、神经麻痹、创伤、先天性畸形等。癔病病人也可突发声嘶。

15. 呼吸困难　可分为吸气性呼吸困难、呼气性呼吸困难和混合性呼吸困难。喉源性呼吸困难为吸气性呼吸困难，表现为吸气费力，吸气相延长。

（三）辅助检查

护士还应从病人近期的各种辅助检查结果报告中了解病人的阳性体征、病变范围、病变性质和疾病诊断等。

（四）心理 - 社会状况

疾病引起耳聋、嗅觉障碍、声嘶等生理功能异常，耳鼻咽喉分泌物多并伴有异味等，这些可影响病人的生活、学习与工作，易使病人产生焦虑、孤独，甚至抑郁、恐惧心理。部分病人由于缺乏疾病的相关知识而延误诊疗，会产生悔恨情绪。需要进行特殊检查或手术的病人常有紧张、恐惧心理。

二、耳鼻咽喉科病人常用护理诊断

护理诊断是在护理评估的基础上确定护理对象的护理问题。耳鼻咽喉科病人常用的护理诊断有：

1. 急性疼痛　与耳鼻咽喉各部位炎症、外伤、手术创伤、异物等因素有关。

2. 舒适改变：鼻塞、喷嚏、咽部不适、耳鸣、眩晕等　与相关部位炎症有关。

3. 有感染的危险　与炎症、异物、外伤、手术等危险因素有关。

4. 体温过高　与耳鼻咽喉科各种急性感染有关。

5. 体液不足或有体液不足的危险　与鼻出血、手术出血、咽和食管病变导致食物摄入量不足有关。

6. 清理呼吸道无效　与呼吸道炎症引起分泌物增多及分泌物黏稠、不易排出有关。

7. 有窒息的危险　与喉部、气管异物及急性喉炎、外伤、手术后、肿瘤等有关。

8. 语言沟通障碍　与耳聋、喉部疾病、气管切开或全喉切除术后有关。

9. 吞咽障碍　与咽喉部炎症或气管插管有关。

10. 自我形象紊乱　与耳鼻咽喉各器官先天畸形或手术有关。

11. 感知改变：嗅觉减退或者听觉减退　与鼻部、耳部或者颅内病变有关。

12. 知识缺乏：缺乏有关耳鼻咽喉科疾病预防、保健、治疗等方面的知识。

13. 气体交换障碍　与鼻塞、气管或支气管异物存留阻碍呼吸有关。

14. 焦虑　与担心疾病的治疗、预后、手术并发症以及经济负担等因素有关。

15. 功能性悲哀　与听力丧失或者语言交流障碍有关。

三、耳鼻咽喉科病人护理计划

耳鼻咽喉科病人的护理计划是依据护理评估作出护理诊断后，制订相应护理措施来预防、减轻或解决病人的健康问题，包括排列护理诊断顺序、确定预期目标、制订护理措施。

四、耳鼻咽喉科病人护理实施

护理实施是为达到护理目标而进行护理操作的全过程。每项护理计划的实施要考虑什么时间做、怎么做、需要的知识技能有哪些、是否需要别人的帮助等。但对急诊病人或危重病人则应先采取紧急救护措施，再书写完整的护理计划。

五、耳鼻咽喉科病人护理评价

护理评价是将病人目前的健康状况与预期目标进行有计划、系统的比较并作出判断的过程。通过评价，可以了解病人是否达到了预期的护理目标。

六、耳鼻咽喉科病人护理程序完整应用的案例

【护理评估】

1. 健康史　王先生，35 岁，咽痛、发热 4 天，加重伴呼吸不畅 3 小时就诊。

2. 专科检查　咽部急性充血，双侧扁桃体 2 度肿大，电子鼻咽喉镜下见会厌舌面高度水肿。

3. 心理 - 社会状况　本病起病急、发展快，由于疾病导致呼吸不畅，病人情绪较紧张，有恐惧心理。

【治疗要点】

王先生需要立即住院治疗。尽快控制感染和水肿，以抗生素和糖皮质激素为主；待

形成脓肿后切开引流；如喉阻塞程度较严重，则按喉阻塞的处理原则治疗；进食困难者予以静脉补液等支持疗法。

【护理诊断 / 问题】

1. 有窒息的危险：与会厌高度肿胀阻塞呼吸道有关。
2. 急性疼痛：与会厌充血肿胀有关。
3. 体温过高：与会厌感染引起的炎症反应有关。
4. 恐惧　与病人呼吸困难、害怕窒息死亡有关。
5. 知识缺乏：缺乏对急性会厌炎的认识，未予重视。

【护理目标】

1. 病人呼吸道通畅，无窒息发生。
2. 病人疼痛缓解或可以耐受。
3. 病人炎症得到有效的控制，体温下降至正常。
4. 病人情绪稳定，能积极配合治疗和护理。
5. 病人及其家属了解本病相关知识。

【护理措施】

1. 按医嘱给予足量的抗生素和激素类药物。
2. 密切观察呼吸情况，必要时吸氧、检测血氧饱和度。
3. 床旁备气管切开包。
4. 讲解本病的特点及危害，嘱病人不随意离开病房。

【护理评估】

经过治疗与护理，病人：①疼痛消失；②体温下降；③病人呼吸顺畅，积极配合治疗；④能够正确了解本病的相关预防知识；⑤无并发症发生。

第三节　耳鼻咽喉科常用检查与护理配合

一、耳鼻咽喉科专科检查所需的基本设备与物品

综合医院一般配备耳鼻咽喉科诊查综合治疗工作台（图 2-2-1），它将常用器械、药物及常用功能（如吸引及清洗系统）集于一体，坐椅可升降、旋转，便于操作。常配备的检查器械有额镜、前鼻镜、压舌板、间接鼻咽镜、间接喉镜、枪状镊、膝状镊、直角压舌板、喷雾器、耵聍钩等（图 2-2-2）。常配备的药物有 3% 过氧化氢溶液、1%～2% 丁卡因溶液、0.5%～1% 麻黄碱滴鼻剂、70% 乙醇、0.1% 肾上腺素等。常配备的敷料包括消毒棉球、棉片、纱条及酒精棉球等，分别放于消毒罐内。

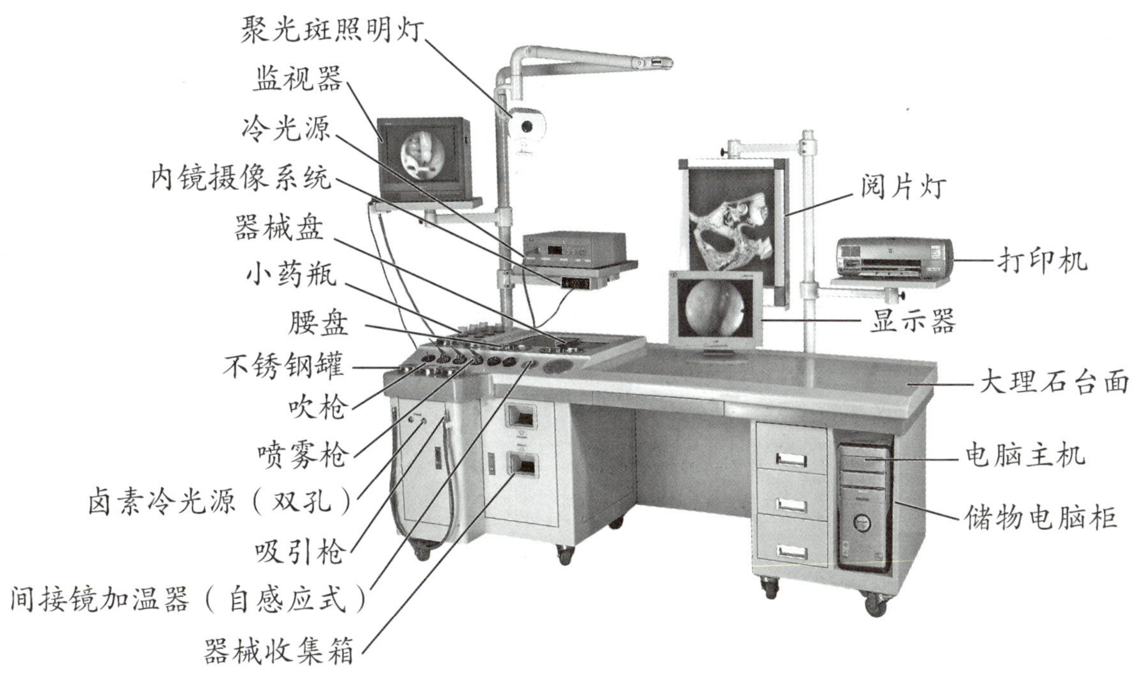

图 2-2-1　耳鼻咽喉科诊查综合治疗工作台

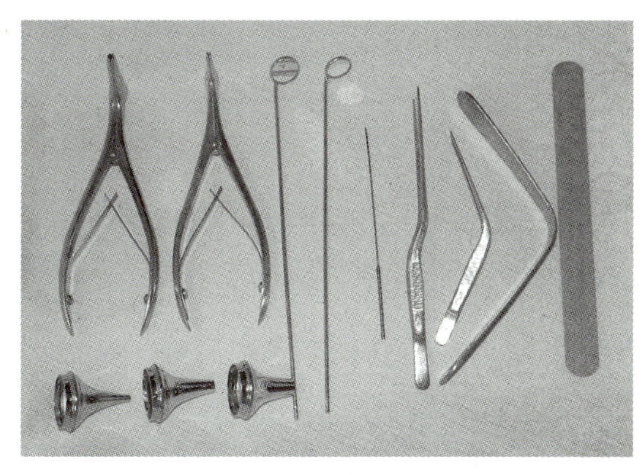

图 2-2-2　耳鼻咽喉科常用器械

由左至右依次为成人前鼻镜、小儿前鼻镜、间接喉镜、后鼻镜、卷棉子、枪镊、膝状镊、直角压舌板、普通压舌板。左下为不同型号耳镜。

二、检查者和病人的位置

被检者取坐位，与检查者相对而坐，上身稍前倾。小儿受检不能配合时，需将小儿抱持，双腿夹住双下肢，右手固定额头部于胸前，左手环抱两臂，将小儿全身固定（图 2-2-3）。

图 2-2-3　小儿检查体位

三、额镜、医用头灯及其使用

1. 额镜　是耳鼻咽喉科必备的检查辅助设备，医护人员应该学会其使用方法。

2. 医用头灯　是LED（发光二极管）灯，照明深度深，温度低，亮度高，方便使用又避免了光污染，详见实训2-1。

四、专科检查与护理配合

（一）耳部检查

1. 耳郭与耳周检查　被检者侧坐，将受检耳朝向检查者。观察耳郭及耳周有无畸形、红肿、瘘口、瘢痕等，进一步检查耳郭有无牵拉痛，耳屏及乳突有无压痛。

2. 外耳道及鼓膜检查　检查者一只手将受检耳郭向后外上方（婴幼儿向后下方）牵拉，使外耳道变直，另一手示指向前推压耳屏，即可观察外耳道有无耵聍、异物及分泌物，皮肤是否红肿等。观察鼓膜的正常解剖标志是否存在，有无充血、内陷、穿孔，中耳有无积脓。若耳道内有脓液或耵聍，应先清洁干净后再检查，耳毛浓密者可用耳镜或鼓气耳镜检查。

3. 咽鼓管检查　主要检查咽鼓管的通气功能，目前常用方法有鼓室压力图测试，其他还有吞咽试验法、波利策法、导管吹张法。

4. 听力检查　分为主观测听和客观测听。主观测听包括语音检查法、表试验、音叉试验、纯音听力测试等，客观测听包括声导抗测试、电反应测听、耳声发射测试等。其中音叉试验、纯音听力测试和声导抗测试临床较为常用。

（1）音叉试验：可初步判断耳聋的性质，是门诊最常用的听力检查法。

（2）纯音听力测试：是利用纯音听力计产生125～8 000Hz的纯音进行听阈及阈上功能测试。根据结果能比较准确地判断耳聋的类型、程度及病变部位。

（3）声导抗测试：是临床常用的客观测听法之一。通过改变外耳道压力，测量鼓膜被压入或拉出时声导抗的动态变化，加以记录形成鼓室导抗图。根据图示可以判断耳聋的部位、病变的性质，还可以对周围面瘫进行定位及判断预后。

5. 前庭功能检查法　是通过一些特殊的测试方式了解前庭功能。前庭功能检查包括平衡功能检查和眼震检查。

知识窗

耳部检查要注意什么？

1. 外耳道有炎症时，牵拉耳郭应轻柔，以免加重病人痛苦。

2. 听力检查时，环境要安静，以免影响检查结果。音叉试验时，击响音叉的力量不能过大，以免产生泛音影响检查结果。

3. 前庭功能检查时，应注意保护病人，以防病人跌倒。

（二）鼻部检查

1. 外鼻检查　观察外鼻有无畸形，皮肤有无红肿、缺失。触诊有无压痛、肿块，鼻骨有无塌陷、移位及骨擦音。

2. 鼻腔检查

（1）鼻前庭检查：被检者头稍后仰，以拇指将鼻尖抬起，观察鼻前庭皮肤有无充血、肿胀、皲裂、溃疡、疖肿，有无鼻毛脱落等。

（2）前鼻镜检查：检查者左手持前鼻镜，两叶合拢，与鼻腔底平行伸入鼻前庭，但不可越过鼻阈（图 2-2-4）。缓慢张开镜叶，右手扶持被检者头部，随检查需要变动头位，依次检查鼻腔各部。注意鼻黏膜有无充血、水肿、息肉样变，鼻甲有无肿大，各鼻道及鼻底有无分泌物，鼻中隔有无穿孔、偏曲，鼻腔内有无肿瘤、息肉、异物等。检查完毕，将镜叶呈半张状态退出，防止钳夹鼻毛引起疼痛。

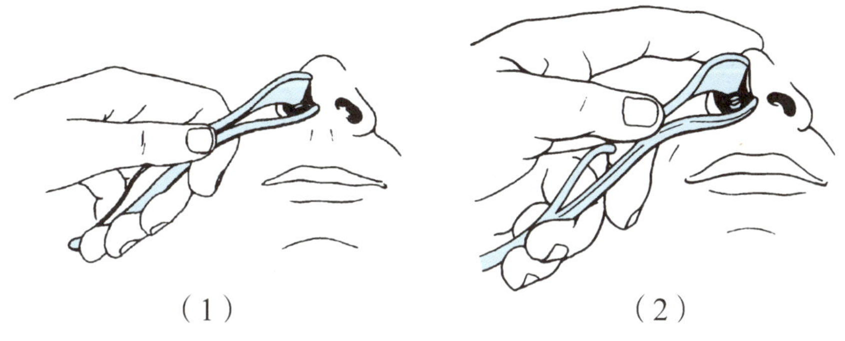

图 2-2-4　前鼻镜使用法

3. 鼻窦检查　观察鼻窦区皮肤有无红肿、隆起，局部有无压痛，包括前鼻镜检查、体位引流法、上颌窦穿刺冲洗法。

4. 嗅觉检查　常用水、乙醇、醋等物质进行测试，检查时两侧先后进行。能够全部辨别者为嗅觉正常；能部分辨别者为嗅觉减退；全部不能辨别者为嗅觉丧失。

5. 内镜检查　是近年来开展的先进的鼻腔及鼻窦检查方法。内镜分为硬管内镜和软管内镜，可直接观察鼻腔黏膜和鼻窦开口处的细小病变，并可在直视下取活检及凝固止血等。

6. 影像学检查　X 线摄片、CT、MRI 是鼻腔及鼻窦疾病的主要影像学检查方法。

知识拓展

鼻部检查要注意什么？

1. 使用鼻镜时，应合拢放入，不能超过鼻阈，以免损伤鼻黏膜；取出鼻镜时两叶稍张开，以免夹住鼻毛引起疼痛。

2. 检查鼻腔时，如黏膜肿胀、鼻甲肥大影响观察，可用 1% 麻黄碱溶液收缩黏膜后再检查，但老年人或高血压病人慎用。

3. 检查完毕，取出前鼻镜时勿将镜叶闭拢，以免钳夹鼻毛。

4. 测试嗅觉时，接触时间不宜过长，以免发生嗅觉疲劳而影响结果。

（三）咽喉部检查

1. 口咽部检查　被检者取端坐位，放松，自然张口，用压舌板轻压病人舌前 2/3 处，观察口咽黏膜有无充血、溃疡或新生物；嘱病人发“啊”音，观察软腭有无下陷或裂开，双侧运动是否对称；悬雍垂是否过长、分叉；双侧扁桃体、腭舌弓及腭咽弓有无充血、水肿、溃疡；扁桃体表面有无瘢痕，隐窝口是否有脓栓或干酪样物，咽后壁有无淋巴滤泡增生、肿胀和隆起。

2. 鼻咽部检查　间接鼻咽镜检查（图 2-2-5）：咽反射较敏感者，可经口喷用 1% 丁卡因溶液，使咽部黏膜表面麻醉后再进行检查。被检者端坐，张口用鼻呼吸以使软腭松弛。检查者左手持压舌板，压下舌前 2/3，右手持加温而不烫手的间接鼻咽镜，镜面朝上，经一侧口角伸入口内，置于软腭与咽后壁之间，勿触及周围组织，以免因咽反射而妨碍检查。调整镜面角度，依次观察鼻咽各壁，包括软腭背面、鼻中隔后缘、后鼻孔、咽鼓管咽口、咽鼓管圆枕、咽隐窝及腺样体。

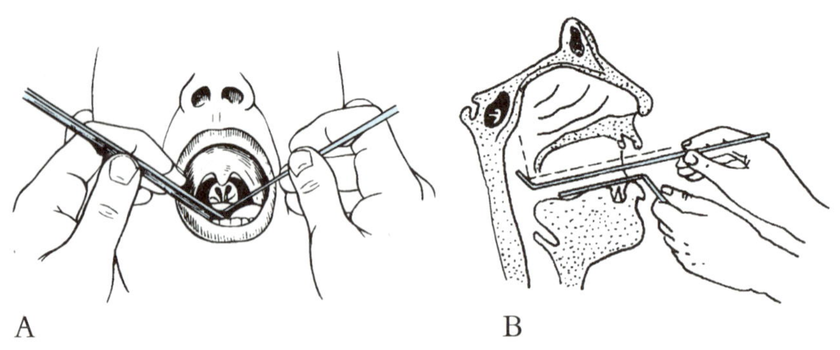

图 2-2-5　间接鼻咽镜检查法

A. 正面观；B. 侧面观。

3. 喉咽及喉部的检查　首先观察喉的形态有无畸形，然后触诊，注意局部有无压痛、颈部有无淋巴结肿大或皮下气肿等，最后用手指捏住甲状软骨两侧左右摆动，并加压力使之与颈椎发生摩擦，正常时应有摩擦音，喉癌时摩擦音可消失。

间接喉镜检查（图 2-2-6）：被检者端坐，张口、伸舌，检查者用纱布包裹舌尖，用左手拇指和中指捏住舌前部并将舌拉出口外，示指抵住上唇以固定。右手持加温而不烫手的间接喉镜，放入病人口咽部，镜面朝下，镜背将悬雍垂和软腭推向后上方，在镜面的成像中观察舌根、会厌谷、会厌舌面、梨状窝等，然后嘱病人发“yi”音，使会厌抬起，即可观察会厌喉面、杓会厌皱襞、室带、声带、声门下区等（图 2-2-7）。检查时注意喉咽及喉腔黏膜有无充血、增厚、结节、新生物等，同时观察声带运动是否对称。

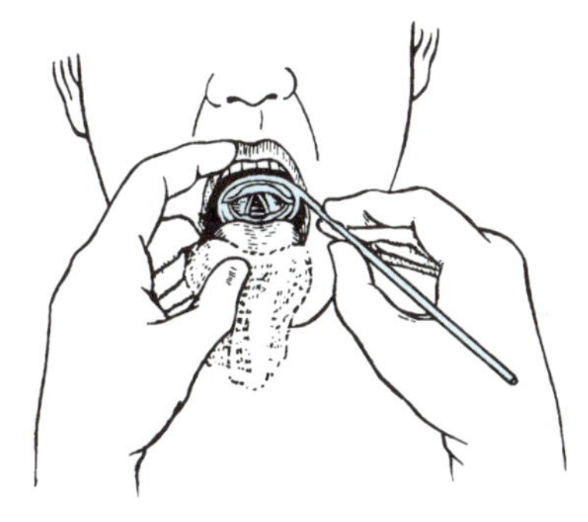

图 2-2-6　间接喉镜检查法

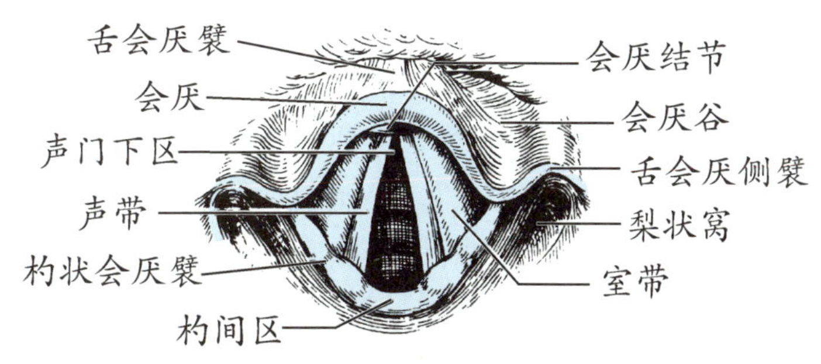

图 2-2-7　间接喉镜检查所见正常喉像

4. 其他检查　常用的检查方法还有纤维喉镜和电子喉镜观察，因电子喉镜镜体轻巧、纤细、灵便，可以明确诊断病灶部位，可以采集图像，因配有显像系统，显示的图片比较清晰，是目前临床上常用的检查设备。必要时可以应用直接喉镜、支撑喉镜、动态频闪喉镜进行检查。其他检查有喉正、侧位X线检查，CT，磁共振，嗓音声学测试，喉肌电图检查，窄带成像等。

知识拓展

咽喉部检查要注意什么？

1. 使用压舌板时不能伸入过深，以免引起恶心、呕吐。

2. 间接鼻咽镜和间接喉镜加温防起雾时，应以操作者的手背试温，以防烫伤。

3. 咽反射敏感者，可先用1%丁卡因溶液做表面麻醉后再检查。使用时应注意总量不超过60mg，并密切观察病人有无中毒反应。

4. 行黏膜麻醉的病人，应等麻木感消失后方可进食，以免发生烫伤、误咽等意外。

第四节　耳鼻咽喉科手术病人的常规护理

一、耳鼻咽喉科手术前常规护理

1. 评估　了解病人对手术治疗的了解和合作程度。术前各项检查结果是否正常，了解病人全身状况，如有无严重糖尿病、高血压等影响手术的内科疾病及其他手术禁忌证。

2. 心理护理　了解病人的心理状态，介绍手术的目的和注意事项，说明术中、术后可能出现的并发症及手术效果等，争取病人的理解和配合。

3. 若需全麻者，术前8小时禁食，2小时禁饮，并按医嘱给予术前用药。

二、耳鼻咽喉科手术后常规护理

1. 全麻未清醒者，平卧，头偏向一侧，防止吸入呕吐物或血液。严格观察病人的生命体征以及伤口情况。局麻病人依据病情选择合适的体位。

2. 局麻病人或全麻清醒后 2～3 小时的病人，进食从少量流质开始，术后第一次进食时护士应加强观察，判断有无异常，以后视病人情况逐渐过渡到半流质或普食。

3. 继续观察生命体征、体温及伤口出血情况，如出血量较多，及时通知医生处理。评估病人术后疼痛程度，解释疼痛原因和持续时间，中度以上疼痛及时处理。

4. 观察病人有无面瘫、眼震、恶心呕吐、呼吸困难等症状。教会病人正确擤鼻方法，即单侧轻轻擤鼻，擤尽一侧后再擤另一侧。叮嘱病人不要用力咳嗽或打喷嚏，以免鼻腔内纱条松动或脱出、伤口裂开而引起出血。嘱病人洗头、洗澡时污水勿进入外耳道。

5. 做好各种导管包括负压引流管、鼻饲管、输液管等的护理。

6. 根据医嘱使用抗生素，预防感染。

第五节　耳鼻咽喉科护理管理

一、耳鼻咽喉科门诊护理管理

（一）环境

1. 保持诊疗室整洁卫生，检查电源开关，保证工作状态安全，为病人提供安全、舒适、整洁、安静的就诊环境。

2. 工作人员应衣着整洁，态度和蔼亲切，礼貌对待病人。

（二）物品

1. 开诊前，应检查并添补诊疗桌上的各种常用检查器械，备好各种所需物品及敷料等，备齐办公用品并摆放到位。下班前，回收、清洁使用过的器械、物品，清理废弃的垃圾。

2. 定期检查抢救器械是否齐全完好，做好贵重、精密仪器的养护、保管及各项记录。

（三）工作内容

1. 遵守耳鼻咽喉科门诊的规章制度，维护门诊秩序，协助医生接待病人。

2. 指导病人填写病历首页，按号就诊，老弱幼小病人应优先安排就诊，急、危重病人（如外伤、鼻出血、呼吸困难等）应安排立即就诊。

3. 协助医生对婴幼儿病人进行检查和治疗（如固定等），遵医嘱进行必要的门诊检查与治疗操作，配合医生完成门诊手术治疗。

4. 开展卫生宣教及健康指导，使病人初步了解疾病的预防保健方法。

二、耳鼻咽喉科隔音室护理管理

隔音室是检查耳听觉功能的场所，应设专职护士或技术人员进行管理。

（一）环境

1. 隔音室室内环境噪声的声压级应达到国家标准，通常声强在 28dB 以下。

2. 保持室内空气清新，整洁，注意防潮。

（二）物品

准备好检查器具及用品，如音叉、纯音听力计、声导抗仪、耳机及检测记录单等。仪器应妥善保管，定期校验。耳机应用肥皂水清洗，并用 70% 的乙醇擦拭。

（三）工作内容

1. 向受试者讲解听力测试的目的、过程及配合注意事项。

2. 测试前，摘去眼镜、耳环、头饰及助听器，清洁外耳道，调整耳机位置。婴幼儿在必要时可遵医嘱给予镇静药。测试中，使受试者处于舒适的体位，保持安静。

3. 测试结束应填写记录单，整理好物品，检查结果送交医生。

三、耳鼻咽喉科内镜检查室护理管理

内镜包括硬管内镜和软管内镜两种，均为贵重精密光学仪器，因此护士应认真管理，并能配合医生进行各种检查。耳鼻咽喉科常用的内镜检查有鼻内镜检查、鼻咽纤维镜检查、纤维喉镜检查等。

（一）环境

检查室应整洁卫生，注意通风、防潮。检查并保证电源工作正常。

（二）物品

1. 仪器设备的保管

（1）建立仪器档案以及使用、保养和维修卡。定期检查，及时维修与保养。

（2）器材不用时，按要求存放，纤维内镜放置时不应扭曲或过度弯曲。

2. 仪器设备使用注意事项

（1）使用仪器时应轻拿轻放，持镜要稳，切忌碰撞，不能过度弯曲导光线。

（2）仪器使用前应用无菌生理盐水彻底冲洗（管腔内镜需用注射器冲洗），以免消毒液刺激组织。

（三）检查前准备

1. 检查室应进行紫外线消毒，配备氧气和常用抢救药品，如肾上腺素、地塞米松，准备好所需要的器械、设备，接通电源。

2. 核查病人所做的常规体检及辅助检查结果，准确掌握内镜检查的适应证、禁忌证。向检查者讲解检查的目的、方法及注意事项，取得病人的配合。

（四）检查后处理

操作结束后，应用清水将所有的器械冲洗干净，尤其是内镜管腔要反复冲洗，内镜消毒灭菌最好用环氧乙烷，也可选用高效器械消毒液浸泡，浸泡时管腔内应充满消毒液。

四、耳鼻咽喉科治疗室护理管理

（一）环境

1. 保持治疗室整洁卫生，注意通风、防潮。检查电源开关，保证工作状态安全。

2. 进入治疗室前工作人员应将工衣、口罩、帽子穿戴整齐。

（二）物品

保证耳鼻咽喉科诊查综合治疗工作台上的器械、药品配备充足，喷雾、吸引等各项功能使用正常。耳鼻咽喉科常用检查及治疗的器械齐全，消毒达到要求，所需物品、敷料配给充足，摆放合理。抢救车物品及药品配备齐全，可以正常使用。

（三）工作内容

1. 引导病人有序进行各种治疗，治疗前与病人充分沟通，使病人了解治疗的目的和注意事项，积极配合治疗。

2. 独立或协助医生进行各种治疗，按耳鼻咽喉科治疗操作规程进行各项治疗操作。

3. 治疗后注意观察，预防不良反应，并做好卫生宣教及健康指导和登记记录工作。

4. 正确使用仪器，定期检查，及时维修保养，保持仪器功能良好。及时补充治疗室的耗材，定期更换器械液及敷料缸。

五、耳鼻咽喉科病房护理管理

（一）环境

1. 病房应保持整洁卫生，保持良好的通风，水、电设施方便、安全，为病人提供安全、舒适、整洁、安静的医疗环境。

2. 工作人员应衣着整洁，态度和蔼亲切，礼貌对待病人。

（二）物品

病床舒适、平稳；各种医疗仪器、设备放置合理；各种器械消毒达到使用要求；敷料、用物及时更换，摆放合理；使用后器械及污物分类或分区域处理妥当。

（三）工作内容

1. 主动热情接待病人，向病人介绍住院制度如陪护制度、外出制度等，协助病人熟悉环境。主动了解病情和病人的心理状态，鼓励病人树立战胜疾病的信心，使病人积极配合护理和治疗。

2. 熟悉各种物品、器材、药品的管理方法和登记制度。相关物品、器材、药品按科室管理规定规范放置、更换和使用，做到供应及时，消毒达标，放置合理，方便开展各种医疗、护理和抢救操作。

3. 熟悉耳鼻咽喉科护理技术管理规范，如护理标准、技术操作规程、疾病护理常规、交叉感染预防措施以及护理资料的管理等，保证护理质量，避免医疗差错和事故。

本章小结

本章学习重点是耳鼻咽喉科手术病人护理评估的内容，耳鼻咽喉科病人常见症状、常见护理诊断，耳鼻咽喉科常用检查及护理管理；学习难点是耳鼻咽喉科病人常用检查的目的、方法。在学习过程中注意局部与整体关系，运用所学基础护理知识对耳鼻喉科病人进行整体护理。

（舒卫宁）

思考与练习

1. 耳鼻咽喉科护理评估的内容有哪些？
2. 耳鼻咽喉科各器官检查时应注意什么？
3. 耳鼻咽喉科手术后护理观察的要点有哪些？

第三章　耳科疾病病人的护理

学习目标

1. 具有同情和理解耳科疾病病人听力下降的困扰并能进行合理心理疏导的职业素养。
2. 掌握耳科疾病病人的护理评估及护理措施。
3. 熟悉耳科疾病病人的护理诊断。
4. 了解耳科疾病的病因与发病机制。
5. 能熟练评估病人、作出护理诊断、制订护理计划并采取正确的护理措施。
6. 能对耳科疾病病人及家属进行正确的健康教育，提高他们的防聋意识。

第一节　外耳疾病病人的护理

工作情境与任务

导入情景：

65 岁的刘先生每次理发后都会叫理发人员帮他掏掏耳朵，自从前天理发掏耳朵后，刘先生觉得耳朵很疼，今天耳朵还流出了黄色的脓液，来医院检查后诊断为“外耳道炎”。

工作任务：

1. 评估刘先生患病的原因。
2. 对刘先生进行健康指导。

外耳与外界直接相通，常见的外耳疾病包括外耳道异物、耵聍及外耳道炎症。外耳道炎症包括细菌性、病毒性、真菌性及免疫反应性等，本节主要介绍细菌性外耳道炎。

外耳道炎是外耳道皮肤的急性或慢性炎症。局限性化脓性外耳道炎又称外耳道疖肿。

【护理评估】

（一）健康史

1. 微生物感染　常见致病菌有：①金黄色葡萄球菌、链球菌、大肠埃希菌等；②真菌。

2. 诱因　外耳道皮肤损伤，如挖耳损伤皮肤；化脓性中耳炎的脓液刺激；游泳、洗头时致外耳道积水；糖尿病和身体虚弱者易患本病。

（二）身体状况

1. 症状　分急性、慢性两种。急性者可有发热或全身不适等症状，局部表现为耳痛、灼热感，可有少量分泌物。外耳道疖耳痛较剧，张口、咀嚼时加重，牵拉耳郭或按压耳屏时疼痛加剧。慢性者以外耳道痒为主。真菌性外耳道炎一般有耳内发痒及闷胀感，有时为奇痒，以夜间为甚，常继发于慢性化脓性中耳炎。

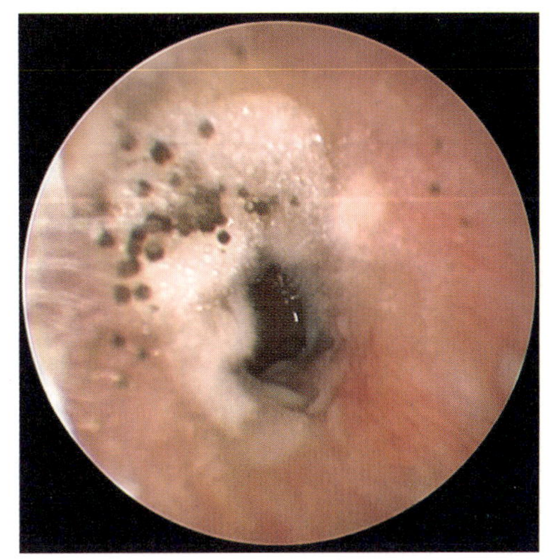

图 2-3-1　外耳道真菌

2. 体征　急性者外耳道皮肤弥漫性红肿、糜烂；外耳道变窄；可有耳周淋巴结肿大、压痛。外耳道疖初为皮肤局部红肿，疖成熟后可见白色脓点。慢性外耳道炎者外耳道皮肤可有增厚、皲裂、脱屑、豆腐渣样分泌物等改变。真菌感染者外耳道和鼓膜覆盖有黄黑色或白色粉末状或绒毛状真菌（2-3-1），有状如薄膜或呈筒状的痂皮，合并细菌感染时，可有耳痛、流脓。

（三）心理 - 社会状况

病人因耳痛、耳痒等影响睡眠和饮食而产生紧张、烦躁，长期不愈者常有焦虑不安。

【治疗要点】

1. 局部洁耳、滴耳治疗　分泌物多时，可用 3% 过氧化氢溶液清洗外耳道，每日 2～3 次，再使用抗生素滴耳液滴耳，如氧氟沙星滴耳液、盐酸洛美沙星滴耳液，儿童可用刺激性小的雷夫诺尔滴耳液。耳痒严重者，使用抗组胺药或糖皮质激素治疗。

2. 炎症重的病人全身应用广谱抗生素抗炎治疗。

3. 成熟的疖肿切开引流。

4. 积极治疗全身疾病，增强机体抵抗力。

【护理诊断和护理措施】

护理诊断/问题	护理措施	学习重点与思考
舒适受损：耳痛、耳痒　与外耳道炎症刺激有关。	指导病人正确用抗生素滴耳液滴耳。头向健侧倾斜，拉住耳郭上部向上提，将药液滴入外耳道。患耳朝上侧卧 3～5min，保持药液多接触病变处。	1. 简述外耳道炎的原因有哪些。 2. 外耳道冲洗时有哪些注意事项？ 3. 简述外耳道炎的护理措施。
体温过高　与外耳道感染有关。	1. 观察体温变化，遵医嘱物理或药物降温。 2. 全身使用抗生素者，观察药物的作用及不良反应。	
知识缺乏：缺乏外耳道炎的防治知识。	1. 嘱病人定期到医院清理外耳道耵聍。自行挖耳勿损伤外耳道皮肤。保持外耳道清洁，避免外耳道进水。 2. 帮助反复发作的病人寻找是否有全身慢性病。	

知识窗

耵 聍 栓 塞

耵聍，为外耳道软骨部皮肤的耵聍腺所分泌的淡黄色黏稠液体，分泌物干燥后呈薄片状，或呈痂块状，称为耵聍，俗称"耳屎"。耵聍具有保护外耳道皮肤和黏附外物（如尘埃、小虫子等）的作用。平时借咀嚼、张口等运动，耵聍可自行脱落排出。耵聍分泌过多或排出受阻，则在外耳道内聚集成团，阻塞外耳道，称为耵聍栓塞。耵聍栓塞可影响听力或诱发炎症，是耳鼻喉科常见病之一。

耵聍栓塞的治疗与护理方法有：①较小或片状者，可用镊子取出；②耵聍钩钩住耵聍栓，轻轻转动钩出，注意避免损伤外耳道及鼓膜；③如耵聍较硬，不易取出，或耵聍与外耳道嵌顿紧密，取出过程中病人疼痛明显难以配合，可先用 5%～10% 的碳酸氢钠溶液滴耳，每天 3～5 次，每次滴药后患耳向上静置 5～10 分钟，连续 3～4 日后待耵聍软化再取出或者冲洗取出。冲洗液温度以接近体温为宜，过热或过冷易刺激内耳引起眩晕。勿损伤鼓膜，有急、慢性化脓性中耳炎及鼓膜穿孔者，忌冲洗。④合并感染者应先控制感染，待感染控制后再取出耵聍。⑤禁止用挖耳勺强行取耵聍，以免损伤外耳道及鼓膜。

第二节　鼓膜外伤病人的护理

鼓膜外伤是指鼓膜遭受直接或间接外力冲击引起的损伤。

【护理评估】

（一）健康史

1. 直接性损伤　多因用硬物挖耳刺伤鼓膜所致。

2. 间接性损伤　多因空气压力急剧变化所引起，如掌击耳部、爆破声冲击、跳水等。外耳道冲洗时操作不当可导致水压过大损伤鼓膜。

询问病人的病史，有无外伤史，评估听力下降的程度等。

（二）身体状况

单纯鼓膜外伤，可见外耳道少量血迹，鼓膜多呈不规则裂隙状穿孔（图 2-3-2），表现为突发耳痛、听力减退伴耳鸣、耳闷，外耳道有少量出血。如内耳受损，还可出现眩晕、恶心及混合性聋。合并颞骨骨折时，则有耳出血、脑脊液耳漏的表现。

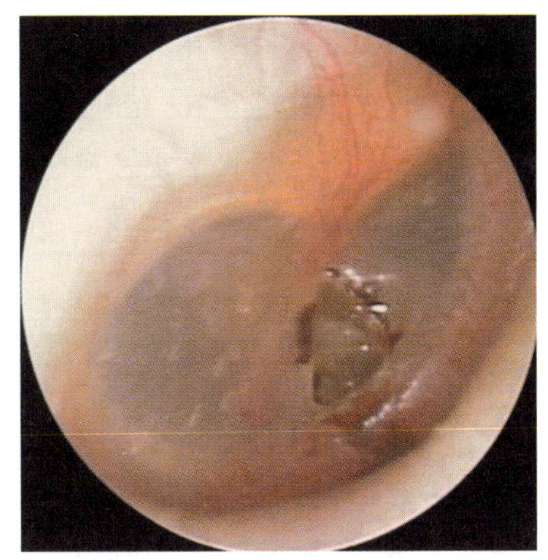

图 2-3-2　外伤性鼓膜穿孔

（三）辅助检查

可疑病例用耳内镜检查可明确诊断。听力检查呈传导性聋，内耳损伤者呈混合性聋。纯音听力计可检查听力损害的程度。怀疑颞骨骨折者，可行颅底 X 线或 CT 扫描等影像学检查。

（四）心理 - 社会状况

病人可因耳鸣、听力减退而产生焦虑情绪。通过与病人沟通交流，了解其心理状态。

【治疗要点】

1. 预防感染，促进鼓膜伤口愈合。
2. 穿孔较大而不能自然愈合者，可行鼓膜修补术。

【护理诊断和护理措施】

护理诊断 / 问题	护理措施	学习重点与思考
舒适受损：耳痛、耳鸣　与鼓膜穿孔有关。	1. 疼痛明显时遵医嘱给予止痛药物。 2. 单纯穿孔 3～4 周内可自愈。告知病人外伤后 2 周内外耳道不可进水或滴药，勿用力擤鼻、打喷嚏等。	1. 简述外伤性鼓膜穿孔的原因有哪些。 2. 外伤性鼓膜穿孔病人的临床表现有哪些？ 3. 怎样对外伤性鼓膜穿孔病人进行护理？
有感染的危险：与鼓膜穿孔有关。	清除外耳道异物、血痂，酒精棉球消毒后，可留置一消毒干棉球，防止外界污物进入耳内，每天更换棉球。	
焦虑：与鼓膜穿孔有关。	向病人讲解疾病相关知识。告知病人若有发热、外耳道有脓性分泌物流出等感染现象，立即就诊。	
知识缺乏：缺乏预防鼓膜外伤的相关知识。	1. 外伤后伴有脑脊液耳漏者，禁止堵塞外耳道。 2. 养成良好的卫生习惯，不用发卡类硬物挖耳。 3. 遇到爆破情况或跳水、潜水时，注意保护双耳。	

知识窗

鼓膜修补术适应证

1. 慢性化脓性中耳炎所致的鼓膜紧张部穿孔，无分泌物2个月以上。
2. 外伤性鼓膜穿孔，经观察3个月不能自愈者。
3. 鼓室内无鳞状上皮及隐匿胆脂瘤者。
4. 听力检查示听骨链及两窗功能正常者。
5. 咽鼓管功能良好者。

第三节　中耳疾病病人的护理

工作情景与任务

导入情景：

患儿，男，6岁，出现双耳闷胀感、听力下降2个月，体位发生变化时，听力有暂时改善，前来医院就诊。医生检查后诊断为分泌性中耳炎。

工作任务：

1. 请找出患儿的护理诊断。
2. 对患儿及家属进行健康指导。

一、分泌性中耳炎

分泌性中耳炎是以传导性聋及鼓室积液为主要特征的中耳非化脓性炎性疾病。本病可分为急性和慢性两种，病程迁延8周以上者为慢性。此病冬春季多发，为儿童和成人常见的听力下降原因之一。

【护理评估】

（一）健康史

1. 咽鼓管功能障碍　包括咽鼓管机械性阻塞及咽鼓管开闭功能障碍，多见于慢性鼻炎、鼻窦炎、腺样体肥大、鼻咽部肿瘤等。

2. 感染　为中耳的轻度感染，多见于上呼吸道感染。

3. 变态反应　与慢性分泌性中耳炎有关。

4. 气压损伤　飞行、潜水的急速升降可引发此病，临床上称为气压性中耳炎。

评估病人是否有感冒、鼻窦炎、腺样体肥大等病史，近期有无飞行、潜水史。

（二）身体状况

1. 症状　耳内闭塞感，按压耳屏后症状可暂时减轻；听力下降伴自听增强，当头位前倾或偏向患侧，听力可暂时改变；低音调间歇性耳鸣；轻微耳痛。部分病人可有发热、乏力等不适。

2. 体征　急性期可见鼓膜充血，以周边部明显；鼓膜内陷，表现为光锥缩短、变形或消失，锤骨短突明显外突。鼓室积液时，鼓膜呈淡黄或琥珀色，有时可透过鼓膜见到液平面，当头位置变动时，液平面与地面的平行关系不变。透过鼓膜偶可见到气泡。慢性者鼓膜可增厚、变混浊。

（三）辅助检查

1. 听力测试　音叉和纯音听力计测试结果多为传导性聋。声导抗测试图呈平坦型（B型）曲线或高负压型（C型）曲线，B型曲线为分泌性中耳炎的典型曲线，C型曲线则提示咽鼓管功能不良。

2. 影像学检查　对于一侧鼓室积液的成年病人，应特别注意检查有无鼻咽癌的可能。

（四）心理-社会状况

急性期因耳鸣、听力下降易产生焦虑不安。慢性病人因病程长、病情反复而焦虑和失望。儿童因听力下降导致注意力不集中，对声音反应迟钝，影响人际沟通，会导致病人自卑。

【治疗要点】

1. 积极消除病因，改善咽鼓管通气功能，如腺样体切除，鼻息肉、肿瘤切除。

2. 局部1%麻黄碱和含有激素的抗生素滴鼻液交替滴鼻，每日2～3次，保持鼻腔和咽鼓管引流通畅。

3. 有感染者早期应用抗生素，控制感染。有变态反应者可局部使用糖皮质激素进行治疗。

4. 鼓室积液者实施鼓膜穿刺术；穿刺无效者行鼓膜切开置管术，清除中耳腔积液。

【护理诊断和护理措施】

护理诊断/问题	护理措施	学习重点与思考
感知紊乱：听力下降　与鼓室积液有关。	1. 使用抗生素、激素治疗者，观察药物的毒副作用。 2. 鼓室积液较多的病人，配合医生进行鼓膜穿刺抽液或鼓膜切开置管清除积液，禁止水入耳，预防感染。 3. 置管者需定期复查，至少每3个月复查一次。	1. 归纳总结分泌性中耳炎的病因。 2. 简述分泌性中耳炎护理措施有哪些。
舒适受损：耳痛、耳鸣、耳闷　与鼓室积液有关。	1. 正确使用滴/喷鼻剂，注意取头低位滴/喷鼻。 2. 可配合医生进行咽鼓管吹张，正确指导病人进行捏鼻鼓气、吹气球或捏鼻吞咽。	
知识缺乏：缺乏本病的治疗和预防知识。	1. 指导病人正确滴鼻、擤鼻。 2. 预防感冒，积极治疗鼻咽部疾病。 3. 儿童定期行听力检查，对于儿科疾病做到早发现早治疗。	

知识窗

鼓膜穿刺术

鼓膜穿刺抽液，成人用局部麻醉，小儿用全身麻醉。以针尖斜面较短的7号针头，在无菌操作下从鼓膜前下象限刺入鼓室，抽吸积液，必要时可1～2周后重复穿刺，可于抽液后注入糖皮质激素类药物。

二、急性化脓性中耳炎

工作情景与任务

导入情景：

患儿，男，3岁。2天前出现咳嗽、流涕、发热，昨天下午出现右耳疼痛，自觉可以忍受，夜间疼痛加重，患儿哭闹不止。今晨患儿突然不哭了，医生检查发现，患儿右耳外耳道有液体流出。

工作任务：

1. 给该患儿降温。

2. 做好外耳道分泌物的清洁。

急性化脓性中耳炎是中耳黏膜的急性化脓性炎症，好发于儿童，冬春季多见，常继发于上呼吸道感染。

【护理评估】

（一）健康史

1. 细菌感染　常见的致病菌有葡萄球菌、链球菌、肺炎球菌等。

2. 感染途径　①咽鼓管途径：是最常见的感染途径，常因上呼吸道感染后擤鼻涕、打喷嚏等使鼻咽部气压增大，细菌经咽鼓管逆行进入中耳。跳水或游泳时呛水、婴儿呛乳等亦为常见诱因。婴幼儿咽鼓管具有短、平、宽的特点，细菌更易经咽鼓管感染中耳腔，故婴幼儿较成人更易患本病。②外耳道鼓膜途径：鼓膜穿刺、鼓室置管、鼓膜外伤，致病菌由外耳道直接进入中耳。③血行感染：极少见。

评估病人是否有上呼吸道感染、传染病等病史；是否有鼓膜穿刺、置管病史。

知识窗

为什么哺乳姿势不当可引起中耳炎？

不恰当的哺乳姿势如平卧位、仰卧位哺乳，由于幼儿的咽鼓管比较平直，且管腔较短，内径较宽，奶汁可经咽鼓管呛入中耳引发中耳炎。因此母亲给婴儿喂奶时应取坐位，把婴儿抱起呈斜位，头部竖直吸吮奶汁。

（二）身体状况

1. 症状

（1）全身症状：畏寒、发热、倦怠、食欲减退。小儿全身症状较重，一旦鼓膜穿孔，体温很快恢复正常，全身症状明显减轻。

（2）耳痛：多数病人鼓膜穿孔前疼痛剧烈，表现为波动性跳痛或刺痛，可向同侧头部放射，小儿表现为挠耳、哭闹。鼓膜穿孔流脓后耳痛减轻。

（3）听力减退及耳鸣。鼓膜穿孔，有脓性分泌物耳漏。

2. 体征　鼓膜呈弥漫性充血、水肿、外隆，正常标志消失，局部可见小黄点。若炎症不能得到及时控制可发展为鼓膜穿孔。儿童可有乳突部压痛。

（三）辅助检查

1. 听力检查　呈轻、中度传导性聋。

2. 实验室检查　白细胞总数增多，中性粒细胞比例增高，鼓膜穿孔后血象逐渐正常。

（四）心理－社会状况

病人因剧烈耳痛、听力下降及发热等出现烦躁不安。小儿常哭闹，导致家长焦虑不安。

【治疗要点】

控制感染、通畅引流、去除病因为本病的治疗原则。

1. 尽早用足量有效抗生素控制感染，常用头孢菌素类或青霉素类抗生素，疗程要足，一般耳流脓停止后继续使用抗生素 1 周，避免转为慢性化脓性中耳炎。

2. 清洁外耳道，通畅脓液引流，局部用抗生素滴耳液滴耳。

（1）鼓膜穿孔前用 1%～2% 苯酚甘油及 0.3% 氧氟沙星滴耳液滴耳，可消炎止痛。鼓膜穿孔后禁止苯酚甘油滴耳液滴耳，以免腐蚀鼓膜及鼓室黏膜。

（2）鼓膜切开术：全身及局部症状较重，鼓膜膨出明显，经保守治疗效果不明显时，或鼓膜虽已穿孔，但穿孔太小，分泌物引流不畅者行鼓膜切开。

（3）鼓膜穿孔后：①可先用 3% 过氧化氢溶液或硼酸水彻底清洗外耳道脓液，拭干；②滴入抗生素滴耳剂，如 0.3% 氧氟沙星滴耳剂等。③当脓液已减少，炎症逐渐消退时，可用甘油或酒精制剂滴耳，如 3% 硼酸甘油、3% 硼酸乙醇等。④炎症完全消退后，穿孔大多可自行愈合。流脓已停止而鼓膜穿孔长期不愈合者，可行鼓膜修补术。

3. 病因治疗　积极治疗鼻部及咽部慢性疾病，预防中耳炎复发。

【护理诊断和护理措施】

护理诊断 / 问题	护理措施	学习重点与思考
急性疼痛 与中耳急性炎症有关。	1. 评估疼痛程度，遵医嘱给予止痛药物。 2. 需要鼓膜切开者，做好解释工作，协助医生进行手术。	1. 急性中耳炎的病因有哪些？ 2. 简述急性中耳炎的治疗原则有哪些。 3. 详细描述急性化脓性中耳炎病人的护理诊断及护理措施。
体温过高 与细菌感染有关。	1. 遵医嘱使用有效抗生素，观察药物毒副作用。 2. 监测生命体征，观察体温变化，给予物理或药物降温。	
潜在并发症： 急性乳突炎、耳源性并发症。	注意观察病人全身状况，若高热不退，出现恶心呕吐、剧烈头痛等症状，耳郭后上方乳突部位有红肿、压痛，可能出现了并发症，及时报告医生并协助处理。	
舒适改变 与耳漏有关。	可将清洁棉球塞入外耳道以防止脓液污染面部及颈部的皮肤。	
知识缺乏： 缺乏本病的治疗和预防知识。	1. 向病人讲解正确的滴耳知识，告知病人鼓膜穿孔后禁用粉剂，以免影响引流；使用的滴耳剂应为无耳毒性药物。 2. 做好宣教工作：①正确的哺乳姿势；②预防感冒。③及时、彻底治疗急性化脓性中耳炎，避免其转为慢性。④鼓膜穿孔未愈者不宜游泳，防止污水进入患耳。	

三、慢性化脓性中耳炎

工作情景与任务

导入情景：

病人男性，65 岁，主诉“左耳反复流脓伴听力下降 30 年”，2 周前自觉左耳内不适，伴少量脓性分泌物，有高调耳鸣，无眩晕、呕吐，耳道无流血或豆腐渣样分泌物。

工作任务：

1. 对该病人进行护理评估并作出护理诊断。
2. 列出该病人的护理计划。

慢性化脓性中耳炎多因急性化脓性中耳炎延误治疗或治疗不当，迁延所致，为中耳黏膜、骨膜或深达骨质的慢性化脓性炎症，病变多累及乳突部，病程迁延超过 8 周。主要临床特点为反复耳流脓，鼓膜穿孔及听力下降。严重者可引起颅内外并发症，危及生命。

【护理评估】

（一）健康史

1. 多见于急性化脓性中耳炎治疗不彻底，或细菌毒力过强，或急性传染病、慢性病、营养不良等造成机体免疫能力低下，都可使急性中耳炎病变迁延不愈成为慢性中耳炎。

2. 邻近器官病灶　腺样体肥大、慢性扁桃体炎、鼻窦炎等局部病灶可为本病诱因。

3. 致病菌　常见有金黄色葡萄球菌、变形杆菌等，也可出现细菌与真菌混合感染。

评估病人有无急性化脓性中耳炎病史及全身状况。

（二）身体状况

根据临床表现将本病分为三型，即单纯型、骨疡型和胆脂瘤型，骨疡型和胆脂瘤型可合并存在。

1. 单纯型　最多见。病变局限于中耳鼓室黏膜，无肉芽形成。表现为间歇性耳流脓，量多少不等。脓液呈黏液性，不臭，鼓膜多呈中央性穿孔。听力减退为轻度传导性聋。

2. 骨疡型　病变超出黏膜组织，多有不同程度的听小骨坏死，鼓室内有肉芽形成。表现为持续性耳流脓，脓液黏稠，常有臭味，鼓膜呈边缘性穿孔。病人多有较重的传导性聋。此型中耳炎可发生各种并发症（图 2-3-3）。

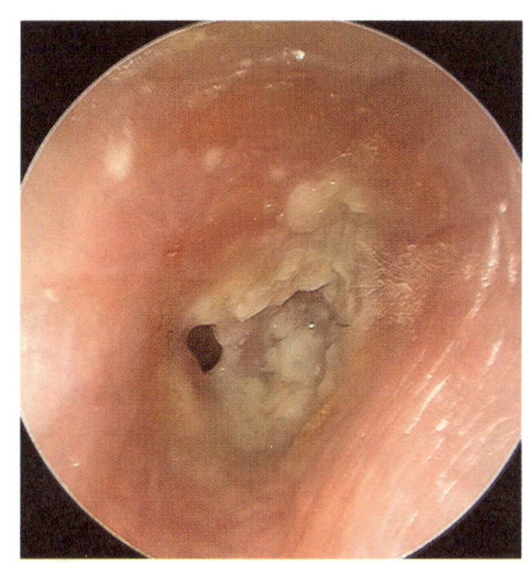

图 2-3-3　鼓膜穿孔，表面附有脓性分泌物（右）

3. 胆脂瘤型　中耳有胆脂瘤形成。表现为长期耳流脓，量不多，恶臭。鼓膜穿孔常在松弛部，不易被发现。听力检查为传导性聋，早期较轻，后期听力损害较重。如病变波及内耳，可引起混合性耳聋或感音神经性聋。

4. 耳源性并发症

（1）颅内并发症：如硬脑膜外脓肿、耳源性脑膜炎、耳源性脑脓肿、乙状窦血栓性静脉炎等，可危及病人生命。

（2）颅外并发症：如耳后骨膜下脓肿、颈部贝佐尔德脓肿、迷路炎、耳源性面瘫等。并发症多见于骨疡型和胆脂瘤型中耳炎，故骨疡型和胆脂瘤型中耳炎被称为“危险型中耳炎”。

（三）辅助检查

1. 耳镜检查　鼓膜穿孔大小不等。

2. 纯音听力测试　显示传导性聋或混合性聋。

3. 影像学检查　乳突 X 线片和颞骨 CT 扫描临床常用，可显示病变范围及程度。

（四）心理-社会状况

早期病人不够重视；晚期病人因耳流脓、听力下降且伴有臭味，影响社会交往，可产生自卑心理；手术病人因担心手术及并发症而产生焦虑、恐惧心理。

【治疗要点】

本病的治疗原则是控制感染，清除病灶，通畅引流，恢复听力，预防并发症，消除病因。

1. 单纯型和骨疡型中耳炎，以局部用药治疗为主，可用3%过氧化氢溶液清洗后用棉签拭净再滴入抗生素滴耳液，如氧氟沙星滴耳液。如合并全身症状，需全身应用抗生素。

2. 炎症急性发作时，按照急性化脓性中耳炎治疗。

3. 骨疡型和胆脂瘤型中耳炎需手术治疗，彻底清除病灶，方能控制感染和预防并发症。

4. 病因治疗　积极治疗引起中耳炎的局部病灶。

【护理诊断和护理措施】

护理诊断/问题	护理措施	学习重点与思考
感知觉紊乱：听觉下降　与中耳结构破坏有关。	1. 指导病人正确清洁耳漏并滴入抗生素滴耳液。 2. 与单侧听力下降病人沟通时尽量靠近健侧，与双侧听力下降病人沟通时适当提高音量，以便病人听清。	1. 慢性化脓性中耳炎的病因有哪些？ 2. 慢性化脓性中耳炎的治疗要点有哪些？ 3. 怎样预防慢性化脓性中耳炎的发生？ 4. 慢性化脓性中耳炎病人有哪些护理措施？
舒适受损：眩晕、耳鸣、耳流脓　与中耳腔慢性炎症有关。	1. 若病人有眩晕、疼痛等症状，需要专人陪护，遵医嘱给予止晕药物，告知病人减少下床活动，防止受伤。 2. 及时清理耳漏，局部忌用耳毒性药物及粉剂。	
潜在并发症：硬脑膜外脓肿、耳源性脑脓肿、耳后鼓膜下脓肿、面瘫。	1. 监测病人的神志、意识、瞳孔、体温、呼吸、脉搏和血压，备好急救物品，保证输液通路通畅。 2. 手术病人观察敷料渗血情况及面部有无异常，如有面瘫，白天滴抗生素滴眼液，晚上涂眼药膏保护角膜。	
知识缺乏：缺乏本病防治知识。	1. 告知病人本病并发症的危险性，必要时尽早手术。 2. 预防急性发作；平时游泳、洗澡防污水入耳。	

第四节　梅尼埃病病人的护理

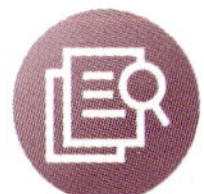

工作情景与任务

导入情景：

李女士，46 岁，反复发作眩晕 5 年，每次发作口服药物“眩晕停”，静卧休息后缓解。近期眩晕发作频繁，症状加重，有时伴有恶心、呕吐等症状，到医院经检查后，诊断为“梅尼埃病”。

工作任务：

1. 列出李女士主要的护理问题

2. 列出李女士的护理措施。

3. 对李女士进行健康指导。

梅尼埃病是一种特发性膜迷路积水的内耳病，表现为反复发作的旋转性眩晕，波动性感音神经性听力损失，耳鸣和/或耳胀满感。本病多发于青壮年，一般单耳发病，随着病程延长，可出现双耳受累。

【护理评估】

（一）健康史

本病病因未明确。研究认为梅尼埃病的发生机制主要是内淋巴的产生和吸收失衡，导致膜迷路积水。部分病人有家族史。劳累、精神紧张、情绪与睡眠不佳可能是诱发因素。

询问病人有无梅尼埃病发作史、治疗史、家族史及听力下降的情况，评估病人的身心状态。

（二）身体状况

1. 症状

（1）眩晕：多为突发旋转性眩晕，漂浮感，睁眼与转头时加剧，闭目静卧时减轻，持续时间为数分钟至数小时不等，伴恶心、呕吐、出冷汗等症状；发作期间无意识障碍与头痛。

（2）耳聋：单耳波动性听力下降，发作期加重，间歇期减轻，发作次数多，听力损失重。

（3）耳鸣：多在眩晕发作前出现，发作后减轻。

（4）其他：发作时患耳或头部有胀满、压迫感，可有复听现象及听觉重振现象。

2. 体征　呈强迫体位，面色苍白，血压偏低，眼球震颤，但神志清楚，鼓膜及咽鼓管检查正常。

（三）辅助检查

1. 听力学检查　呈感音性聋，多年长期反复发作者可能呈感音神经性聋表现。

2. 脱水剂试验　临床常用甘油试验：1.2～1.5g/kg 的 50% 甘油加等量盐水空腹服下，每隔 1 小时测一次听力，共测 3 次。如听阈提高 15dB 以上为阳性，提示病人有膜迷路积水。

（四）心理 - 社会状况

病人可因眩晕发作而焦虑，或因影响正常的生活和工作而产生悲观情绪。

【治疗要点】

发作期尽快缓解眩晕，给予镇静、调节自主神经功能等治疗，常用药物有西地泮、异丙嗪等；可用甘露醇脱水；间歇期给予改善内耳微循环、营养神经等治疗；病史长、眩晕重、听力已丧失者，为控制眩晕发作，可选择患耳迷路切除术等手术治疗。

【护理诊断和护理措施】

护理诊断 / 问题	护理措施	学习重点与思考
舒适受损：眩晕　与迷路积水有关。	1. 病人卧床休息，为病人提供安静舒适、光线柔和的环境。 2. 遵医嘱给予镇静药、利尿脱水药，观察药物副作用。	1. 梅尼埃病病人急性发作时护理措施有哪些？ 2. 归纳总结梅尼埃病病人的健康教育内容有哪些？
有受伤的危险　与平衡失调有关。	1. 卧床时加床栏保护；活动时加强看护，防止受伤。 2. 对发作频繁的病人，告知其不可驾车、登高。	
感知觉紊乱：耳鸣、听力下降　与疾病反复发作有关。	1. 在与病人沟通时尽量以病人能够听清为宜。 2. 依据病人听力损失的情况，可使用助听器或者植入人工耳蜗改善听力。	
焦虑　与反复眩晕影响生活有关。	耐心向病人及家属讲解疾病相关知识，如诱发因素、自愈现象、治疗方法与预后等，解除病人及家属的焦虑。	
知识缺乏：缺乏本病的治疗和护理知识。	1. 禁用耳毒性药物。低盐饮食，发作时少饮水。 2. 指导病人保持良好的心态，规律生活，戒烟酒。 3. 长期应用排钾利尿剂者，注意适当补钾。	

知识拓展

耳毒性药物

耳毒性药物是指毒副作用主要损害第八对脑神经（听神经）或内耳，中毒症状为眩晕、平衡失调和耳鸣、耳聋等的一类药物。这种损害将会导致临时或者永久的听力缺失，也会对已存在的感音性听觉缺失造成更大伤害。如果病人现已有感音性的听觉损失，那么更容易遭到听力损失加重。

已知的耳毒性药物有近百种，常见的有氨基糖苷类抗生素（链霉素、卡那霉素、新霉素、庆大霉素等），大环内酯类抗生素（红霉素等），抗癌药（长春新碱、2- 硝基咪唑、顺铂），水杨酸类解热镇痛药（阿司匹林等），抗疟药（奎宁、氯喹等），袢利尿剂（呋塞米、依他尼酸），抗肝素化制剂（保兰勃林），铊化物制剂（沙利度胺）等，其中氨基糖苷类抗生素的耳毒性在临床上最为常见。

第五节　耳聋病人的预防、治疗与康复护理

工作情景与任务

导入情景：

李阿姨，85 岁，患高血压、糖尿病 10 余年，近来自觉双耳有蝉鸣音，听力明显下降，在家人的陪同下到医院，医师初步诊断感音神经性聋。

工作任务：

1. 评估李阿姨耳聋的原因。

2. 对李阿姨进行健康指导。

耳聋是听觉传导通路发生器质性或功能性病变导致不同程度听力损害的总称。据统计，明显听力障碍者占世界人口的 7%～10%，耳聋已成为影响人们生活质量的主要问题之一。

【护理评估】

（一）健康史

常见的耳聋原因：

1. 先天性　基因或染色体异常等遗传因素导致听觉器官发育缺陷，母体妊娠期病毒感染或大量使用过耳毒性药物，新生儿缺氧、产伤、胆红素脑病等。

2. 后天性　外耳、中耳的炎症，外伤如颞骨骨折、耳气压伤等，耳异物或其他机械性阻塞，耳部畸形等，均可导致传导性耳聋。各种耳毒性药物或化学制品的作用，长时间噪声刺激，某些病毒的感染，全身系统性疾病如高血压、糖尿病等，自身免疫性疾病，某些微量元素的缺乏等，均可引起感音神经性耳聋。

（二）身体状况

耳聋主要表现为不同程度的听力降低。

目前我国临床医师普遍采用的耳聋分级方法（WHO，1980 年）：以 500Hz、1 000Hz 和 2 000Hz 的平均听阈为准，将耳聋分为 5 个等级（表 2-3-1）。

（三）辅助检查

1. 听功能检查　判断耳聋的性质和听力下降程度。

2. 影像学检查　可选择耳部 X 线平片、CT 或 MRI 检查，协助确定病变部位、范围及程度等。

表 2-3-1　耳聋的分级

耳聋分级	听力损失程度(单耳)	听力障碍的表现
轻度聋	26～40dB	听低声谈话有困难
中度聋	41～55dB	听一般谈话有困难
中重度聋	56～70dB	需大声说话才能听清
重度聋	71～90dB	需要在耳旁大声说话才能听清
极重度聋	>90dB	在耳旁大声说话不能听清

(四)心理-社会状况

病人往往因听力下降,妨碍与人交流,影响工作和学习,易产生焦虑、悲观情绪;从小听力障碍者多有自卑心理,性格孤僻。

【护理诊断/问题】

1. 感知改变　与听功能损害有关。
2. 焦虑　与影响工作和生活有关。
3. 语言沟通障碍　与听力下降影响交谈有关。
4. 知识缺乏:缺乏耳聋的有关防治知识。

【耳聋的治疗、护理与预防措施】

(一)耳聋的治疗要点

依据耳聋的病因,选择不同的治疗手段促进听力提高或恢复:①早治疗原发疾病,治疗越早效果越好。有感染因素者给予抗生素治疗;有免疫因素者给予糖皮质激素等治疗。②使用扩血管类药物、降低血液黏稠度的药物、营养神经类药物等。③手术治疗:根据不同的病变部位采取不同的手术方法使病人的听力提高。④对于保守治疗无效的全聋病人,尤其是儿童,可行人工耳蜗植入术以恢复听觉。小儿人工耳蜗植入术应在5岁即语言中枢发育完善前进行。

(二)耳聋的预防

1. 向病人、家属及社区人员宣教预防耳聋的知识,减少耳聋的发生。如避免近亲结婚;加强孕产期的妇幼保健;开展婴幼儿听力筛查与保健;注意远离强噪声环境,作业者应加强耳部防护;避免耳外伤;不滥用耳毒性药物等。

2. 预防治疗高血压、高血脂、糖尿病等引起老年性聋的慢性病。

3. 锻炼身体,均衡营养,保证身心健康,增强机体抗病能力。积极治疗各种耳部疾病,挽救或恢复听力。

(三)耳聋的康复护理

1. 根据病人听力损失的程度,协助其选配助听器。

2. 心理护理　耐心与病人交流,对重度耳聋病人,可选用写字板、手语等交流方式与病人沟通，帮助其解除顾虑、增强信心、消除自卑感。

3. 改善语言沟通　①对于佩戴助听器或实施人工耳蜗植入术等改善或恢复听觉后的病人，尽早进行听力语言训练，使其能够改善或恢复语言能力。②指导耳聋病人根据听力损失的程度选配适宜的助听器，教会其使用和护理助听器。

第六节　儿童耳及听力保健

听力障碍严重影响着人们的生活、学习和社会交往，为了早期发现听力损失，及时进行听觉言语干预及康复，保护和促进儿童的听觉和言语发育，减少儿童听力和言语残疾，提高儿童健康水平，国家卫生和计划生育委员会 2013 年 4 月颁发了《儿童耳及听力保健技术规范》，该文件对儿童耳及听力保健的时间、内容等做了详细的规定。

（一）保健时间

新生儿期听力筛查，0～6 岁儿童进入保健系统管理，在健康检查的同时进行耳及听力保健，其中 6、12、24 和 36 月龄为听力筛查的重点年龄。

（二）检查内容

1. 耳外观检查　检查有无外耳畸形、外耳道异常分泌物、外耳湿疹等。

2. 听力筛查　运用听觉行为观察法（表 2-3-2）或便携式听觉评估仪（表 2-3-3）进行听力筛查。有条件的社区卫生服务中心和乡镇卫生院，可采用耳声发射仪进行听力筛查。

表 2-3-2　0～3 岁儿童听觉观察法听力筛查阳性指标

年龄	听觉行为反应
6 月龄	不会寻找声源
12 月龄	对近旁的呼唤无反应 不能发单字词音
24 月龄	不能按照成人的指令完成相关动作 不能模仿成人说话（不看口型）或说话别人听不懂
36 月龄	吐字不清或不会说话 总要求别人重复讲话 经常用手势表示主观愿望

表 2-3-3　0～6 岁儿童听觉评估仪听力筛查阳性指标［室内本底噪声≤45dB（A）］

年龄	测试音强度	测试音频率	筛查阳性结果
12 月龄	60（dB SPL，声场）	2kHz（纯音）	无听觉反应
24 月龄	55（dB SPL，声场）	2、4kHz（纯音）	任一频率无听觉反应
3～6 岁	45（dB HL，声场）	1、2、4kHz（纯音）	任一频率无听觉反应

（三）耳及听力保健知识指导

1. 正确地哺乳及喂奶，防止呛奶。婴儿溢奶时应当及时、轻柔清理。

2. 不要自行清洁外耳道，避免损伤。

3. 洗澡或游泳时防止呛水和耳进水。

4. 远离强声或持续的噪声环境，避免使用耳机。

5. 有耳毒性药物致聋家族史者，应当主动告知医生。

6. 避免头部外伤和外耳道异物。

7. 患腮腺炎、脑膜炎等疾病，应当注意患儿的听力变化。

8. 如有以下异常，应当及时就诊：儿童耳部及耳周皮肤有异常；外耳道有分泌物或有异常气味；有拍打或抓耳部的动作；有耳痒、耳痛、耳胀等症状；对声音反应迟钝；有语言发育迟缓的表现。

（四）转诊

出现以下情况之一者，应当及时转诊至儿童听力检测机构做进一步诊疗。

1. 听觉行为观察法筛查，任一项结果为阳性。

2. 听觉评估仪筛查，任一项结果为阳性。

3. 耳声发射筛查未通过。

知识拓展

助听器选配及护理

助听器是听力障碍者改善听觉的精密电子仪器，可将声音放大，使听力障碍者听清周围声响。选配助听器应根据耳聋的性质、程度及个人情况综合考虑。一般来说，听力损失小于30dB者不需配助听器；听力损失达到30～45dB者即可考虑选配助听器；听力损失达到45～70dB者配助听器效果最好。

助听器应经常用小刷子清洁耳模或用干的软布擦拭机身，不可用有机溶剂擦拭，以免腐蚀耳塞。助听器应防止震动和碰撞，不要放置于高温处，以免机壳变形损坏。游泳、沐浴时应取出，防止受潮。定期更换电池，睡觉时应关闭电源，长时间不用时应取出电池，置于阴凉干燥处存放。

本章小结

本章学习重点是急、慢性化脓性中耳炎，分泌性中耳炎及梅尼埃病的护理评估、治疗要点及护理措施。学习难点是本节疾病的发病机制、手术治疗和护理。在学习过程中注意了解分泌性中耳炎与化脓性中耳炎在治疗、护理上的异同点，能根据所学知识为鼓膜外伤、梅尼埃病、耳聋病人制订完善的护理计划，并结合病人具体情况实施耳科健康教育。

（舒卫宁）

思考题

1. 急性化脓性中耳炎的感染途径和病因有哪些？
2. 慢性化脓性中耳炎各类型病人的身体状况有什么不同？
3. 耳聋应该如何预防？如何进行儿童耳保健。

第四章 鼻科疾病病人的护理

学习目标

1. 具有同情和理解鼻部疾病病人鼻塞、有脓涕的困扰并进行合理心理疏导的职业素养。
2. 掌握鼻部疾病病人的护理评估及护理措施。
3. 熟悉鼻部疾病病人的护理诊断。
4. 了解鼻部疾病的病因与发病机制。
5. 熟练运用护理程序对鼻部疾病病人进行护理。
6. 学会为本节疾病病人及家属进行正确的健康教育。

第一节 外鼻及鼻腔炎症病人的护理

工作情境与任务

导入情景：

李某，男，12岁。5天前鼻前庭有一疖肿，自行挤压脓肿后，出现寒战、高热、头痛。检查见眼睑及球结膜水肿，眼球突出。诊断为“鼻疖并发海绵窦血栓性静脉炎”。

工作任务：

1. 评估李某从鼻疖到出现海绵窦血栓性静脉炎的原因。
2. 找出李某的主要护理问题。
3. 为李某制订护理计划。

一、鼻　疖

鼻疖是鼻前庭、鼻尖或鼻翼部的毛囊、皮脂腺或汗腺的局限性急性化脓性炎症，最常见于鼻前庭。

【护理评估】

（一）健康史

1. 致病菌　金黄色葡萄球菌等。

2. 诱因　挖鼻或拔鼻毛使鼻前庭皮肤损伤是本病的常见诱因，机体抵抗力下降（如糖尿病、化疗病人）也可使本病反复发作，本病也可继发于鼻前庭炎。

（二）身体状况

1. 症状和体征　局部红、肿、热、痛，呈局限性隆起，重者伴有全身不适和发热。疖肿多在 1 周内成熟，顶部出现黄白色脓点，自行溃破排出脓栓而愈。

2. 并发症　因鼻部静脉没有瓣膜且与海绵窦相通，处理不当或挤压使炎症通过静脉扩散，引起颅内外并发症，如鼻翼或鼻尖部软骨膜炎、峡部及上唇蜂窝织炎、眼蜂窝织炎、海绵窦血栓性静脉炎等。

（三）心理 - 社会状况

病人因疼痛表情痛苦；有部分病人认为鼻疖是小病，自行挑破挤压排脓而导致并发症。

【治疗要点】

1. 早期局部热敷，理疗，涂抗生素药膏、安尔碘或 10% 鱼石脂软膏，使炎症局限或消退。

2. 疖肿成熟后，无菌操作下，挑破脓头后，用小镊子钳出脓栓，严禁挤压。局部清洁、消毒，破口处涂抗生素软膏。次日观察、清洁、换药。

3. 若全身症状明显，给予足量抗生素治疗。

【护理诊断和护理措施】

护理诊断 / 问题	护理措施	学习重点与思考
急性疼痛　与局部炎症刺激有关。	1. 指导病人热敷或理疗，局部清洁并涂药。 2. 疖肿已成熟者，自行或协助医生切开排脓。	1. 鼻疖的并发症有哪些？如何预防并发症？ 2. 对于反复发作鼻疖的病人，应该注意哪些问题？
潜在并发症：上唇及面颊部蜂窝织炎、海绵窦血栓性静脉炎等。	1. 保持疖肿局部清洁卫生，告知病人切勿挤压。 2. 严密观察病情变化，有无高热、头痛、眼睑水肿、眼球运动障碍等，有异常及时报告医生。	
知识缺乏：缺乏本病护理与并发症预防知识。	1. 向病人介绍本病的护理和防治知识，戒除挖鼻、拔鼻毛等不良习惯。 2. 对屡发鼻疖者，协助病人寻找病因。	

二、慢性鼻炎

慢性鼻炎是由病毒、细菌、变应原以及某些全身疾病引起的鼻腔黏膜的慢性炎症性疾病。病程持续数月以上或反复发作为本病特征。慢性鼻炎分为变应性鼻炎和非变应性鼻炎两种，后者又包括血管运动性鼻炎、妊娠性鼻炎、萎缩性鼻炎、药物性鼻炎等。

变应性鼻炎又称过敏性鼻炎，是发生于鼻黏膜的变态反应性疾病，可分为常年性和季节性两种。本病的发生与遗传及环境因素密切相关，近年来发病率呈上升趋势。

非变应性鼻炎是非I型变态反应介导的鼻黏膜慢性炎症性疾病，根据致病原因不同又分为血管运动性鼻炎、感染性鼻炎、药物性鼻炎等。

【护理评估】

（一）健康史

1. 变应性鼻炎由遗传因素或接触变应原所致。特应性体质即过敏体质，具有家族性特点。常年性变应性鼻炎主要由灰尘、螨虫、真菌、棉絮等引起，少数因进食牛奶、鱼虾等食物或接触化妆品、油漆等化学物引起。季节性变应性鼻炎主要因吸入某些花粉引起，故又称花粉症。

2. 非变应性鼻炎由自主神经系统功能紊乱所致，如副交感神经系统反应性增高，多见于女性，环境因素如温度、气压、刺激性气体均可激发鼻部症状。

（二）身体状况

1. 变应性鼻炎　突发鼻痒、阵发性连续喷嚏、大量水样鼻涕、鼻塞、嗅觉障碍为主要症状。少数病人伴眼、耳、咽痒等不适。持续时间长短不一，可自然缓解。检查可见鼻黏膜水肿、苍白或呈浅蓝色，以下鼻甲最明显。发作时鼻腔有大量水样分泌物。病史较长的病人可见中鼻甲息肉样变。

2. 非变应性鼻炎　鼻塞、流涕、喷嚏、鼻痒等较为多见。检查可见鼻腔黏膜充血水肿，以下鼻甲充血水肿多见。

（三）辅助检查

变应性鼻炎鼻分泌物涂片嗜酸性粒细胞增多；查找致敏变应原，有三种检测方式：皮肤点测试、鼻黏膜激发试验、体外变应原特异性 IgE 检测。

（四）心理 - 社会状况

因鼻塞、流涕影响工作、学习、生活及社交，病人会产生自卑、焦虑心理。

【治疗要点】

1. 变应性鼻炎按照病情由轻到重，采用阶梯式治疗方法。

（1）避免接触变应原。

（2）药物治疗：①鼻内糖皮质激素：如布地奈德鼻喷雾剂等；②抗组胺药物：如氮䓬斯丁鼻喷雾剂；③肥大细胞膜稳定剂：色甘酸钠类药物；④抗白三烯药物；⑤鼻用减充血

剂；⑥分泌物多时鼻腔可用生理盐水冲洗等。

（3）变应原特异性免疫治疗：主要治疗吸入变应原所致的I型变态反应。

（4）药物治疗和免疫治疗不理想者可以手术治疗。

2. 非变应性鼻炎　综合使用药物减轻鼻部症状，尽量避免接触刺激性因素，以及手术治疗。

（1）药物治疗：①鼻内糖皮质激素，为首选用药，具有良好的抗炎效果，可减少鼻腔充血；②抗组胺药物；③鼻内抗胆碱能药物，抑制鼻黏膜腺体分泌；④鼻用减充血剂；⑤鼻腔生理盐水冲洗。

（2）手术治疗：适用于对药物无效或效果不佳者，主要目的是解除鼻塞。

知识窗

萎缩性鼻炎

萎缩性鼻炎是以鼻黏膜萎缩或退行性变为组织病理学特征的一类特殊的鼻炎，分为原发性和继发性两类。原发性萎缩性鼻炎病因尚不明确，可能与自身免疫有关。继发性萎缩性鼻炎可由以下疾病引起：①慢性鼻炎、慢性鼻窦炎；②高浓度有害粉尘、气体对鼻腔的持续刺激；③多次或不适当鼻腔手术致鼻腔黏膜广泛损伤；④特殊传染病，如结核病、梅毒和麻风病。

萎缩性鼻炎主要症状有鼻塞，鼻、咽干燥感，鼻出血，嗅觉减退或丧失，呼气恶臭（臭鼻症），头痛及头昏等。目前无特效疗法治疗本病，多采用局部治疗和全身综合治疗。局部治疗包括鼻腔冲洗和鼻内用复方薄荷油、液体石蜡、鱼肝油等滴鼻剂，以及1%链霉素、1%新斯的明、0.5%雌二醇或己烯雌酚油剂等。全身治疗有加强营养，改善环境及个人卫生。

【护理诊断和护理措施】

护理诊断/问题	护理措施	学习重点与思考
舒适改变：鼻痒、鼻塞等　与鼻黏膜炎症有关。	1. 遵医嘱局部使用糖皮质激素、抗组胺药物，注意观察药物的不良反应。 2. 鼻腔内分泌物较多时，用生理盐水冲洗鼻腔，清除鼻内分泌物，改善鼻腔通气，提高用药效果。 3. 遵医嘱为变应性鼻炎病人实施脱敏治疗，发放跟踪治疗卡，详细记录治疗间隔时间。	1. 引起变应性鼻炎的病因有哪些？ 2. 用于治疗变应性鼻炎的药物有哪些？
焦虑　与慢性鼻炎久治不愈和担心手术治疗效果有关。	多关心病人，详细介绍疾病的发生发展、治疗、护理及预后，消除病人的焦虑或恐惧心理。	3. 慢性鼻炎的护理问题与护理措施有哪些？ 4. 如何避免药物性鼻炎的发生？

续表

护理诊断 / 问题	护理措施	学习重点与思考
知识缺乏：缺乏变应性鼻炎的防治及护理知识。	1. 帮助病人寻找变应原并尽量避免接触变应原。 2. 告知病人遵医嘱合理选择、使用滴鼻剂，并指导病人正确滴鼻，防止药物性鼻炎。 3. 嘱病人保持家居环境清洁干燥以减少霉菌滋生，经常清洁空调，晒洗衣物被褥，有粉尘时戴口罩。 4. 驾车及精密设备操作者慎用氯苯那敏类药物。	

第二节　鼻窦炎病人的护理

工作情境与任务

导入情景：

李同学，男，13 岁。2 天前感冒后出现鼻塞、流清涕，伴低热，今天鼻塞、发热症状加重，流脓涕，自觉左面颊部及前额部疼痛，晨轻午后重。体温 38.5℃。

工作任务：

1. 明确李同学的护理诊断。
2. 改善李同学的鼻通气状态。

一、急性鼻窦炎

急性鼻窦炎为鼻窦黏膜的急性卡他性炎症或化脓性炎症，严重者可累及骨质、周围组织及邻近器官，引起严重并发症。本病多继发于急性鼻炎。上颌窦因窦口小，位置高，通气引流差，故临床上发病率最高。

【护理评估】

（一）健康史

致病菌多为肺炎双球菌等化脓性球菌，也可见厌氧菌感染。常见的致病原因有：

1. 局部因素　鼻腔疾病导致鼻窦开口的通气引流受阻为最常见诱因，如急性或慢性鼻炎、鼻中隔偏曲、鼻息肉等；邻近器官的感染，如扁桃体炎、腺样体肥大、根尖周炎等；鼻窦外伤；医源性感染，如鼻腔填塞物留置时间过久；气压损伤，如高空飞行迅速下降等。

2. 全身因素　过度疲劳、受寒、营养不良等引起全身抵抗力降低；全身疾病如贫血、糖尿病、急性传染病等。

（二）身体状况

1. 全身症状　畏寒、发热、食欲减退、全身不适等。

2. 局部症状

（1）鼻塞：患侧持续性鼻塞，伴嗅觉下降。

（2）流脓涕：量多，厌氧菌感染者的脓涕有恶臭。

（3）头痛或局部疼痛：为本病最常见症状。不同鼻窦炎引起的头痛部位和规律不同。①急性上颌窦炎：同侧面颊部痛或上颌磨牙痛，晨起轻，午后重。②急性筛窦炎：疼痛较轻，局限于内眦或鼻根部，可放射至头顶部，无明显时间节律性。③急性额窦炎：前额部周期性真空性疼痛，晨起即感头痛，逐渐加重，午后疼痛减轻甚至消失，次日重复。④急性蝶窦炎：颅底或眼球深部钝痛，可放射至头顶及耳后，亦可引起枕部痛，早晨轻，午后重。

（4）嗅觉障碍：多因鼻塞出现传导性嗅觉减退。

3. 体征　鼻黏膜充血、肿胀，鼻腔内有大量脓性分泌物。相应的鼻窦区皮肤红肿和压痛。

（三）辅助检查

1. 影像学检查　鼻窦X线摄片或鼻窦CT扫描，能显示鼻窦黏膜病变情况。

2. 鼻内镜检查　能显示中鼻道脓性分泌物，是临床诊断鼻窦炎的有效工具。

3. 实验室检查　血常规检查示白细胞数增加，中性粒细胞比例升高。

（四）心理-社会状况

病人因鼻塞、流脓涕、头痛等而影响正常的工作、学习和生活，可产生焦虑心理。

【治疗要点】

根除病因，解除鼻腔阻塞，鼻窦引流，控制感染，预防并发症。

1. 全身治疗　全身应用足量、有效抗生素控制感染，防止发生并发症或转为慢性。特应性体质必要时使用抗变态反应药物。治疗其他慢性疾病，如糖尿病。

2. 局部治疗　①鼻内用减充血剂：例如0.5%麻黄碱滴鼻液，但是连续使用不超过7天；②糖皮质激素：如丙酸倍氯米松鼻气雾剂；③鼻腔冲洗等，引流出鼻窦内分泌物。

3. 全身症状消退，局部症状基本控制后，上颌窦炎症可行上颌窦穿刺冲洗。

【护理诊断和护理措施】

护理诊断/问题	护理措施	学习重点与思考
急性疼痛：头痛或相应鼻窦区疼痛　与窦腔内负压形成及炎症刺激有关。	1. 遵医嘱使用足量有效抗生素治疗，有厌氧菌感染，加用替硝唑类药物；观察药物作用与副作用。 2. 遵医嘱使用减充血剂滴鼻，以及鼻内糖皮质激素，告知病人注意事项并指导病人正确擤鼻涕。	1. 引起急性鼻窦炎的病因有哪些？ 2. 简述不同鼻窦炎症时引起的头痛特点。

续表

护理诊断 / 问题	护理措施	学习重点与思考
体温过高 与鼻窦炎症反应有关。	1. 行物理降温或遵医嘱给予解热镇痛药。 2. 嘱病人注意休息，多饮水，补充营养。	3. 急性鼻窦炎的治疗方法有哪些。 4. 对急性鼻窦炎病人如何进行健康指导?
舒适改变: 鼻塞 与鼻黏膜充血肿胀、鼻腔分泌物多有关。	给予正确的体位引流，促进窦内的分泌物排出。上颌窦炎取平卧位；额窦炎取正坐位；筛窦炎取侧卧位；蝶窦炎取伏案位。	
潜在并发症: 中耳炎、咽炎、喉炎、气管炎等。	注意观察病人鼻腔脓性分泌物的量和性质；体温的变化；有无耳痛、耳闷；有无眼痛、复视等。如有异常情况应及时报告医生并协助处理。	
知识缺乏: 缺乏急性鼻窦炎的相关知识。	1. 增强抵抗力，预防感冒及其他急性传染病。 2. 积极治疗原发病，如糖尿病、急性鼻炎及口咽部的原发病灶。	

二、慢性鼻窦炎

慢性鼻窦炎是鼻窦黏膜的慢性化脓性炎症，可为单个鼻窦发病，也可多个鼻窦发病。

【护理评估】

(一) 健康史

1. 致病菌 细菌、真菌、病毒都可以是慢性鼻窦炎的致病菌。

2. 最常见的病因是急性鼻窦炎反复发作或未彻底治愈迁延而成。

3. 其他鼻腔或鼻窦的解剖异常，如鼻中隔偏曲、鼻息肉、变态反应体质、上颌牙双尖牙及磨牙深龋、纤毛系统功能异常、胃食管反流等，均是慢性鼻窦炎的诱发因素。

询问病人有无上述疾病、是否是过敏体质等。

(二) 身体状况

1. 症状 鼻塞、流脓涕为本病的主要症状，头面部肿胀、暂时性或永久性嗅觉丧失为本病的次要症状，也可伴有乏力、咳嗽等症状。

2. 体征 鼻黏膜慢性充血、肿胀或肥厚，中鼻甲肥大或有息肉样变，鼻腔内有脓性分泌物流出。部分病人可以有复视、视神经病变等眼部并发症。

(三) 辅助检查

1. 鼻内镜检查 可判断鼻腔及相应鼻窦开口处病变情况。

2. 影像学检查 鼻窦 CT 扫描可清楚显示窦口鼻道复合体及各窦腔病变，鼻窦 X 线平片亦有参考价值，可见窦内黏膜不同程度增厚、窦腔密度增高、液平面或息肉阴影等。

（四）心理 - 社会状况

因病程长且反复发作，鼻部及全身不适，影响病人正常生活，或需要手术治疗，病人易产生焦虑、恐惧心理，或因疾病久治不愈对治疗失去信心。

【治疗要点】

1. 改善鼻腔及鼻窦的通气、引流是治疗鼻窦炎的关键环节。可选用以下办法：①喷鼻、滴鼻和擤鼻：用激素类喷鼻剂喷鼻，可减轻鼻黏膜炎症，改善鼻腔通气。②鼻腔冲洗：生理盐水或鼻腔冲洗剂进行鼻腔冲洗，每日 1 次，以清除鼻腔内分泌物。③鼻窦置换疗法：通过负压吸引法将抗生素药液导入鼻窦，置换原窦腔脓液。④上颌穿刺冲洗：适用于慢性上颌窦炎。冲洗结束后可向窦内注入抗生素加强抗感染作用。

2. 长疗程、小剂量使用大环内酯类抗生素。

3. 保守治疗无效，必要时手术治疗，如伴有鼻息肉、鼻中隔偏曲者。

【护理诊断和护理措施】

护理诊断 / 问题	护理措施	学习重点与思考
舒适改变：流涕、鼻塞　与鼻黏膜肿胀有关。	1. 遵医嘱使用鼻内激素喷雾剂或减充血剂滴鼻。 2. 教会病人鼻腔冲洗，冲洗时注意用力适度，以免损伤鼻黏膜，避免将水冲到中耳腔，引起中耳炎。	1. 改善鼻腔及鼻窦通气的方法有哪些？ 2. 对慢性鼻窦炎病人如何进行健康指导？
焦虑　与病情反复发作及担心手术疗效有关。	1. 向病人解释疾病的发生、发展及预后，消除其焦虑心理。 2. 对需要手术治疗者，讲解手术过程、术中配合要求、注意事项。术后观察有无出血现象。	
知识缺乏：缺乏慢性鼻窦炎的防治知识。	1. 告知病人要劳逸结合，预防感冒。 2. 教会病人正确鼻腔滴药、擤鼻涕的方法。 3. 手术后病人应遵医嘱坚持用药，定期复诊。	

护理警示

滴鼻剂不可长期使用

滴鼻剂以血管收缩类滴鼻剂居多，如麻黄碱滴鼻液、萘甲唑啉（滴鼻净）等，这类滴鼻剂能收缩鼻黏膜血管，在缓解鼻塞上有立竿见影的效果。但其实这类药物用药过量或持续时间过久，会导致鼻黏膜血管收缩过度、损伤鼻黏膜而出现“反跳”现象，使鼻甲更为肿胀，鼻子通气更差，引发药物性鼻炎。若长时间用药不当或滥用，还会引起鼻黏膜的病理改变或形成药物依赖，影响鼻黏膜纤毛和自主神经的正常功能，并可继发肥厚性鼻炎或萎缩性鼻炎。

第三节 鼻出血病人的护理

工作情境与任务

导入情景：

小学生明明在上课时突然左侧鼻腔出血，从前鼻孔流出，量比较大。

工作任务：

1. 对明明实施简易止血。
2. 帮明明查找鼻出血的原因。

鼻出血是耳鼻咽喉科临床常见急症之一，可由鼻腔、鼻窦疾病引起，也可由某些全身疾病导致，前者多见；多为单侧出血，亦可为双侧出血；可表现为反复间歇性出血，亦可为持续性出血；出血量多少不一。

【护理评估】

（一）健康史

1. 局部因素　鼻腔、鼻窦的炎症；鼻外伤（鼻内黏膜损伤如挖鼻、鼻外创伤）；鼻腔异物；鼻腔、鼻窦及鼻咽部肿瘤；鼻中隔偏曲；萎缩性鼻炎等。

2. 全身因素　凡引起动脉压或静脉压增高、血管张力改变或凝血功能障碍的全身疾病均可致鼻出血，如心血管疾病、急性发热性传染病、血液病、内分泌失调、遗传性出血性毛细血管扩张症、营养障碍或维生素缺乏、严重肝肾疾病等。

（二）身体状况

1. 局部病因引起的出血多表现为单侧鼻腔出血，全身因素引起的鼻出血多表现为双侧或交替性出血，病人多有原发病的表现。

2. 出血量多少不一，轻者仅涕中带血；出血量多时可有头晕、口渴、乏力、口唇苍白；严重者血压下降或出现失血性休克；反复出血可导致贫血。除外伤外，一般不伴有疼痛等不适。

3. 儿童及青少年出血部位多在鼻中隔前下方的易出血区（即利特尔区）；中老年鼻出血部位多在鼻腔后部的鼻 - 鼻咽静脉丛或鼻中隔后动脉，出血量相对较多，不易止血。

（三）辅助检查

1. 鼻内镜检查　可发现出血部位和局部病变，同时可给予止血。

2. 实验室检查　血常规、凝血功能检查和血小板计数有助于鼻出血的诊断。

3. 影像学检查　必要时可行 CT 或 MRI 检查，有助于明确诊断。

（四）心理 - 社会因素

病人及家属常因出血量大或反复出血产生紧张、恐惧心理，担心疾病预后而出现焦虑。

【治疗要点】

长期、反复、少量出血者积极寻找病因；大量出血者先立即止血，再查找病因。

1. 局部处理　采用恰当的止血方法尽快止血，然后查找出血的病因并治疗，预防再出血。常用的止血方法如下：

（1）简易止血法：主要适用于利特尔区的出血。用手指捏紧两侧鼻翼（压迫鼻中隔前下方）10～15 分钟，同时给予冷敷前额和后颈。将含 1% 麻黄碱或 0.1% 肾上腺素的棉片放置于出血侧鼻腔，收缩鼻腔黏膜后再捏紧两侧鼻翼压迫止血，效果更好。

（2）填塞法：临床最常用，适用于出血较剧烈、渗血面较大或出血部位不明者。常用凡士林纱条、碘仿纱条、膨胀海绵等填塞材料。填塞分前鼻孔填塞（图 2-4-1）及后鼻孔填塞（图 2-4-2）。填塞时间一般为 24～48 小时，不应超过 72 小时。

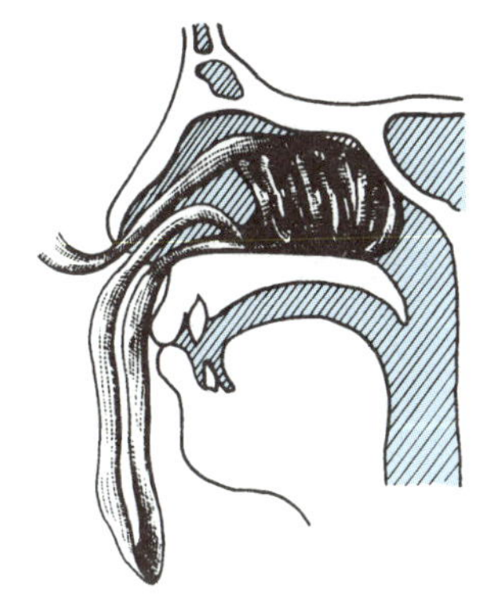

图 2-4-1　前鼻孔填塞

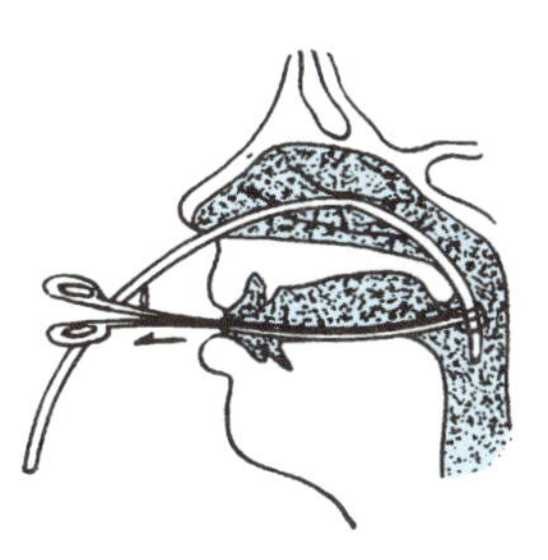

（1）将导尿管头端拉出口外

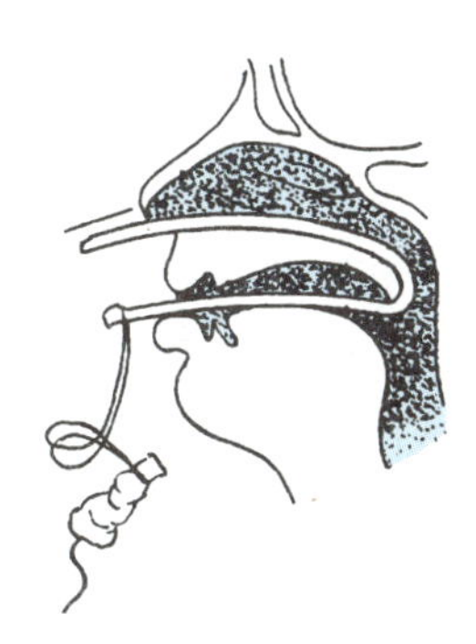

（2）将纱球尖端的丝线缚于导尿管头端，回抽导尿管

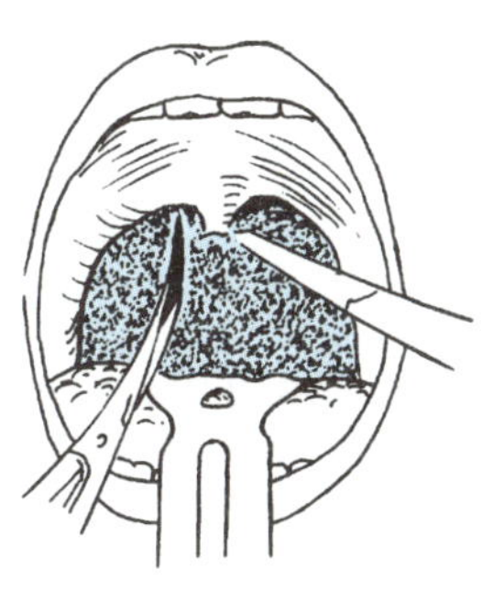

（3）借器械之助，将纱球向上推入鼻咽部

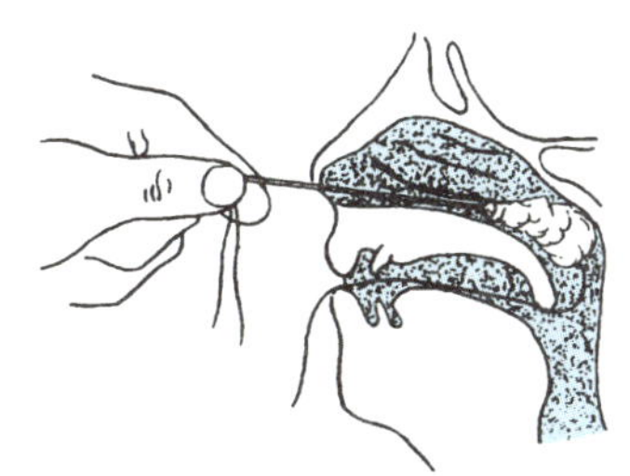

（4）将线拉紧，使纱球嵌入后鼻孔

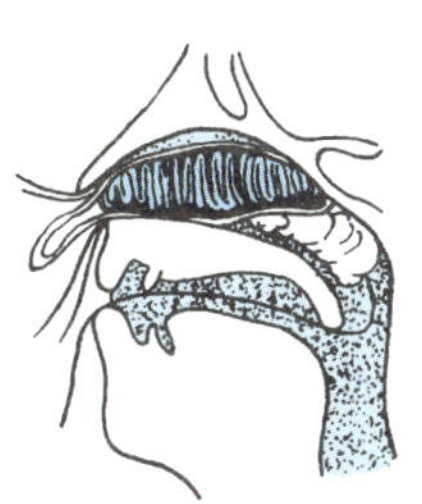

（5）再作鼻腔填塞

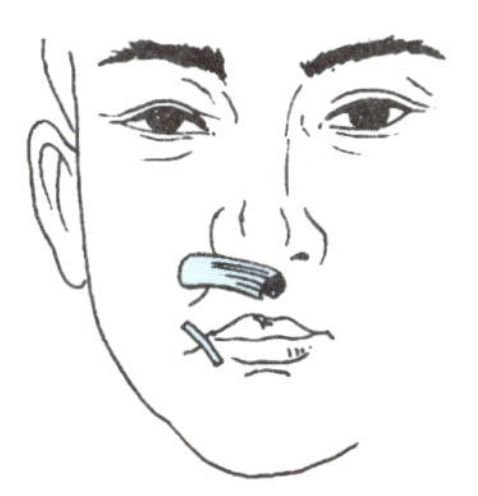

（6）纱球尖端上的系线固定于前鼻孔处，底部单线固定于口角

图 2-4-2　后鼻孔填塞

（3）烧灼法：适用于反复少量出血且出血点明确者。常用 30%～50% 硝酸银或 30% 三氯醋酸烧灼出血点；还可选用 YAG 激光、射频、微波等烧灼。忌过度烧灼以免鼻中隔穿孔。

（4）血管结扎及血管栓塞法：目前临床少用。

2. 全身治疗　①对出血多或者有休克者，先行抗休克治疗，迅速建立双静脉通道，必要时补液、输血。②对于出血量大或行前后鼻孔填塞的病人应视病情使用止血剂、抗生素等药物。③因全身疾病引起的鼻出血，积极治疗原发病。

【护理诊断和护理措施】

护理诊断 / 问题	护理措施	学习重点与思考
潜在并发症：失血性休克。	1. 备好填塞物及止血器械，协助医生做好各种填塞止血。观察填塞后鼻腔有无活动性出血。 2. 出血多者，监测生命体征，建立双静脉通道，遵医嘱给予补液、输血等。 3. 观察病人鼻腔填塞物有无松动、脱落。鼻腔填塞期间，每日鼻腔内滴入液体石蜡 4～6 次，润滑鼻腔黏膜，预防取填塞物时引起再次出血和疼痛。	1. 引起鼻出血的病因有哪些？ 2. 简述鼻出血常见的止血方式。 3. 找出鼻出血病人的护理问题并列出护理计划。
焦虑、恐惧　与出血量大、反复出血及担心疾病的预后有关。	1. 向病人及家属介绍鼻出血的止血方法，并告知病人紧张与恐惧等不良情绪会加重出血。 2. 对长期、反复或大量出血者协助其寻找病因。	
舒适改变　与鼻腔填塞导致头痛和张口呼吸有关。	1. 病人取坐位或半卧位，休克病人取平卧低头位。 2. 告知病人鼻腔填塞会引起鼻部疼痛、咽干等症状，填塞的时间勿超过 72h，做好口腔清洁与护理。	
自理能力缺陷　与大量出血后体弱、病情要求减少活动有关。	1. 创造安静的环境，嘱病人卧床休息，减少活动。 2. 告知病人避免用力擤鼻、重体力劳动或剧烈运动，生活有规律，合理饮食。	
知识缺乏：缺乏鼻出血相关的防护及急救知识。	1. 教会病人简易止血法，若再次出血可先自行止血。 2. 告知病人鼻出血时将血液吐出，勿咽下，以免刺激胃肠引发呕吐。 3. 嘱病人平时勿用力挖鼻、用力擤鼻。 4. 积极治疗引起出血的原发病。	

本章小结

本章学习重点是鼻出血、慢性鼻窦炎、慢性鼻炎的护理评估及护理措施。学习难点为鼻出血的止血方式及护理措施。在学习过程中注意比较急、慢性鼻窦炎，慢性鼻炎各疾病之间的异同点，运用所学知识为鼻疖、慢性鼻炎、急慢性鼻窦炎、鼻出血病人制订全面的护理计划并给予健康指导。注意本章疾病与全身其他器官疾病的联系。

（刘　玲）

思考与练习

1. 病人王某，男性，17 岁，因“鼻痒伴流涕 5 周”就诊。王某 5 周前春游后出现鼻痒、打喷嚏、流清涕，伴双侧鼻塞，有眼痒、咽痒，无咳嗽，无发热。检查发现鼻黏膜水肿，致敏原为花粉。临床诊断为变应性鼻炎。请问：

（1）病人的主要护理问题有哪些？

（2）请对病人进行健康指导。

2. 病人李某，女性，38 岁，因“右鼻阻塞伴脓涕 9 个月”来诊，伴嗅觉减退、头晕、头痛，偶有涕中带血，无面部麻木感。病人曾就诊当地诊所，给予“消炎药（具体不详）”治疗，鼻塞及脓涕症状无缓解。查体：鼻黏膜慢性充血、肿胀，鼻腔内有脓性分泌物流出。CT 显示窦腔内黏膜增厚，医生诊断为“慢性鼻窦炎”。请问：

（1）病人的主要护理问题有哪些？

（2）改善病人鼻塞、头痛的护理措施有哪些？

3. 病人陈某，女性，70 岁，近来大便干结，今晨排便时出现左鼻孔滴血，家人按压及填塞无效，血从口中涌出，病人及家属均很紧张，急呼“120”将病人送往医院。专科检查：右侧鼻腔流血，同时经口涌出。请问：

（1）鼻出血的病因、处理原则是什么？

（2）护士应为鼻出血病人提供哪些护理措施？

第五章 咽科疾病病人的护理

学习目标

1. 具有全心全意为病人服务的观念和爱岗敬业的奉献精神。
2. 掌握急慢性扁桃体炎的护理评估要点及护理措施、扁桃体炎并发症。
3. 熟悉慢性咽炎的健康史及护理措施。
4. 了解阻塞性睡眠呼吸暂停低通气综合征的健康史及辅助检查。
5. 能正确运用护理程序评估病人状况，进行有效沟通，作出正确护理诊断，给予病人健康指导；熟练进行咽部疾病的专科护理操作。

工作情境与任务

导入情景：

病人，男，60 岁。因咽部异物感 3 年，加重 2 个月就诊。3 年来病人咽部不适、异物感，有黏性分泌物，曾用各种“喉片”，病情时好时坏，近 2 个月咽部不适加重。病人有慢性胃炎病史。

检查：咽黏膜充血、滤泡并有少量分泌物。诊断：慢性咽炎。

工作任务：

1. 找出病人的主要护理问题。
2. 帮助病人寻找慢性咽炎的病因。

第一节 慢性咽炎病人的护理

慢性咽炎为咽部黏膜、黏膜下及淋巴组织的慢性炎症，病程长，症状顽固，久治难愈，常为上呼吸道慢性炎症的一部分，多见于成年人。临床上根据病理学形态可分为单纯性、肥厚性、萎缩性三类。

【护理评估】

（一）健康史

1. 急性咽炎反复发作或治疗不彻底，此为主要原因。

2. 牙病、慢性扁桃体炎、长期鼻腔疾病有脓液刺激。

3. 长期烟酒过度、食物过于辛辣、环境污染、粉尘刺激等。

4. 全身慢性疾病，如胃食管反流、内分泌功能紊乱、维生素缺乏及免疫功能低下等。

（二）身体状况

1. 症状　主要为咽部异物感、灼热、干痒或微痛等不适。常有分泌物附着于咽后壁导致病人起床时出现刺激性咳嗽伴恶心。用嗓过度、受凉或过度疲劳时症状加重。全身症状不明显。

2. 体征

（1）慢性单纯性咽炎：咽黏膜血管弥漫性暗红色充血、扩张，咽后壁少数散在的淋巴滤泡，常有少量黏稠分泌物附着。

（2）慢性肥厚性咽炎：咽黏膜充血肥厚，咽后壁淋巴滤泡增生显著，散在突起或融合成片。双侧咽侧索也充血肥厚，呈条索状。

（3）萎缩性咽炎：黏膜干燥、萎缩变薄，颜色苍白，可附有黏稠分泌物或带臭味黄褐色痂皮。萎缩性咽炎临床少见。

（三）心理-社会状况

病人因咽部不适、异物感且久治不愈而焦虑、烦躁，甚至产生恐癌心理，常表现为求医心切、失眠、多疑并到处诊治。少数病人因久治不愈，慢慢失去信心，放弃和不重视治疗。

【治疗要点】

1. 病因治疗　积极治疗鼻炎、气管炎、胃食管反流等疾病。

2. 慢性单纯性咽炎　局部可使用复方硼砂溶液、呋喃西林溶液漱口或使用含片。

3. 肥厚性咽炎　在上述基础上，还可用激光、冷冻或电凝等治疗，治疗范围不宜广泛。

4. 萎缩性咽炎　口服多种维生素，局部可用碘甘油涂抹，促进血液循环。

【护理诊断和护理措施】

护理诊断/问题	护理措施	学习重点与思考
舒适受损：咽部异物感、干痒等　与咽部慢性炎症有关。	1. 嘱病人漱口时头后仰，张口发“啊”的声音，使含漱液能清洁咽后壁。 2. 戒除烟、酒，少食辛辣食物，补充多种维生素。	1. 归纳总结对慢性咽炎病人如何进行健康指导。 2. 总结常用含漱液有哪些。
焦虑　与长期不愈的咽部不适有关。	耐心向病人介绍疾病相关知识。必要时可行喉镜、食管镜检查，消除病人恐癌心理。	
知识缺乏：缺乏咽部炎症防治的相关知识。	改善工作和生活环境，避免有害气体，污染环境中应戴口罩。积极治疗鼻部、咽部及全身的慢性疾病。	

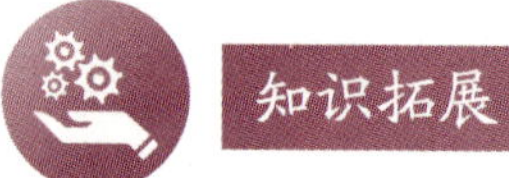

知识拓展

咽喉含片可以当糖吃吗

咽喉含片可清热解毒、消炎杀菌、润喉止痛，用来治疗咽喉炎有一定的作用。但有些人将咽喉含片当作糖果吃却很不可取。因为咽喉含片多具有收缩口腔黏膜血管、减轻炎症水肿和疼痛的作用，但在口腔无炎症时经常含服却会使黏膜血管收缩、黏膜干燥破损，扰乱口腔内环境，造成局部菌群失调，易导致口腔溃疡的发生，还可能引起过敏反应或加剧炎症反应等。

第二节　扁桃体炎病人的护理

工作情境与任务

导入情景：

门诊来了一位妈妈："我家宝宝 4 岁多了，自小稍微受凉或吃刺激性食物后，扁桃体就发炎、肿大，然后咳嗽、发热，基本上每月一次。虽然每次吃药或打针就能好，可过不了多长时间又反复，这次还高热到 40℃。"医嘱：查血常规，测体温。

工作任务：

1. 指导家长掌握正确的降温方法。
2. 告知患儿的妈妈如何预防扁桃体炎复发。

一、急性扁桃体炎

急性扁桃体炎是腭扁桃体的急性非特异性炎症，常伴有不同程度的咽黏膜及其他咽淋巴组织的炎症，是一种常见的咽部感染性疾病，多继发于上呼吸道感染，一般在季节交替、气温变化时容易发病，儿童及青少年多见。

【护理评估】

（一）健康史

1. 致病菌　主要致病菌为乙型溶血性链球菌、葡萄球菌、肺炎双球菌、流感杆菌，病毒也可引起急性扁桃体炎。近年来厌氧菌感染有所上升。

2. 诱因　受凉、潮湿、劳累及烟酒过度等导致机体抵抗力下降，致病原体繁殖。

3. 邻近器官的急性炎症如急性咽炎、鼻炎、口底炎等蔓延。

4. 传播方式　病原体可通过飞沫或直接接触而传染，通常呈散发性。

（二）身体状况

1. 本病按病理学类型及临床表现分为急性卡他性扁桃体炎和急性化脓性扁桃体炎。

（1）急性卡他性扁桃体炎：多为病毒感染所致，病情较轻，炎症多限于扁桃体表面黏膜。病人有咽痛、低热和轻度全身症状。扁桃体及腭舌弓黏膜急性充血，扁桃体无显著肿大，表面一般无脓性分泌物。

（2）急性化脓性扁桃体炎：起病急，局部和全身症状较重，咽痛剧烈，可放射到耳部，伴吞咽困难。全身症状有畏寒、高热、头痛、乏力、关节酸痛及全身不适等。小儿可因高热引起抽搐、呕吐及昏睡。检查可见咽部黏膜弥漫性充血，扁桃体明显充血肿大，表面或在隐窝口有黄白色脓点及分泌物，并可融合成片状假膜，易擦去。可有颌下淋巴结肿大压痛（图 2-5-1）。

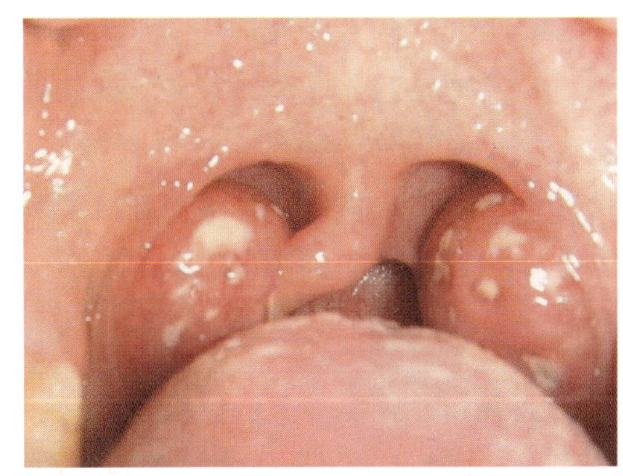

图 2-5-1　急性化脓性扁桃体炎

2. 并发症　如治疗及时，预后良好。若治疗不当或机体抵抗力过低，可导致局部以下并发症：①局部并发症，如扁桃体周脓肿、急性中耳炎、急性鼻炎、急性喉炎等。②全身并发症，如风湿热、急性肾炎、菌血症、急性关节炎、急性心肌炎、急性心内膜炎等。

（三）辅助检查

1. 血液学检查　细菌感染时白细胞总数和中性粒细胞增多、血沉加快等。

2. 心电图　可协助并发症的诊断。

3. 细菌培养和药敏实验　有助于查明病原体和指导临床用药。

知识拓展

扁桃体周脓肿

在扁桃体急性发炎 3～4 天后，发热仍持续不退或又加重，体温上升达 39℃以上，咽痛加剧，吞咽时尤甚。疼痛常限于患侧，可放射至耳及颈部。扁桃体周脓肿主要特点为咽部疼痛，吞咽困难，唾液外流，张口困难，言语不清，音调改变，体质衰弱。病情严重时病人头偏向患侧，不易转动。说话时言语不清，似口中含物一般，口不能张大，口内有大量黏稠唾液沿口角外流。

（四）心理 - 社会状况

急性扁桃体炎起病急，症状明显，容易引起病人重视，病人会积极治疗；小孩因容易复发，症状突出，家长易紧张、焦虑；急性扁桃体炎的病原体有一定传染性，但在日常生活中一般不会引起大家的注意。

【治疗要点】

1. 全身应用足量有效抗生素控制感染，首选青霉素类药物。2～3 天高热不退，仔细寻找病因，更换抗生素，病情重者可酌情使用糖皮质激素。

2. 复方硼砂溶液或复方氯己定含漱液漱口。

3. 其他　病人进行适当隔离，防止飞沫或接触传染，给予营养丰富饮食。

4. 手术治疗　①对于已形成扁桃体周脓肿等局部并发症的病人，可行脓肿切开引流术。②反复发作的急性扁桃体炎或扁桃体周脓肿切开引流术后两周的病人，可根据实际情况选择在炎症控制后手术切除扁桃体。

【护理诊断和护理措施】

<table>
<tr><th>护理诊断 / 问题</th><th>护理措施</th><th>学习重点与思考</th></tr>
<tr><td>**急性疼痛和吞咽障碍**　与扁桃体的急性炎症有关。</td><td>1. 注意休息、多饮水。嘱病人进易消化、富含营养的流质或半流质饮食，少量多餐。
2. 嘱病人进食前后使用含漱剂漱口，保持口腔清洁。</td><td rowspan="4">1. 治疗急性化脓性扁桃体炎的首选药物是哪一类？
2. 急性化脓性扁桃体炎常见的并发症有哪些？
3. 治疗过程中应观察哪些内容以了解有无并发症发生？</td></tr>
<tr><td>**体温过高**　与扁桃体急性炎症有关。</td><td>1. 遵医嘱全身及时给予足量抗生素、糖皮质激素，观察药物毒副作用。
2. 给予冰袋冷敷或酒精擦浴等物理降温。必要时用解热镇痛药物。</td></tr>
<tr><td>**潜在并发症：**扁桃体周脓肿、风湿热、心肌炎等。</td><td>观察病人有无咽痛加剧、语言含糊、张口受限、呼吸困难、体温反跳、耳鸣、耳闷、头痛等现象，是并发症的征兆，若出现及时报告医生。</td></tr>
<tr><td>**知识缺乏：**缺乏疾病的相关知识。</td><td>1. 告知病人本病可引起严重并发症，平时要加强锻炼。
2. 养成良好的生活习惯，注意口腔卫生，污染环境佩戴口罩。
3. 发病期间病人要适当隔离，少出入公共场合。</td></tr>
</table>

二、慢性扁桃体炎

慢性扁桃体炎多由急性扁桃体炎反复发作演变为而来，或自身变态反应导致，是临床常见疾病，多发生于大龄儿童及青年，也是常见的全身感染“病灶”。

【护理评估】

（一）健康史

1. 反复发作的急性扁桃体炎，扁桃体窝引流不畅，隐窝内致病菌滋生聚集引起感染，常见致病菌为链球菌和葡萄球菌。

2. 继发于猩红热、流感等急性传染病及鼻部炎症。

3. 与自身的变态反应相关，多有风湿热、心肌炎、急性肾炎等疾病。

（二）身体状况

1. 症状　病人自觉症状较轻，多有急性扁桃体炎反复发作史或扁桃体周脓肿病史。部分病人无明显急性发作史，表现为咽干痒、异物感、刺激性咳嗽、口腔异味等轻微症状。如扁桃体过度肥大，可出现呼吸不畅、睡眠打鼾、言语及吞咽障碍。部分病人可有低热症状。

2. 体征　扁桃体和腭舌弓呈慢性充血，扁桃体表面瘢痕收缩，凹凸不平，隐窝口可见黄白色干酪样点状物。扁桃体大小不一，成人扁桃体多缩小。部分病人可有下颌角淋巴结肿大。

3. 并发症　慢性扁桃体炎可引起风湿性关节炎、风湿热、风湿性心脏病、肾炎等。

（三） 辅助检查

测定血沉、抗链球菌溶血素“O”、血清黏蛋白及心电图检查等有助于并发症的诊断。

（四）心理 - 社会状况

慢性扁桃体炎平时症状不明显，病人多不予重视。对反复发作的患儿，家长多产生焦虑心理。当出现全身性并发症时，需进行扁桃体切除术，病人多会产生紧张、恐惧心理。

【治疗要点】

1. 非手术疗法　抗生素应用同急性扁桃体炎。

2. 免疫疗法或抗过敏治疗，以及应用各种增强免疫力的药物，如胎盘球蛋白等。

3. 手术疗法　有手术适应证者施行扁桃体切除术。

知识拓展

扁桃体切除术适应证

①慢性扁桃体炎反复急性发作或多次并发扁桃体周脓肿。②扁桃体重度肥大，妨碍吞咽、呼吸及发声功能。③发炎的扁桃体已成为引起体内其他脏器病变的“病灶”，或与邻近器官的病变有明显关联。④白喉带菌者，经保守治疗无效时。⑤各种扁桃体良性肿瘤，可连同扁桃体一并切除；对恶性肿瘤则应慎重。

【护理诊断和护理措施】

护理诊断/问题	护理措施	学习重点与思考
焦虑 与慢性扁桃体炎反复急性发作或担心手术和并发症等有关。	1. 向病人解释疾病的发生、发展及预后，消除其恐惧心理。 2. 向病人讲解手术目的、手术过程、术中配合要求及术中注意事项，以便手术顺利进行。	1. 归纳总结扁桃体摘除术后的生活护理措施有哪些。 2. 扁桃体摘除术后的护理观察内容有哪些？
急性疼痛 与慢性扁桃体急性发作或手术引起的机械损伤有关。	1. 向病人解释术后疼痛的原因及减轻疼痛的方法，如可行颈部冰敷，必要时遵医嘱给予镇痛剂。 2. 术后无出血，全麻清醒后3h，局麻术后2h进冷无渣流质饮食，次日进半流质饮食，3日后进软质饮食，2周后可正常饮食。忌辛辣、粗糙、过热食物，少量多餐。	
潜在并发症：创面出血、风湿性关节炎、窒息、风湿性心脏病、肾炎等。	1. 全麻未清醒病人应取侧俯卧位，头部稍低，注意观察病人生命体征。局麻病人及全麻清醒者取半卧位。 2. 术后观察伤口有无活动性出血，有无频繁吞咽动作及手术创面渗血情况等，嘱病人口中分泌物应轻轻吐出，观察分泌物的颜色、性质及量。勿用力咳嗽、咳痰。 3. 术日禁止刷牙漱口，以免损伤创面导致出血。术后次日开始轻轻漱口、讲话、伸舌，预防伤口粘连。 4. 告知病人术后次日创面白膜的形成及其保护作用，勿用力擦拭。无白膜、发热、咽痛剧烈提示感染的可能。	
知识缺乏：缺乏正确的治疗及自我保健知识。	1. 生活规律，劳逸结合，预防感冒。 2. 告知病人按时用药，不随意停药、改药。 3. 进食前后漱口，保持口腔清洁。	

第三节　阻塞性睡眠呼吸暂停低通气综合征病人的护理

阻塞性睡眠呼吸暂停低通气综合征（obstructive sleep apnea hypopnea syndrome，OSAHS）是指睡眠时上气道塌陷阻塞引起的呼吸暂停和通气不足，伴有打鼾、睡眠结构紊乱、频繁发生血氧饱和度下降、白天嗜睡、注意力不集中等症状，并可导致高血压、冠心病、糖尿病等多器官、多系统损害，是常见的危害严重的一种睡眠呼吸低通气综合征。OSAHS 可发生在任何年龄，但以中年肥胖男性发病率最高。

【护理评估】

（一）健康史

OSAHS 的病因尚不完全清楚，目前研究表明 OSAHS 与上呼吸道狭窄或阻塞、肥胖、内分泌紊乱、老年性变化、遗传因素等有关。

1. 上呼吸道狭窄或阻塞　常见原因有鼻中隔偏曲、鼻息肉、鼻甲肥大、鼻腔肿瘤、鼻咽狭窄或闭锁等；腺样体和扁桃体肥大；颌骨发育不良等。

2. 肥胖　颈、咽部组织肥厚拥挤。

3. 内分泌紊乱　如甲状腺功能低下导致黏液性水肿，老年人组织松弛、肌张力减退等。

（二）身体状况

1. 症状

（1）打鼾：病人鼾声如雷，呈间歇性，是病人就诊的主要原因之一。

（2）呼吸暂停：成人 7 小时夜间睡眠时间内，至少有 30 次呼吸暂停，每次暂停时间至少 10 秒，屡被憋醒，憋醒后用力呼吸，胸腹部隆起，肢体不自主颤动。憋气常发生于仰卧位，侧卧位时减轻或消失。打鼾与憋气病人醒来并不知晓。

（3）白天嗜睡：病人总感觉睡眠不足，在安静的环境中很容易入睡，甚至在阅读、看电视、听报告或与他人谈话时也可不自觉地入睡，常伴有晨起头痛、记忆力减退、注意力不集中及工作效率低下等症状。

（4）心血管症状：常表现为高血压、心律失常，严重者心肺功能衰竭甚至猝死。

（5）其他症状：一过性血糖升高、多梦、夜尿多、遗尿等；性格变化和其他系统并发症，如脾气暴躁，智力和记忆力减退以及性功能障碍等。

2. 体征

（1）一般征象：肥胖，颈部粗短，部分病人有明显上、下颌骨发育不良，颌面部、胸廓发育畸形。

（2）上气道征象：可以检查到口咽腔狭窄、扁桃体肥大、鼻中隔偏曲、腺样体肥大等上气道病变。

（三）辅助检查

1. 多导联睡眠描记仪可对病人进行心电图、脑电图、眼电图、肌电图、口 - 鼻气流测定、胸腹运动测定、血氧饱和度测定等多项检查，并进行整夜连续的睡眠观察和监测。

2. 纤维喉镜检查、鼻内镜检查、头颅 X 线检查、CT 扫描或 MRI 等，有助于明确上呼吸道阻塞部位，进一步确诊病变的性质及范围。

（四）心理 - 社会状况

OSAHS 是一个潜在性威胁生命的疾病，初期许多病人及家属认识不足，因此对于治疗并不积极。当引起严重并发症时病人及家属会出现焦虑心理。同时部分病人可发生性格改变，如性情暴躁、多疑、忌妒、沮丧等，可能因此影响人际关系。

【治疗要点】

1. 一般治疗　侧卧位睡眠、戒烟酒、减肥、锻炼等。

2. 非手术治疗

（1）持续正压通气治疗：是通过一定压力的机械通气，保证病人睡眠时呼吸道通畅，以纠正缺氧。

（2）口腔矫治器：睡眠时佩戴口腔矫治器可以抬高软腭，牵引舌主动或被动向前，以及下颌前移，扩大舌根后气道，但对中重度OSAHS病人无效。

3. 手术治疗　手术治疗的目的在于减轻和消除气道阻塞。若病因明确，原则上应予以手术。常用的手术方法有扁桃体、腺样体切除术，鼻中隔偏曲矫正术，鼻息肉或鼻甲切除术、腭垂和腭咽成形术等。

【护理诊断和护理措施】

护理诊断/问题	护理措施	学习重点与思考
睡眠型态紊乱　与上呼吸道受阻引起憋气、觉醒有关。	1. 制订减肥计划：帮助病人改变饮食习惯，减少糖和脂肪的摄入量，适当增加体力活动，减轻体重。 2. 指导病人侧卧位或半卧位睡眠，睡前禁饮酒或用镇静药物。	1. 阻塞性睡眠呼吸暂停低通气综合征的并发症有哪些？ 2. 如何做好OSAHS病人的生活指导及心理护理？ 3. 正压通气治疗时有哪些注意事项？
社交孤立　与鼾声干扰他人休息及性格改变有关。	向病人讲解本病相关知识，给予病人安慰和疏导，消除其心理负担。鼓励病人自我放松，多与人沟通、交流。	
气体交换受损　与气道狭窄等原因影响通气有关。	1. 对接受正压通气治疗的病人：①使用前向病人解释治疗目的及方法，消除病人的紧张情绪。②指导病人选择鼻罩或面罩并正确使用。③加强气道湿化和雾化，指导与协助病人进行有效咳嗽、排痰。④加强治疗过程中的监护，如血气分析值、血压、心率、呼吸、意识、精神状态及呼吸机工作状态等。 2. 对使用口腔矫治器者遵医嘱指导与协助病人正确使用。	
潜在并发症：高血压、心律失常、心肺功能衰竭、睡眠中猝死等。	密切观察病人的生命体征：血压、呼吸状况、血氧饱和度，加强夜间巡视。如果病人憋气时间过长，应将其叫醒，同时准备好抢救用物，如呼吸器、气管切开包或气管插管用物等以备急用。	
知识缺乏：缺乏本病的预防保健知识。	1. 告知病人本病是一种潜在的威胁生命的疾病，应坚持治疗、定期复查；勿从事驾驶或高空作业等危险工作。 2. 控制体重，保持口腔清洁，及时治疗口鼻疾病。	

本章小结

本章学习重点是急慢性扁桃体炎的护理评估及护理措施。学习难点为阻塞性睡眠呼吸暂停低通气综合征病人的健康史及辅助检查。在学习过程中注意比较急慢性扁桃体炎之间的异同点，运用所学知识为慢性咽炎、急慢性扁桃体炎、阻塞性睡眠呼吸暂停低通气综合征病人制订全面的护理计划和健康指导。

（张雪梅）

思考与练习

1. 病人王某，16 岁，高热，咽痛伴头痛 2 天来诊。查体：T 39℃，咽黏膜急性充血，扁桃体充血肿大，隐窝见脓性分泌物。扁桃体周围无隆起。间接喉镜检查见会厌、喉正常，诊断为“急性化脓性扁桃体炎”收住院治疗。

（1）找出病人的主要护理问题。

（2）为该病人制订护理计划。

2. 男性病人，58 岁。睡眠打鼾伴憋气 2 年，发病后记忆力下降，白天嗜睡，晨起后觉胸闷、乏力。查体：BP 155/98mmHg，体重 100kg，咽腔左右径及前后径均狭窄，舌体偏大，下咽正常。诊断为：OSAHS；高血压。

（1）做出该病人的护理评估，列出常用的辅助检查。

（2）说出该病人存在的危险并制订护理措施。

（3）对病人进行健康教育。

3. 简述扁桃体切除术后的护理措施。

第六章 | 喉科疾病病人的护理

学习目标

1. 具有尊重病人的职业素质及应急处理能力。
2. 掌握急性会厌炎的护理诊断及护理措施；急性喉炎尤其是小儿急性喉炎的健康史及护理措施。
3. 熟悉喉梗阻的急救护理要点、各种喉部疾病的健康指导。
4. 了解气管切开的适应证、正常人发声器官及其生理功能。
5. 运用所学知识能正确观察喉部常见疾病的病情变化，对喉部常见疾病进行正确的护理操作。

第一节 喉部炎症病人的护理

工作情境与任务

导入情景：

张先生在家属陪同下来急诊，医生问诊时，张先生用笔写道：因感冒发热、嗓子疼痛得厉害，不能吃饭、说话，有时会感到憋气。

工作任务：

1. 做好张先生的病情观察。
2. 为张先生制订护理计划。

一、急性会厌炎

急性会厌炎又称急性声门上喉炎，是一种危及生命的严重感染，可引起喉阻塞而窒息死亡。成人、儿童均可患本病，全年均可发生，但冬、春季节较多见。

【护理评估】

（一）健康史

1. 感染 为本病最常见的原因。主要致病菌为乙型流感杆菌、葡萄球菌、链球菌等，也可与病毒混合感染，也有外伤或异物继发感染所引起。

2. 变态反应 身体对某种变应原发生反应，此病发病急，常在用药 30 分钟内或进食 2～3 小时内发病。例如食物中虾、蟹或其他海鲜；药物有青霉素类抗生素、阿司匹林、碘剂等。

3. 其他 异物、外伤、吸入有害气体、误咽化学物质及放射线损伤均可引起会厌的急性炎症。邻近器官的急性炎症累及会厌部，如急性扁桃体炎。

（二）症状与体征

1. 症状 起病急，有畏寒、乏力和高热等全身症状，体温多在 38～39℃，少数可达 40℃以上。局部有剧烈的咽喉痛，吞咽时疼痛明显加重，导致咽下困难、流涎、语言含糊不清，但不伴有声音嘶哑。严重时有吞咽困难或呼吸困难，甚至发生窒息。

评估病人有无外伤史、过敏史、急性上呼吸道感染病史，有无咽痛及吞咽困难等。

2. 体征 病人呈急性面容，严重者伴喉阻塞体征。间接喉镜检查，会厌高度充血肿胀，尤以舌面为著，甚至会厌增厚呈球状。若见黄白色脓点或脓苔则表示会厌脓肿形成（图 2-6-1）。

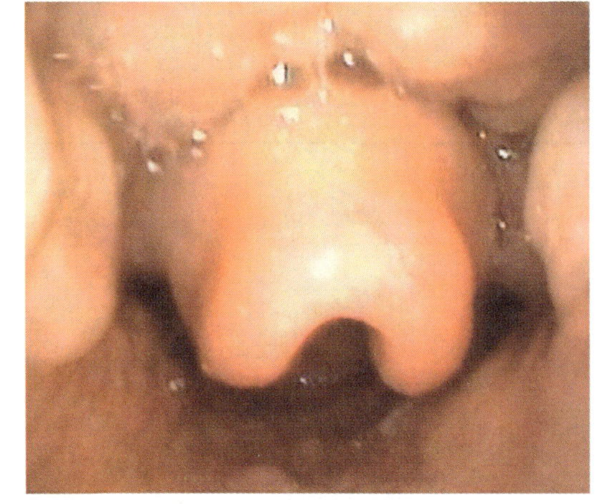

图 2-6-1 急性会厌炎

（三）辅助检查

纤维鼻咽喉镜检查可明确有无急性会厌炎。检查时镜下可见会厌舌面及侧缘红肿明显。对于无条件进行纤维鼻咽喉镜检查的儿童，喉部 X 线侧位片如能显示肿大的会厌，对诊断急性会厌炎也有一定的意义。

（四）心理 - 社会状况

病人起病急，咽喉部疼痛剧烈，严重者口水无法下咽，甚至呼吸困难，因此病人和家属会焦急、恐惧。对于无呼吸困难的病人，误以为是普通的炎症，不予重视。

【治疗要点】

1. 控制感染和水肿 以抗生素和糖皮质激素为主，首选药物为头孢类抗生素及地塞米松类药物。

2. 抗变态反应治疗 皮下注射肾上腺素，肌内注射或静脉滴注地塞米松。

3. 保持呼吸道通畅 如有喉阻塞症状或窒息，及早行气管插管或气管切开。

4. 进食困难者予以静脉补液等支持疗法，形成脓肿者应切开引流。

【护理诊断和护理措施】

护理诊断/问题	护理措施	学习重点与思考
有窒息的危险 与会厌高度肿胀阻塞呼吸道有关。	1. 按医嘱给予足量的抗生素和激素药，观察用药效果及药物的毒副作用。 2. 密切观察有无呼吸困难、发绀及喉喘鸣等症状，必要时吸氧、检测血氧饱和度。床旁备气管切开包。	1. 急性会厌炎病人有哪些典型症状？ 2. 急性会厌炎病人的护理措施有哪些？ 3. 急性会厌炎病人的健康指导内容有哪些？
急性疼痛 与会厌充血肿胀有关。	1. 不发声或少发声，静卧休息，给予流质或半流质饮食。 2. 注意做好口腔护理，进食后漱口。	
体温过高 与会厌感染有关。	观察病人体温变化，协助病人进行物理降温，必要时使用药物降温；增加液体摄入。协助病人做好雾化吸入。	
知识缺乏：缺乏对急性会厌炎的认识，不予重视。	1. 向病人讲解本病的特点，一旦发病，及时就诊。 2. 由变态反应所致者应避免接触变应原。 3. 戒烟酒，积极治疗邻近器官感染。	

二、急性喉炎

急性喉炎是喉黏膜的急性炎症，是常见的呼吸道急性感染性疾病之一，好发于冬、春季节，成人、儿童均可发病。成人以声嘶、喉部疼痛为主要表现，儿童急性喉炎易出现吸气性呼吸困难等喉阻塞的表现，如不及时治疗，可并发喉阻塞而危及生命。

【护理评估】

（一）健康史

1. 感染　本病多继发于急性鼻炎与急性咽炎，也可单发于喉部；多为病毒感染，后继发细菌感染。常见致病微生物有流感病毒、副流感病毒、腺病毒、溶血性链球菌、肺炎球菌等。

2. 用声过度　发声不当、用嗓过度，如说话过多、大声喊叫、剧烈咳嗽等。

3. 过敏反应　特异体质病人因特定的食物、气体或药物引起喉腔黏膜水肿，致急性喉炎。

4. 其他　喉异物，颈部及咽喉部外伤，以及检查器械损伤喉部黏膜可导致喉炎。烟酒刺激、受凉、疲劳致机体抵抗力降低，吸入有害气体如氯气、氨气等，吸入粉尘过多或烟酒过度等，易诱发本病。

5. 小儿急性喉炎　常见于6个月～3岁的婴幼儿。由于小儿抵抗力低，喉腔与声门狭小，喉软骨柔软，黏膜下组织疏松，炎症后易肿胀发生喉阻塞，另外小儿咳嗽功能弱，不易咳出下呼吸道分泌物，加重呼吸困难，可导致窒息死亡。小儿急性喉炎可继发于流感、百日咳、麻疹、猩红热等急性传染病，也可继发于慢性扁桃体炎、腺样体肥大等。

（二）身体状况

1. 起病较急，常有发热、乏力、全身不适及食欲下降等全身症状。儿童病人畏寒、发热等全身症状较成人病人重。

2. 声音嘶哑　是急性喉炎的主要症状，严重者可能失声，以成人更为显著。

3. 咳嗽、咳痰、喉痛　早期干咳，随着病情的发展可有稠厚的黏脓痰咳出。小儿病人则痰液不易咳出，常出现夜间加重的犬吠样咳嗽，此症状是小儿急性喉炎的重要特征之一。

4. 吸气性呼吸困难　在小儿急性喉炎病人多见。初起哭闹时喘息，伴有吸气期喉喘鸣声，患儿表现为烦躁不安、出汗，并可出现胸骨上窝、锁骨上窝、肋间及上腹部软组织吸气期凹陷等喉阻塞症状，严重者面色苍白、发绀、呼吸无力、神志不清，最终因呼吸、循环衰竭而死亡。

（三）辅助检查

纤维喉镜检查可见喉黏膜（包括声带）急性充血、肿胀，尤以声门下区为重，使声门下区变窄。黏膜表面有时附有黏稠分泌物，因小儿不合作，通常不做纤维喉镜检查。

（四）心理-社会状况

声音嘶哑与咳嗽等症状可给工作和生活带来不便，使病人急于求治，病人易产生焦虑不安心理。小儿病人出现咳嗽和呼吸困难时，家长常有恐惧感，多急诊就医。部分病人不重视，对疾病的严重性缺乏了解，不积极求医，以致急性喉炎发展成慢性喉炎或导致生命危险。

【治疗要点】

1. 解除喉梗阻　布地奈德、地塞米松等尽早雾化吸入；小儿或者病情严重，及早使用足量的抗生素和糖皮质激素，如青霉素类抗生素、头孢类抗生素及地塞米松。流感使用抗病毒药物。

2. 保持呼吸道通畅，必要时行气管切开术。

3. 其他　①尽量少讲话，使声带休息；②加强支持疗法，注意患儿的营养与电解质平衡，保护心肺功能，避免发生急性心功能不全；③保证充分的睡眠与休息；④止咳化痰。

【护理诊断和护理措施】

护理诊断/问题	护理措施	学习重点与思考
有窒息的危险　与喉阻塞或喉痉挛有关。 **体温过高**　与喉部感染有关。	1. 小儿喉炎的急救护理　①判断患儿有无呼吸困难及呼吸困难的程度：看面色是否苍白，口唇、甲床是否发绀，是否有三凹征；听是否有喉喘鸣；测体温、呼吸、心率等。②吸氧，每分钟2～4L。③尽快建立静脉通道，使用糖皮质激素。④Ⅲ度以上喉梗阻尽快做气管切开。 2. 其他护理见急性会厌炎相关内容。	1. 急性喉炎的病因有哪些？ 2. 急性喉炎有哪些典型症状？ 3. 简述小儿急性喉炎的病因、治疗与护理。

续表

护理诊断/问题	护理措施	学习重点与思考
知识缺乏：家属或病人对本病的危害认识不足，缺乏预防相关知识。	1. 向患儿家属讲解本病的特点及严重危害，小儿感冒后一旦出现声嘶、咳嗽应积极就诊，预防急性喉炎。 2. 小儿感冒后不可随意喂服镇咳、镇静药物。 3. 合理喂养，按期接种疫苗，预防传染病。	

第二节　喉阻塞病人的护理

工作情境与任务

导入情景：

患儿，男，8个月，气促、声嘶4个小时来医院就诊。查体：烦躁，精神差，胸骨和锁骨上窝明显凹陷，双肺呼吸音低，可闻及喉鸣音。

工作任务：

1. 做好患儿的病情观察。
2. 给予患儿相应护理措施。

喉阻塞又称喉梗阻，是喉部或其邻近组织的病变使喉部发生阻塞，引起呼吸困难。喉阻塞是耳鼻咽喉科常见的急症之一，若不速治，可引起窒息死亡。

【护理评估】

（一）健康史

1. 炎症　如急性会厌炎、小儿急性喉炎、急性喉气管支气管炎、咽后脓肿、口底蜂窝织炎等。
2. 外伤　喉部挫伤、烧灼伤、切割伤、毒气或高热蒸汽吸入等。
3. 水肿　喉血管神经性水肿、药物过敏反应，以及心、肾疾患引起的水肿等。
4. 异物　喉部、气管异物不仅造成机械性阻塞，还可引起喉痉挛。
5. 肿瘤　喉癌、呼吸道复发性乳头状瘤、喉咽肿瘤、甲状腺肿瘤等。
6. 畸形　先天性喉喘鸣、喉蹼、喉软骨畸形等。
7. 声带瘫痪　各种原因引起的双侧声带麻痹。

（二）身体状况

1. 吸气性呼吸困难　为喉阻塞的主要症状。表现为吸气运动加强，吸气深而慢，但通气量并不增加，如无显著缺氧，则呼吸频率不变。呼气时气流向上推开声带，使声门裂变大，尚能呼出气体，故呼气时呼吸困难不明显（图2-6-2）。

2. 吸气性喉喘鸣　为吸入的气流通过狭窄的声门裂时，形成气流旋涡反击声带，声带颤动所发出的喉喘鸣声。喉喘鸣声的大小与阻塞程度呈正相关，重者，喘鸣声甚响，隔室可闻。

3. 吸气期软组织凹陷　由于吸气困难，导致胸腔内负压增加，将胸部的软组织吸入，形成凹陷。具体表现为胸骨上窝、锁骨上窝、胸骨剑突下及肋间隙软组织内陷，临床上称为“四凹征”（图 2-6-3）。

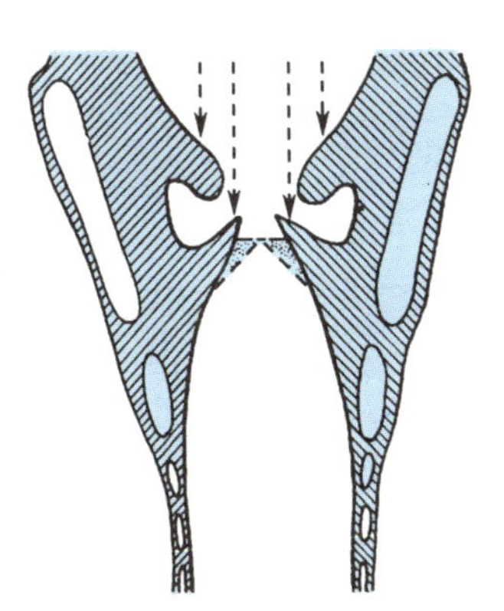

图 2-6-2　喉阻塞时吸气性呼吸困难原理图

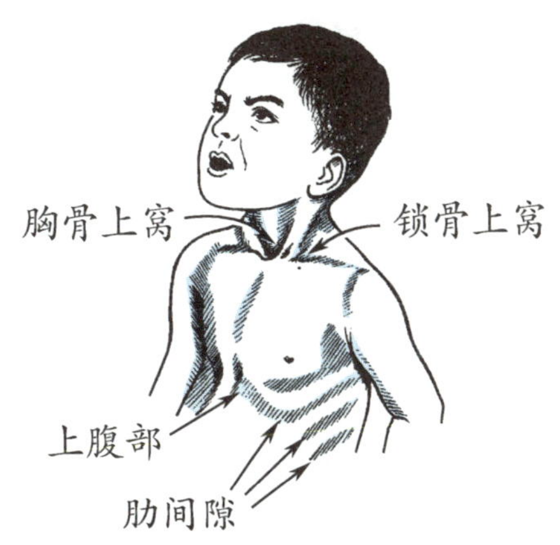

图 2-6-3　吸气性软组织凹陷

4. 声音嘶哑　若病变累及声带，则出现声音嘶哑，甚至失声。

5. 发绀　因缺氧而面色青紫，吸气时头后仰，坐卧不安，烦躁，不能入睡。晚期可出现脉搏微弱、快速，心律不齐，额部有冷汗，心力衰竭，最终发生昏迷而死亡。

（三）喉阻塞引起的呼吸困难分度

喉阻塞所致呼吸困难的分度有利于观察病情和拟定治疗方案，根据病人症状和体征的严重程度将呼吸困难分为以下四度：

Ⅰ度：安静时无呼吸困难。活动或哭闹时，有轻度吸气性呼吸困难、轻微吸气性喉喘鸣和软组织凹陷。

Ⅱ度：安静时有轻度吸气性呼吸困难，吸气期喉喘鸣和软组织凹陷，活动或哭闹时加重，但不影响睡眠和进食，无烦躁不安等缺氧症状，脉搏尚正常。

Ⅲ度：吸气期呼吸困难明显，喉喘鸣声甚响，四凹征显著，并因缺氧而出现烦躁不安、不易入睡、不愿进食、轻度发绀、脉搏加快等症状。

Ⅳ度：呼吸极度困难。病人坐卧不安、手足乱动、面色苍白、口唇发绀、出冷汗、定向力丧失、心律不齐、脉搏细弱、血压下降、大小便失禁等，如不及时抢救，则可因窒息引起呼吸、心跳停止而死亡。

（四）心理 - 社会状况

多数病人及家属对喉梗阻的发生都十分紧张和恐惧，常急诊就医，希望立即解除呼吸困难。少数病人由于缺乏气管切开术相关知识，担心影响生长发育或美观而拒绝气管切开，贻误治疗，加重病情与窒息的危险。

【治疗要点】

治疗原则：明确判断呼吸困难的程度，迅速解除喉阻塞，恢复通气，防止窒息。

Ⅰ度和Ⅱ度：明确病因，积极进行病因治疗。如由炎症引起，使用足量抗生素和糖皮质激素。严密观察呼吸，大多可避免气管切开。若为异物所致，应迅速取出异物。如为喉肿瘤、喉外伤、双侧声带麻痹等一时不能去除病因所致，应考虑行气管切开术。

Ⅲ度：对因治疗，密切观察病情，并做好气管切开术的准备。必要时宜早行气管切开术。若为肿瘤导致，则应立即行气管切开术。

Ⅳ度：立即行气管切开术。若病情紧急，可先行环甲膜切开术，或先气管插管，再行气管切开术。

知识拓展

低效性呼吸型态

低效性呼吸型态是指，由于肺泡的通气、换气功能等发生障碍，从而使肺不能充分扩张、排空等而导致的一种呼吸状态。低效性呼吸型态一般与呼吸道分泌物增多、肺泡不能有效扩张、支气管痉挛、平滑肌水肿等因素有关，可导致机体呼吸型态异常。临床常表现为呼吸困难、呼吸急促、胸闷等症状，体征可见三凹征。出现低效性呼吸型态时，应注意及时清理呼吸道分泌物，避免情绪激动，必要时给予氧气治疗。同时也可通过呼吸肌功能锻炼，促进肺功能恢复，如缩唇呼吸、腹式呼吸等。通过长期康复训练，由浅快呼吸逐渐转为深慢呼吸，可有效纠正低效性呼吸型态。

【护理诊断和护理措施】

护理诊断 / 问题	护理措施	学习重点与思考
有窒息的危险　与喉阻塞或手术后套管堵塞、脱落有关。	1. 异物、喉部肿瘤、喉外伤，及时做好术前准备。 2. 密切观察生命体征及呼吸型态。备好床旁气管切开包。 3. 遵医嘱用药、雾化吸入，观察病人用药的效果。 4. 减少耗氧，取半卧位卧床休息，尽量减少活动量。	1. 简述喉阻塞病人的身体状况。 2. 简述呼吸困难的分度。 3. 喉阻塞病人的护理问题有哪些？ 4. 对喉阻塞病人进行健康指导。
焦虑、恐惧　与担心危及生命有关。	1. 向病人讲解呼吸困难产生的原因、治疗方法，减少病人的焦虑。 2. 实施抢救的医护人员沉着镇静、忙而不乱，给病人信心。	
知识缺乏：缺乏喉阻塞的预防知识。	1. 告知家长不要给小儿吸食果冻，不要给小儿豆类、花生、瓜子类食物，吃饭时不大声谈笑。 2. 宣教喉阻塞的常见病因、后果及预防知识；有过敏史者避免接触变应原；戒烟酒；避免接触有害物质。 3. 喉外伤应及早到医院诊治。预防上呼吸道感染。	

附：气管切开术病人的护理

气管切开术是一种切开颈段气管前壁并插入气管套管（图 2-6-4），使病人直接经套管呼吸和排痰的急救手术。一般在第 2～4 气管环处切开气管，避免切开第 1 环，以免损伤环状软骨而导致喉狭窄，也不能低于第 5 环，以免发生大出血。

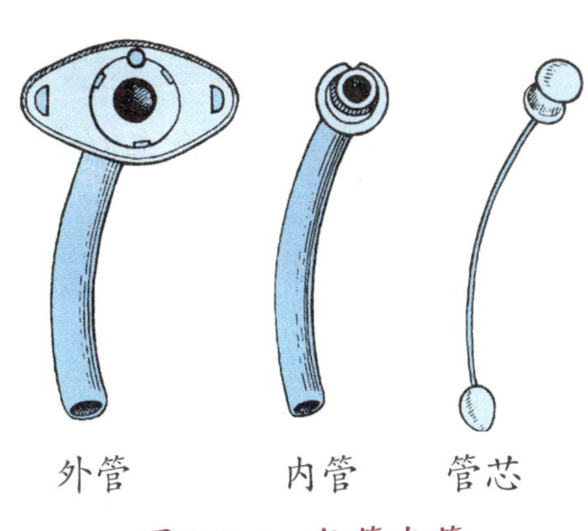

图 2-6-4　气管套管

1. 术前护理

（1）向病人说明手术的目的和必要性，术中可能出现的不适感及如何配合手术。

（2）床旁准备好气管切开包、气管插管、氧气、负压吸引器和敷料等。

（3）术前禁食、禁水，遵医嘱给药。

（4）术前严密观察病人呼吸困难程度、生命体征的变化情况。

2. 术后护理

（1）生活护理：①体位与饮食：早期取平卧位，头部稍低，以利于气管内分泌物排出。恢复期可取半卧位。进营养丰富的半流质饮食或软食，少食多餐，增加蛋白质、维生素的摄入，增强机体抵抗力。②保持室内适宜的温度和湿度，温度保持在 20～25℃，湿度保持在 60%～70% 左右。③不能发音者可采用书面语或肢体语言。

（2）保持呼吸道通畅：①定时清洁和消毒内套管，术后 1～2 周，每隔 4～6 小时更换内套管，彻底清洗管腔，然后煮沸消毒，病情稳定后可改为每天 1 次。②随时吸出呼吸道内分泌物，动作宜轻柔，负压不能过大，以免损伤气管内壁。③保持呼吸道湿润，气管套管口覆盖 2～4 层温湿纱布，可间断使用蒸气吸入器、雾化器做湿化，湿化液中可根据需要加入抗生素或其他药物。

（3）预防感染：①每日清洁消毒切口，更换套管垫。②密切观察体温的变化及切口渗血、渗液等情况，发现异常及时报告给医生。

（4）预防套管脱落：经常检查和调整固定套管的系带松紧，防止体位改变时气管套管脱出。

（5）外套管更换：术后一周内，窦道未形成时不应更换外套管，长期带管者 2～3 周更换 1 次外套管。

（6）堵管及拔管：病愈后，呼吸平稳，在拔除气管套管前应试行堵管，观察 24～48 小时，若呼吸、睡眠、发音均正常方可拔管。拔管后不需要缝合，消毒后用蝶形胶布贴封瘘口，数天后瘘口自然愈合。

（7）教会病人或家属掌握自我护理知识，特别是未能拔管而需戴管出院的病人，应指导其学会消毒及更换气管垫、湿化气道和保持空气湿度的方法，嘱病人定期门诊随访。

知识拓展

戴气管套管出院病人的家庭管理

气管切开病人，如果未能拔管而需戴管出院，病人或家属需要注意以下事项：

1. 遵医嘱消毒及更换气管垫、湿化气道。
2. 外出注意遮盖套管口，防止异物或雨水进入管内；洗澡时防止水进入管内。
3. 尽量不去人员密集的地方，防止呼吸道感染。
4. 若出现气管外套管脱出、呼吸不畅等情况及时到医院就医。

第三节　嗓音病变护理与嗓音保健

嗓音保健是指为了保护人发声器官的功能健康、增强发声器官功能所采取的有效措施与方法。发声器官的主要功能是发声功能和言语功能。嗓音的好坏直接影响着语言的表达能力，特别是对常用嗓音工作的人员如歌唱演员、播音员、教师、售票员、推销员等非常重要。临床上许多病人由于缺乏嗓音保健知识，导致嗓音出现不同程度的问题，如声音嘶哑、嗓音耐久力差、发声困难等。因此普及和宣传嗓音的保健知识，提高保护发声器官的意识是非常重要的。

（一）发声器官及其生理功能

肺部的空气经气管呼出时振动声带而发声；声音经过喉腔、咽腔、鼻腔各部分的时候又得到共鸣而放大，这就是最简单的发音原理。发声器官包括以下4部分：

1. 动力器官　即呼吸器官，包括气管、支气管、肺、胸廓和膈肌、肋肌等与呼吸有关的肌群。主要功能是为声音的产生及维护提供必要的气流压力。

2. 振动器官　喉是主要的振动器官，其振动体是声带，闭合的声带经呼出的气流冲击和振动后发出声音。声音由音强、音调、音色3个因素构成。一般来说声门下气流压力高，音强就大，声音就响，反之声音就弱；声带短小、薄、窄，振动频率快，音调高，声带宽、大、厚，振动频率慢，音调低；音色是指声音个性，取决于人声泛音的多少和强弱。

3. 共鸣器官　包括鼻腔、鼻窦、鼻咽腔及口腔、口咽腔、喉咽腔、喉腔、胸腔等，其功能是使微弱音量、单调难听的喉原音变成和谐、丰满、圆润的声音，并赋予声音独特的个性。

4. 构音器官　即咬字器官，包括唇、齿、舌及腭，通过改变口腔和咽腔形状或容积，发元音和辅音。

（二）嗓音病变的护理评估

1. 健康史　引起嗓音病变的常见原因有：

（1）用声不当：最常见，常因过度用声或方法不对如长时间说话、歌唱、喊叫等，超过声带负荷，引起声带急性充血、水肿以及黏膜下出血等急性创伤性反应，导致嗓音改变。

（2）炎症：最常见为急慢性喉炎，常继发于上呼吸道感染如急性鼻炎、咽炎，如果不及时治疗和休声，就可导致声音嘶哑。

（3）声带小结、息肉、肿瘤等病变均可导致声音嘶哑。

（4）烟酒刺激：烟草中含有尼古丁等有害物质，对人的呼吸道有直接的刺激作用，会使咽喉干痒、痰多、咳嗽。经常饮酒可引起声带黏膜慢性充血、水肿，致使声音改变。

（5）气候骤变、理化刺激：秋冬之交气候骤然转变，也常引起急性嘶哑。在粉尘环境中工作，长期吸入有害气体或粉尘，易导致嗓音的改变。

（6）青少年变声期：变声期是指嗓音由童声转变为成人声的时期。变声期是嗓音成长的关键时期。变声是青春期发育的重要表现之一，一般从 13 或 14 岁开始，女孩稍早。变声期的长短因人而异，一般为 3～6 个月，最长约 1 年。变声期不正确用声可导致讲话、歌唱变调，出怪音，重者声音嘶哑，甚至讲话困难。

（7）其他原因：如外伤、异物、手术、声带麻痹、声带肥厚、功能性发声障碍、过度疲劳等均可引起嗓音的改变。

2. 嗓音病变的临床表现　①声音嘶哑：轻者发音粗糙，重者发音沙哑，甚至完全失声。②发音费力，易疲劳。③音调与年龄和性别不相符，如音调低沉，或者音调过高。④音量减小。⑤发音中断、无力伴气息音；音域发生改变。⑥咽部干燥、异物感；喉痛，发音时加重；吞咽疼痛；咳嗽、咳痰、清嗓；呼吸困难，有喘鸣音。

（三）嗓音病变治疗、护理与嗓音保健知识

1. 嗓音训练　指导病人正确发声，纠正不正确的发声习惯和方法，减少嗓音的滥用，避免化学物质及其他物质的刺激。

2. 治疗原发疾病　如手术切除声带小结等。

3. 避免不良的生活习惯　①避免在嘈杂环境里持续用声。②戒烟、酒、浓茶、咖啡及酸辣食物等。③纠正不良的发音习惯，包括经常清嗓子、咳嗽、耳语、大喊大叫等。④避免在严寒的天气或尘土飞扬、空气污浊的环境中活动。

4. 变声期的保健　①合理用嗓：变声期间，歌唱训练和歌唱活动不能时间过长，不过度地拔高音，以免损伤发声器官。②注意身心健康：变声是生理现象，避免不必要的心理负担与精神上的负担。③合理安排运动、饮食：青少年在变声期间，要积极参加有益的活动和体育锻炼，但运动量不能太大，以免因过度疲劳加重变声期声带的充血与水肿状态。注意营养均衡，多吃蔬菜及蛋白质丰富的食物；切忌暴饮暴食，尤其是忌辛辣食物。预防感冒、消化不良、咽喉炎、扁桃体炎等，以免加重变声期间的声带充血、水肿及肥厚。

本章小结

本章学习重点是急性会厌炎、急性喉炎的相关内容，尤其是小儿急性喉炎的健康史、护理诊断及护理措施。学习难点是喉阻塞病人呼吸困难的分度和治疗要点。在学习过程中注意了解气管切开的适应证，经过学习能正确观察喉部疾病病情变化，并能进行正确喉部急症的紧急处理及护理操作。

（舒卫宁）

思考与练习

1. 患儿，男，4 岁，因“发热、声音嘶哑 1 天”入院。入院后查体：T 38.9℃，P 105 次 /min，R 32 次 /min，BP 98/65mmHg，神志清楚，精神尚可，鼻翼扇动，咽部充血，扁桃体Ⅱ度肿大，颈软，气管居中，三凹征（–），胸廓无畸形，呼吸运动对称。入院初步诊断：急性喉炎。

（1）请问患儿主要的护理诊断有哪些？

（2）说出儿童急性喉炎易导致呼吸困难的原因并能正确分度。

（3）为患儿制订一个详细的护理计划。

2. 简述气管切开的适应证与禁忌证。

3. 简述气管切开病人术后的护理要点。

第七章　喉、气管、支气管及食管异物病人的护理

学习目标

1. 具有理解和认同病人及家属对疾病所表现出的焦虑心情，并进行心理疏导的职业素质。
2. 掌握喉、气管、支气管与食管异物病人的护理评估及护理措施。
3. 熟悉喉、气管、支气管与食管异物病人的护理诊断。
4. 了解喉、气管、支气管异物及食管异物病人的健康史。
5. 熟练运用护理程序为喉、气管、支气管异物病人制订全面的护理计划，并结合病人情况实施健康教育。
6. 运用所学知识对病人、家属及社区人群进行异物预防和急救的宣教工作。

第一节　喉、气管、支气管异物病人的护理

工作情境与任务

导入情景：

患儿彤彤，3 岁，1 天前跟小朋友一起吃果冻时突发剧烈呛咳，伴憋气、面部青紫，数分钟后症状缓解，而后出现阵发性咳嗽、喘息。

工作任务：

1. 找出彤彤的主要护理问题。
2. 对彤彤及家属进行护理指导及健康教育。

喉、气管与支气管异物是耳鼻咽喉科常见的急危重症之一，治疗不及时可发生急性上呼吸道梗阻，严重时危及生命。绝大多数喉、气管、支气管异物发生于儿童，尤其以

1～3岁儿童多见。异物的种类繁多，按来源可分为外源性异物及内源性异物。外源性异物多为花生仁、瓜子、碎骨头、笔帽、小玩具等，内源性异物为呼吸道内的假膜、血块、干痂、干酪样坏死物等。

【护理评估】

（一）健康史

1. 小儿进食或口含异物时，因哭、笑、跌倒、注意力不集中等原因误吸。

2. 全麻、昏迷、醉酒等状态的人将呕吐物、义齿等异物误吸入呼吸道。

3. 偶可见医源性异物，如拔牙或补牙时不慎将脱落的牙齿、根管治疗针、修补材料、棉球等误吸进入气管；鼻腔、咽部异物在诊治过程中移位到喉或气管；后鼻孔和咽部手术时组织块不慎脱落误吸进入气管等。

评估有无呼吸困难、呛咳、咯血等症状，询问异物的种类、特征及存留时间等。

（二）身体状况

1. 喉异物

（1）症状：异物进入喉腔时，出现突发性呛咳和不同程度的呼吸困难；尖锐异物可刺伤喉部而出现出血、继发感染等，表现为喉痛、声嘶、吞咽困难、咯血及不同程度的呼吸困难。异物较大时可完全嵌顿于声门区，引起窒息。

（2）体征：间接喉镜或直接喉镜下多可发现异物。

2. 气管、支气管异物　根据症状和体征可分为四期：异物吸入期、安静期、炎症期及并发症期。

（1）异物吸入期：异物进入气管时会立即引起剧烈咳嗽及不同程度的呼吸困难。若异物较小，除有轻度咳嗽或憋气外，症状可暂时缓解，有时异物可侥幸被咳出。

（2）安静期：若异物较轻而光滑，随呼吸或咳嗽上下活动可引起阵发性咳嗽，听诊时可闻及“异物拍击音”或喘鸣音。若异物较小或停留在小支气管内，短时间内可无症状或出现轻微的咳嗽、喘息。

（3）炎症期：异物刺激或损伤黏膜可出现发热、咳嗽、咳痰等支气管炎的症状，存留时间较长的异物，可导致肺炎和肺脓肿。

（4）并发症期：可并发肺炎、肺不张、肺气肿、心力衰竭，表现为发热、咳嗽、呼吸困难加重、胸痛及咯血等。

（三）辅助检查

1. X线检查　对不透光的异物，能确定异物的位置、形状及大小。可透光的异物在X线下不能显示，但能看出间接征象如肺气肿或肺不张、纵隔摆动、肺部感染等，对于推断异物有重要意义。

2. CT检查　有助于明确有无异物并确定其阻塞部位。

3. 喉镜和支气管镜检查　为气管、支气管异物确诊最可靠的方法，同时又是异物取出的最有效的手段。

（四）心理 - 社会状况

病人由于剧烈咳嗽、憋气甚至窒息导致恐惧和紧张，病人及家属对喉、气管、支气管异物的内镜检查和取异物方法缺乏了解，担心异物取出困难，恐惧做气管切开术，易产生焦虑情绪。有少数病人因病史不清、异物小、症状轻，容易忽视，未能及时就医。

【治疗要点】

1. 尽可能确定异物性质，尽早行支气管镜或喉镜检查并取出异物，保持呼吸道通畅。
2. 上述方法难以取出的异物，需行开胸术取出异物。
3. 控制感染。

【护理诊断和护理措施】

护理诊断 / 问题	护理措施	学习重点与思考
有窒息的危险 与异物阻塞呼吸道或引起喉痉挛有关。	1. 严密观察病人呼吸、心率、神志、口唇色泽及血氧饱和度，备好急救物品及床旁气管切开包。 2. 保持安静，避免患儿因大哭致异物移位。 3. 术前 4～6h 禁食禁水，做好术前护理准备。	1. 分析气道异物的原因，思考如何避免气道异物。 2. 归纳总结气道异物的护理评估、护理问题及护理措施。
有感染的危险 与异物损伤管壁黏膜有关。	1. 术后病人平卧，头偏一侧，及时清理口腔内分泌物；观察病人呼吸、体温等生命体征，警惕喉头水肿。 2. 病人清醒 2～4h 后，协助病人少量饮水，无呛咳、呕吐，可给予半流质饮食。做好口腔清洁。	
恐惧 与呼吸困难有关。	讲解疾病的相关知识、治疗方法和预后情况，减少焦虑，增加病人或家属的配合度。	
潜在并发症：肺炎、肺不张、肺气肿、心力衰竭等。	1. 遵医嘱应用抗生素和激素治疗。 2. 严密观察病人生命体征，有异常情况及时通知医生，协助医生做好急救护理。	
知识缺乏：缺乏喉、气管及支气管异物的预防与急救知识。	1. 告知病人、家长及幼儿园老师，避免儿童进食时哭闹、嬉笑、追逐或跌倒等，教育儿童不要口含物品玩耍，以免误吸，不宜吃瓜子、花生类食物。 2. 加强对昏迷、全麻及重症病人的监护，取出义齿，及时拔除松动的牙齿，随时吸出口腔内分泌物。	

第二节　食管异物病人的护理

工作情境与任务

导入情景：

刘大娘，79 岁，两天前吃晚饭时误将义齿咽下，随后出现吞咽困难、胸骨后疼痛。两天来疼痛逐渐加重，遂来就诊。行胃镜检查，发现义齿嵌顿于食管入口处。诊断为食管异物。

工作任务：

1. 找出刘大娘目前的护理问题。
2. 为病人提供恰当的护理措施。

食管异物为耳鼻咽喉科常见的急症之一，可发生于任何年龄，多见于老人及儿童。病人因误咽导致异物嵌顿于食管内，以食管入口处多见。

【护理评估】

（一）健康史

1. 老年人因牙齿脱落或使用义齿、咀嚼功能减退、口腔感觉欠敏感、食管入口较松弛等原因，易发生牙齿或大块食物误咽。

2. 儿童易将含于口内物品误咽。

3. 成年人进食仓促或注意力不集中，误将混在食物中的各种异物咽下。

4. 睡眠、酒醉、昏迷或全麻时发生的误咽。

5. 食管本身有狭窄、痉挛和肿瘤时，易引发本病。

6. 少数精神病人或企图自杀者吞下异物。

（二）身体状况

身体状况与异物的性质、大小、形状、停留的部位和时间长短、有无继发感染等有关。

1. 症状

（1）吞咽困难：异物嵌顿于食管入口时，吞咽困难明显。轻者仅能进食流质或半流质食物，重者可发生饮水困难。

（2）吞咽疼痛：尖锐的异物或继发感染时，吞咽疼痛较明显。异物嵌顿于食管上段，疼痛部位多在颈根部或胸骨上窝处；异物嵌顿于食管中段时，会出现胸骨后疼痛，并向肩背部放射。

（3）呼吸道症状：较大的食管异物可压迫气管后壁，引起呼吸困难，尤其是儿童，有窒息的可能。

2. 体征　食管异物体征不明显，可有梨状窝积液。

3. 并发症　若异物不能及时取出，损伤食管壁及周围组织将会引起严重并发症，如食管穿孔、食管周围炎、皮下气肿、气管 - 食管瘘、主动脉破裂大出血、纵隔脓肿及脓胸等。

（三）辅助检查

1. X 线或 CT 检查　颈部和胸部 X 线片能显示出不透光的异物，透光的异物可行食管钡剂检查，骨刺类细小的异物需吞服钡棉，以确定有无异物及异物与颈部大血管等重要结构的关系。

2. 间接喉镜检查　食管上段的异物，可见梨状窝有唾液积存。

3. 食管镜或胃镜检查　可以明确诊断，同时取出异物。

（四）心理 - 社会状况

病人因为吞咽梗阻感、疼痛及呼吸困难而紧张和焦虑。少数病人误咽后采用大量饮醋或者大口吞食企图将异物强行推入胃的方法，极易产生并发症或增加异物取出的难度。

【治疗要点】

1. 已明确诊断或高度怀疑食管异物时，应尽早在食管镜下发现并取出异物。
2. 出现食管周围脓肿或咽后壁脓肿，应行颈侧切开引流。
3. 出现食管穿孔者，请胸外科协助处理。

【护理诊断和护理措施】

护理诊断 / 问题	护理措施	学习重点与思考
疼痛　与异物刺激管壁有关。 **吞咽障碍**　与异物阻塞食管有关。	1. 食管镜检查或取异物前 4h 禁食禁水。疑有黏膜损伤者，术后至少禁饮食 1～2d。 2. 根据病人情况留置胃管或建立静脉通道补充营养，维持水电解质的平衡。	1. 归纳总结食管异物病人的护理问题。 2. 分析食管异物病人会出现哪些常见并发症，如何观察。 3. 归纳总结病人出现食管异物的原因，思考如何预防。
营养失调　与禁饮食有关。	1. 异物取出无其他并发症者，病人清醒后 4 小时后可进流质或半流质饮食，2～3d 后改为普通饮食。 2. 疑有食管穿孔者，留置胃管，给予鼻饲饮食，8～10d 穿孔愈合后方可经口进流质饮食。	
潜在并发症：主动脉破裂大出血、食管穿孔、感染、皮下气肿、气管 - 食管瘘、纵隔脓肿及脓胸。	1. 遵医嘱预防性使用抗生素，观察病人体温的变化。 2. 密切观察病人有无胸痛及呕血或便血症状，如胸痛加重或吐出鲜红色血液，提示可能发生大出血，立即报告医生并协助处理。 3. 备好急救物品。呼吸困难者给予吸氧，必要时行气管切开术。有脓肿者协助医生行脓肿切开引流。	

续表

护理诊断 / 问题	护理措施	学习重点与思考
知识缺乏：缺乏食管异物的预防和治疗知识。	1. 进食时细嚼慢咽，预防食管异物的发生。 2. 教育儿童不要将小玩具含于口内玩耍，以免误咽。 3. 及时修复松动的义齿，以免进食时脱落误咽。 4. 误吞异物后，应尽早就医及时取出，采用吞咽食物或饮醋等方法试图强行咽下异物都是错误的，会加重损伤。	

本章小结

本章学习重点是喉、气管、支气管异物和食管异物的护理评估及护理措施。学习难点为喉、气管、支气管异物全麻手术术前、术后的护理要点。在学习过程中注意比较气道不同部位异物所导致呼吸困难的不同表现，运用所学知识对喉、气管、支气管异物和食管异物病人制订全面的护理计划并告知预防措施。

（鹿 梅）

思考与练习

1. 患儿，女，4 岁，1 周来反复出现阵发性咳嗽、发热，胸片见右肺肺不张。入院后查体：T 38.5℃，P 96 次 /min，R 30 次 /min，BP 101/65mmHg，神志清楚，精神尚可。诊断为“支气管异物”。请问：

（1）病人目前的护理问题有哪些？

（2）该病人的护理观察内容有哪些？

2. 病人张大爷，误吞鱼骨半天，自感颈根部疼痛，吞咽时疼痛加重，经检查证实异物在食管上段，生命体征平稳。张大爷担心异物刺伤血管显得紧张不安。请问：

（1）如何缓解张大爷的紧张情绪？

（2）对张大爷及社区人群应做哪些宣教工作以预防食管异物？

第八章 | 耳鼻咽喉科常用护理技术操作

学习目标

1. 具有尊敬病人、关心病人、与病人换位思考的意识。
2. 掌握耳鼻咽喉科常用的护理技术操作的目的及注意事项。
3. 熟练掌握耳鼻咽喉科常用的护理技术操作的操作步骤。
4. 能独立、规范地完成耳鼻咽喉科常用的护理技术操作。

实训 2-1 额镜及医用头灯的使用方法

【操作目的】

1. 借助额镜将光线聚焦反射到检查或治疗部位，有利于耳鼻咽喉科的检查或治疗。
2. 直接利用耳鼻咽喉科医用头灯检查。

【操作准备】

1. 护士准备 洗手、评估被检者的认知能力、讲解检查方法。
2. 物品准备 额镜、光源、医用头灯。

【操作步骤】

（一）额镜使用法

1. 核对病人身份。

2. 检查者和被检者的位置 被检者取坐位，检查或治疗部位朝向检查者，光源定位在被检者耳后上方约 15cm 处。被检者与检查者相对而坐，各自两腿靠拢并稍微偏向侧方，被检者正坐，腰靠检查椅背，上身稍前倾，头正、腰直，距离检查者 25～40cm 为宜；进行耳部检查时，被检者可侧坐，耳部面对检查者；检查过程中根据需要调整病人头位。对于不合作的小儿，应耐心、轻柔，尽量避免使患儿受到惊吓，由家长环抱患儿，使患儿坐在家长大腿上，家长将患儿双腿夹紧，一手固定其上肢和身体，另一手固定头部。

3. 检查者调节额镜双球关节的松紧，使镜面灵活转动而不松滑。调整额镜头围后佩戴。

4. 将镜面贴近左眼或右眼，将光源置于同侧，略高于被检者耳部，相距 10～20cm，并使投射于额镜上的光线反射后聚集于受检部位，两眼睁开进行检查。

（二）医用头灯使用法

1. 核对病人身份

2. 被检者取坐位，检查或治疗部位朝向检查者。

3. 检查者依据头型调节头围后佩戴医用头灯，打开灯光开关，根据病人的检查或治疗部位调节万象灯头，使光亮聚焦在受检部位。

【注意事项】

1. 保持瞳孔、额镜中央孔和受检部位处于同一条直线。

2. 检查者应姿势端正，不可弯腰、扭颈而迁就光源。

3. 单目视线向正前方通过镜孔观察反射光束焦点区，即被检部位，但另一眼不闭。

4. 额镜与检查部位宜保持一定距离，25cm 左右，不应太近或太远。

实训 2-2　听觉功能检查——音叉试验

【操作目的】

检查并评价听觉功能，初步判断耳聋的性质，帮助诊断听觉系统的疾病。

【操作准备】

1. 病人准备　被检者摘去眼镜、头饰、耳环及助听器；清洁外耳道。

2. 护士准备　洗手、评估被检者的认知能力，讲解检查目的、过程及配合方法。

3. 物品准备　各种型号音叉、安静的检查环境。

【操作步骤】

（一）气骨导对比试验

气骨导对比试验（图 2-8-1）又称林纳试验（RT），是比较同侧气导和骨导的一种检查方法。取 256Hz 的音叉，振动后置于鼓窦区测骨导听力，待受检者听不到声音时立即将音叉移置于同侧外耳道口外侧 1cm 处，测气导听力，若受检者仍能听到声音，则表示气导比骨导时间长（AC>BC），称林纳试验阳性，记为 RT(+)，表示听力正常或感音神经性聋；反之骨导比气导时间长（BC>AC），称林纳试验阴性，记为 RT(−)，表示传导性聋。

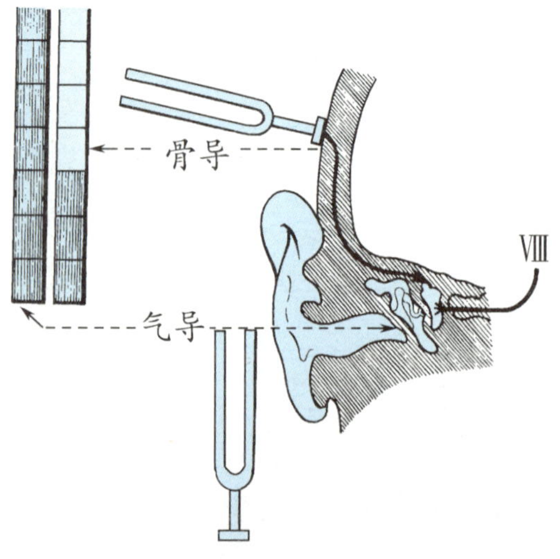

图 2-8-1　气骨导对比试验

（二）骨导偏向试验

骨导偏向试验（图 2-8-2）又称韦伯试验（WT），用于比较两耳骨导听力的强弱。取 256Hz 振动的音叉柄底置于前额或头顶正中，让病人比较哪一侧耳听到的声音较响，若两耳听力正常或两耳听力损害性质、程度相同，则感声音在正中，视为骨导无偏向；如偏向患侧，多为传导性聋；如偏向健侧，则患耳为感音神经性聋。

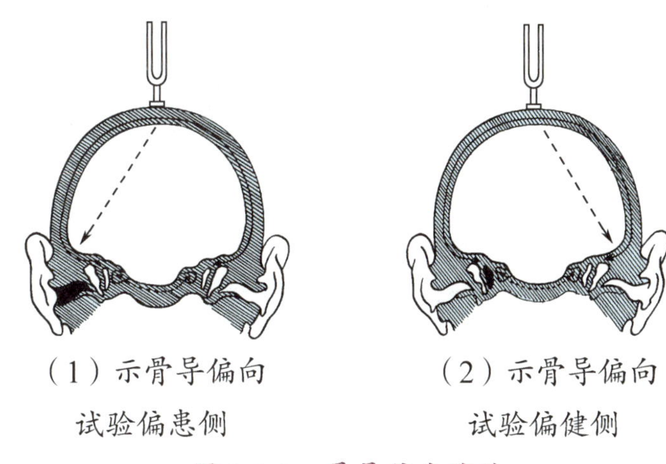

图 2-8-2　骨导偏向试验

（三）骨导对比试验

骨导对比试验又称施瓦巴赫试验（ST），用于比较正常人与病人骨导的时间。将振动的 256Hz 音叉柄先置于被检者鼓窦区，至听不到再迅速检测检查者（正常人）的骨导。被检者正常，两者相等；若被检者较检查者骨导延长，记为 ST（+），为传导性聋；若被检者较检查者骨导缩短则记为 ST（−），为感音神经性聋。

（四）镫骨活动试验

镫骨活动试验又称盖莱试验（GT），用于检查镫骨底板是否活动。将鼓气耳镜紧贴外耳道壁，用橡皮球向外耳道内交替加、减压力的同时，将振动音叉的叉柄底部紧贴乳突部。镫骨活动正常，被检者感觉到随耳道压力变化一致的音叉声音强弱变化，为阳性（+）；耳硬化或听骨链固定者音叉声音无强弱变化，为阴性（−）。

【注意事项】

音叉检测时应注意：①检查过程中保持安静，避免说话、吞咽等动作。②应击动音叉臂的上 1/3 处；敲击力量应一致，不可用力过猛或敲击其他硬物，以免产生泛音。③检查气导时应使振动的音叉上 1/3 的双臂平面与外耳道纵轴一致，并同外耳道口同高，距外耳道口约 1cm。④检查骨导时则把柄底置于颅面。⑤振动的音叉不可触及周围任何物体。⑥检查完毕，记录、整理检查结果并及时交给医生。

实训 2-3　鼓膜穿刺抽液法

【操作目的】

抽出鼓室内积液，减轻耳闷感，提高听力。

【操作准备】

1. 护士准备　洗手，评估被检者的认知能力，为被检者讲解检查方法。

2. 物品准备　1%～2% 丁卡因溶液、消毒纱布、2m 空针、鼓膜穿刺针头、额镜、窥耳器、酒精棉球。

【操作步骤】

1. 核对病人身份、耳别。

2. 评估病人配合程度，外耳道有无异常。

3. 将丁卡因溶液适当加温。

4. 病人取坐位，头侧卧于桌面，患耳向上。

5. 向患耳内滴入 2% 丁卡因溶液 1 次，做表面麻醉，然后消毒鼓膜和外耳道，用纱布擦干外耳道口。

6. 病人坐起，患耳对操作者。

7. 操作者用酒精棉球消毒窥耳器，并将窥耳器置入外耳道。

8. 连接空针与针头，调整额镜，聚光于外耳道。

9. 将长针头沿窥耳器底壁缓慢进入外耳道，刺入鼓膜紧张部的前下象限或后下象限，一手固定针筒，一手抽吸积液。

10. 抽吸完毕，缓慢将针头拔出，退出外耳道。

11. 用挤干的酒精棉塞住外耳道口。

【注意事项】

1. 注意滴入耳内溶液的温度适宜。

2. 刺入鼓膜深度不宜过深，位置在最低部，以便抽尽积液。

3. 操作时嘱病人头勿动，以免损伤中耳内其他结构。

4. 嘱病人两天后将棉球自行取出，1 周内不要洗头，以免脏水进入外耳道。

实训 2-4　外耳道清洁、冲洗法

【操作目的】

1. 清除脓液、耵聍、痂皮及外耳道异物。

2. 为耳部检查及治疗做准备，特别是检查鼓膜时此项操作更为重要。

【操作准备】

1. 护士准备　洗手，戴口罩，查对病人，评估病人的认知能力与合作程度，向病人讲解操作目的与方法。

2. 物品准备　额镜、弯盘、卷棉子、耳镜、耳镊及 3% 过氧化氢溶液、消毒剂、冲洗器、温生理盐水等。

【操作步骤】

（一）外耳道清洁法

1. 核对病人身份、耳别、药名及用法。

2. 光线充足下，病人取侧坐位，拉直外耳道。

3. 整块耵聍用耳镊或耵聍钩轻轻取出，耵聍碎屑用卷棉子清除。

4. 外耳道内的分泌物用蘸有3%过氧化氢溶液的耳用小棉签清洗，然后用干棉签拭净。

5. 外耳道异物如为球形，常用直角弯钩越过异物将其取出（图2-8-3）；若为活动性昆虫类异物（图2-8-4），宜先用油类、乙醇等滴入耳内，或将浸有乙醚（或其他挥发性麻醉剂）的棉球置于外耳道数分钟，将昆虫黏附、麻醉或杀死后用镊子取出或冲洗排出。

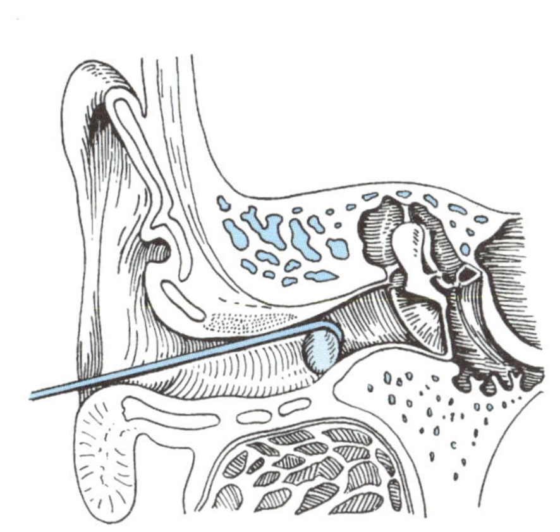

图2-8-3　外耳道异物钩出法

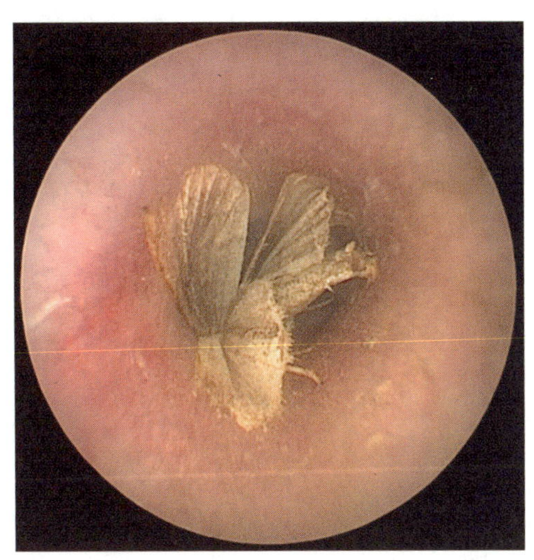

图2-8-4　外耳道异物——飞蛾

（二）外耳道冲洗法

1. 核对病人身份、耳别、药名及用法。

2. 病人取坐位，头略偏向对侧。

3. 使患耳稍向上。

4. 病人手托弯盘紧贴耳垂下颈部皮肤，以便冲洗时水可回流入弯盘。

5. 操作者左手将耳郭牵向后上（如病人为婴幼儿则向后下方牵拉），使外耳道成一条直线。

6. 右手持耳冲洗器对着外耳道后上壁缓缓注入，借回流力量冲出耵聍或异物（图2-8-5）。

7. 冲洗后用干棉签拭干外耳道，检查外耳道及鼓膜有无损伤或病变，若有，则予以及时处理。

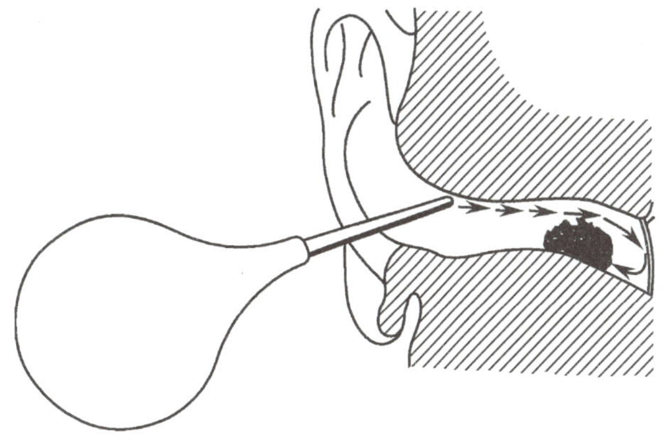

图2-8-5　外耳道冲洗法

【注意事项】

1. 操作时动作轻柔，不可损伤外耳道皮肤和鼓膜。

2. 若耵聍坚硬难以取出，不可强行取出，先用5%碳酸氢钠溶液等浸泡，待耵聍软化后再取出。

3. 冲洗液温度应接近体温，不可太热或者太凉，以免引起迷路刺激症状。

4. 不可直接对准鼓膜或异物用力冲洗，以免损伤鼓膜或者将异物冲洗至外耳道深处。

5. 对不合作儿童应由家长或其他护士协助。

6. 有外耳道炎症、鼓膜穿孔或化脓性中耳炎者不宜冲洗，以免感染扩散。

实训 2-5　外耳道滴药法

【操作目的】

1. 治疗外耳道及中耳疾病。

2. 软化耵聍。

【操作准备】

1. 护士准备　洗手，戴口罩，查对病人，评估病人的认知能力与合作程度，向病人讲解操作目的与方法。

2. 物品准备　滴管、滴耳药及消毒干棉球。

【操作步骤】

1. 核对病人身份、滴药耳别，药名及用法。

2. 取坐位，头偏向健侧，患耳向上。

3. 向后上外方牵拉耳郭（婴幼儿则向后下方牵拉），拉直外耳道，将药液顺外耳道壁滴入 2～3 滴。

4. 轻压耳屏数次，使药液流入耳道深部及中耳腔，保持体位 3～5 分钟，充分耳浴。

5. 外耳道口塞入干棉球，以免药液流出。

【注意事项】

1. 滴药前，应先清洁外耳道。

2. 药液温度应与体温相近，以免滴入后病人出现眩晕。

3. 已经干燥的慢性化脓性中耳炎（穿孔）、鼓膜外伤穿孔的急性期病人禁止滴药。

4. 应教会病人或病人家属掌握滴药方法，以便能在家中进行滴药。

实训 2-6　鼻腔冲洗法

【操作目的】

1. 清洁鼻腔，湿润鼻腔黏膜，促进鼻腔黏膜功能恢复。

2. 用于萎缩性鼻炎的治疗、鼻及鼻窦手术后及鼻咽癌放射治疗后，以去除鼻腔、鼻咽部脓痂。

【操作准备】

1. 护士准备　洗手，戴口罩，查对病人，评估病人的认知能力与合作程度，向病人讲解操作目的与方法。

2. 鼻腔冲洗器、500～1 000ml 温生理盐水。

【操作步骤】

1. 核对病人身份，冲洗液名称、量。

2. 病人取站位或坐位于水池前。

3. 橄榄头塞入一侧前鼻孔，另一端插入温生理盐水中。

4. 病人张口呼吸，头前倾，温生理盐水缓缓流入鼻腔，沿前鼻孔流入后鼻孔，再经另一侧鼻腔和口腔流出，即可将鼻腔内分泌物或痂皮冲出（图 2-8-6）。

5. 一侧鼻腔冲洗后可按此法冲洗对侧鼻腔。

图 2-8-6 鼻腔冲洗

【注意事项】

1. 急性炎症时禁止冲洗，以免炎症扩散。
2. 挤压橡皮球时，压力不宜过大，以免将分泌物冲入咽鼓管。
3. 冲洗时勿讲话，以免发生呛咳。
4. 冲洗液温度以接近体温为宜，以免因温度过高或过低而刺激鼻黏膜。

临床应用

上颌窦穿刺术

上颌窦穿刺术用于治疗和诊断上颌窦疾患。病人取坐位，头稍前倾，用含减充血剂（麻黄碱或肾上腺素）和表面麻醉剂（丁卡因）的棉片收缩总鼻道、下鼻道和中鼻道黏膜；麻醉时间为 10～15 分钟。下鼻道外侧壁、距下鼻甲前端 1～1.5cm 下鼻甲附着处是上颌窦穿刺的进针部位（图 2-8-7），一般穿刺右侧上颌窦时，左手固定病人头部，右手拇指、示指和中指持针，掌心顶住针的尾端。穿刺左侧上颌窦时则相反。无论穿刺哪侧上颌窦均是左手固定头部，右手持针。穿刺后拔出针芯，接上注射器，回抽检查有无空气或脓液，以判断针尖端是否确定在窦内。接上带橡皮管的玻璃接头，嘱病人头向前倾，偏向健侧，张口呼吸，手持弯盘接污物，以温生理盐水或抗生素药液连续冲洗，直至将脓液洗净为止。

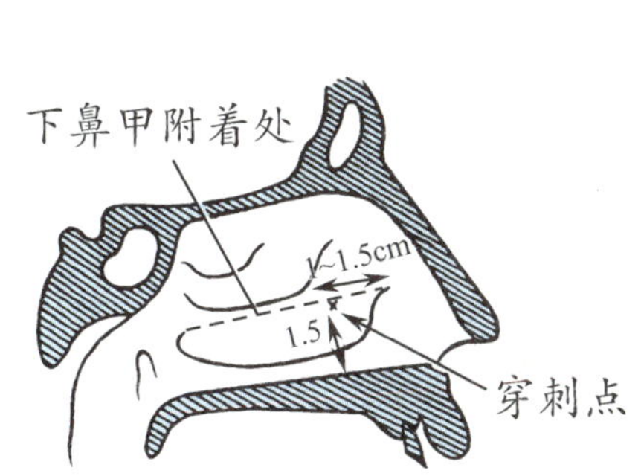

（1）穿刺部位

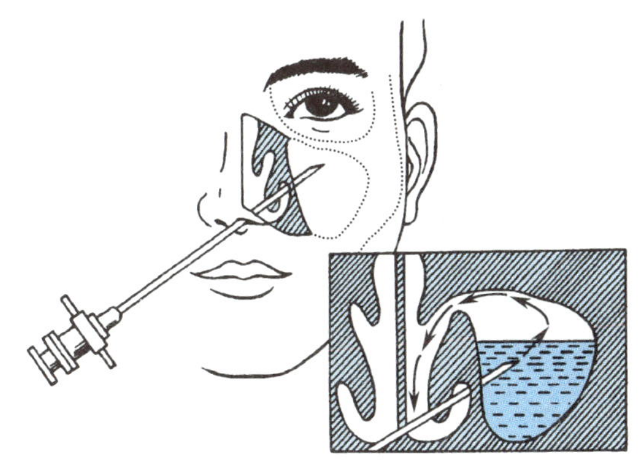

（2）穿刺针的位置及冲洗液流向示意图

图 2-8-7 上颌窦穿刺冲洗法

实训 2-7　鼻腔滴药及喷雾法

【操作目的】

1. 保持鼻腔引流通畅，达到治疗目的。

2. 保持鼻腔润滑，防止干燥结痂。

3. 保持鼻腔内纱条润滑，以利于抽出。

【操作准备】

1. 护士准备　洗手，戴口罩，查对病人，评估病人的认知能力与合作程度，向病人讲解操作目的与方法。

2. 物品准备　滴鼻药物、滴管或喷雾器、清洁棉球或纸巾。

【操作步骤】

1. 滴药法　①核对病人身份，滴鼻药名称、剂量；②仰卧法：仰卧，肩下垫枕，前鼻孔朝上（图 2-8-8）或仰卧头后仰悬垂于床沿外；坐位法：取坐位，背靠椅背，头后仰，前鼻孔朝上；侧卧法：卧向患侧，头下悬垂于床沿外，此法适用于单侧患病者。③体位取定后，经前鼻孔滴入药液，每侧滴 2～3 滴。④保持该体位 2～3 分钟。

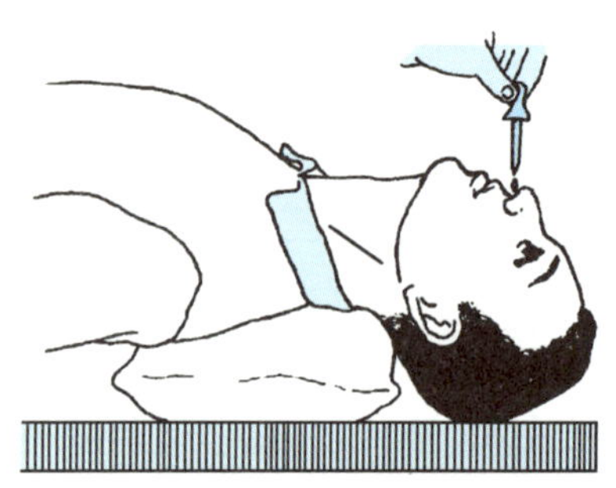

图 2-8-8　滴鼻药法

2. 喷雾法　①核对病人身份，喷鼻药名称、剂量；②喷雾器喷头应朝向鼻腔外侧壁（即外眦方向），右手持药喷左侧鼻腔，左手持药喷右侧鼻腔，鼻喷剂的喷头方向均朝向鼻腔外侧壁，避免两侧喷药时都对着中线，即鼻中隔的部位，长期对着鼻中隔的部位喷药可导致鼻中隔损伤。③喷完药后尽量使鼻孔朝天，用鼻尽力往里吸，可使药液向后较均匀地分布在鼻腔黏膜。

【注意事项】

1. 滴药前应擤尽鼻腔内分泌物。

2. 不能取仰卧头低位者，可取侧卧位，患侧稍偏向下方。

3. 药瓶口、滴管口或喷雾器头不得插入鼻孔触及鼻翼和鼻毛，以免污染药液。

4. 体位正确，滴药或喷药时勿吞咽，以免药液进入咽部引起不适。

实训 2-8　咽部涂药及喷药法

【操作目的】

1. 滋润黏膜，消炎收敛，用于治疗各种类型咽炎。

2. 咽部手术或内镜检查时的麻醉。

【操作准备】

1. 护士准备　洗手，查对病人，评估病人的认知能力与合作程度，向病人讲解操作目的与方法。

2. 额镜、压舌板、咽喉卷棉子或长棉签、喷雾器及各种治疗用药，如 20% 硝酸银溶液，2% 碘甘油、冰硼散等。

【操作步骤】

1. 核对病人身份、药物名称及剂量。

2. 病人取坐位，头稍前倾。

3. 病人舌自然平放，张口发“啊——”长音。

4. 用压舌板将舌前 2/3 部位压低，充分暴露咽部。

5. 用棉签或卷棉子将药液直接涂布于病变处。

6. 需喷药者，将喷雾器头用酒精擦拭消毒，喷药顺序自上而下，从右至左，即先是悬雍垂及软腭，再是咽后壁和舌根，然后是右侧扁桃体、舌、咽腭弓，最后是左侧的相应部位。

7. 每次涂或喷入的药液均不可咽下，需含 3～4 分钟再吐出。第一次喷入麻醉药液后，需观察 10 分钟左右，不断询问病人的感觉，密切注意病人的面色及表情；若有不良反应，及时处理。

【注意事项】

1. 压舌板按压部分不宜过后，以免引起恶心。

2. 涂药时，棉签上的棉花应缠紧，以免脱落。

3. 所喷药液不宜过多，以免流入喉部造成黏膜损伤甚至喉痉挛。

4. 喷药后不宜立即进食或漱口。

实训 2-9　雾化吸入法

【操作目的】

1. 间歇雾化吸入药物，治疗咽部、喉部、气管疾病。

2. 消炎、镇咳、祛痰，解除支气管痉挛，使气道通畅，改善通气功能。

3. 在咽部、喉部、气道手术前后进行雾化吸入，预防呼吸道感染。

4. 湿化呼吸道。

【操作准备】

1. 护士准备　洗手，查对病人，评估病人的认知能力与配合度，讲解操作目的与方法。

2. 超声雾化器、药液、蒸馏水、水温计、氧气筒、长橡皮管、喷雾器、清洁纱布、剪刀、5ml 注射器。

【操作步骤】

（一）超声雾化吸入法

1. 核对病人信息、药品名称及剂量。

2. 将导管上的大接头（接头前端较长一端）连接至气源。

3. 直接把处方药液注入喷雾器中，注入量为 2～8ml。

4. 将弯头管和一次性面罩安装到喷雾器喷嘴处。

5. 将导管另一端插入喷雾器底部的接口处。

6. 病人取舒适体位，将面罩罩住口鼻，嘱病人深呼吸，每次治疗时间为 10～15 分钟。

7. 雾化吸入完毕，先关雾化开关，再关电源开关，最后进行消毒处理。

（二）氧气雾化吸入法

1. 核对病人信息、药品名称及剂量。

2. 核对治疗单，取喷喉药物用剪刀剪去封口或用 5ml 注射器抽吸药液注入喷雾器内。

3. 用清洁纱布包住喷雾器开口上端。

4. 打开氧气筒开关，调节好压力，使橡皮管与喷雾器连接。

5. 病人漱口以清洁口腔，取舒适体位，将喷雾器开口放入病人口腔深部，用示指堵住雾化器排气孔，使气体与药液混合成极细小的气雾从喷口处喷出，嘱病人慢慢呼吸，吸气时间长些，使带药的气雾进入喉及气管内。

6. 药液吸入完毕，关闭开关，进行消毒处理。

【注意事项】

1. 超声雾化吸入　①治疗前，先检查一次性雾化面罩是否完好。②声带充血或水肿病人超声雾化吸入后，嘱病人禁食刺激性食物，禁烟酒，并休声，以提高治疗效果。

2. 氧气雾化吸入　①空气压力不能过高或者过低。②氧气雾化吸入后，应嘱病人禁食刺激性食物，禁烟酒，并休声，以提高治疗效果。③雾化器内药液必须浸没弯管底部，否则药液不能喷出。④操作中，避开烟火及易燃物，注意安全用氧。

实训 2-10　喉部喷药法

【操作目的】

1. 用于喉部检查或术前表面麻醉。

2. 治疗喉部疾病。

【操作准备】

1. 护士准备　洗手，查对病人，评估病人的认知能力与合作程度，向病人讲解操作目的与方法。

2. 额镜、喷雾器、药液及无菌纱布。

【操作步骤】

1. 核对病人信息、药品名称及剂量。

2. 病人取正坐位，头微前倾，张口伸舌，用口呼吸。

3. 首先在口咽部喷雾 1～2 次。

4. 用无菌纱布裹舌前 1/3，让病人自己用右手将舌拉出，口尽量张大并做深呼吸（主要是深吸气动作）。

5. 使喷雾器头弯折向下，将喷雾器的头端放在悬雍垂的下方，对准喉部，右手捏橡皮球打气，使小壶内所盛的药液呈雾状喷洒于喉部。

6. 一般需喷药 3～4 次，每次捏橡皮球 2～3 下即可。

【注意事项】

1. 喷雾器的头端应能转动，以适宜向各个方向喷洒药液。

2. 每次喷药前应先吐出口内残余药液及分泌物。

3. 操作动作轻柔，尽量减少恶心反应。

本章小结

本章学习重点是耳鼻咽喉科常用的护理技术操作及注意事项；学习难点是耳鼻咽喉科常用护理技术操作步骤；在学习过程中能独立、规范地使用额镜及医用头灯，能独立完成外耳道清洁及冲洗、外耳道滴药、鼻腔冲洗、鼻腔滴药及喷雾、咽部涂药及喷药、雾化吸入等护理技术操作，并在指导老师带领下学会音叉试验及鼓膜穿刺抽液等护理技术操作，在操作中应注意动作规范，严格无菌操作，锻炼自己的动手能力，增加自信心。

（舒卫宁）

思考与练习

1. 外耳道冲洗法及鼻腔冲洗法的注意事项有哪些？

2. 咽喉部喷药法的操作要领及注意事项有哪些？

3. 描述雾化吸入的目的及操作流程。

下篇 | 口腔科护理

第一章 | 口腔颌面部应用解剖与生理

01章 数字资源

学习目标

1. 具有全心全意为病人服务的观念，具备理论联系临床实际的思维能力。
2. 掌握牙齿的名称、数目、记录符号及牙体、牙周组织的解剖特点。
3. 熟悉口腔前庭、固有口腔的解剖结构及特点。
4. 了解颌面部表面解剖标志。
5. 熟练掌握牙位记录法，能熟练准确地在人体结构图、解剖模型和3D解剖软件上指认口腔各解剖结构。
6. 学会运用口腔颌面部的解剖和生理知识分析常见疾病的病因、临床表现。

口腔颌面部是口腔与颌面颈部的统称，上起额部发际，下至舌骨水平，左右达颞骨突垂直线。随着口腔科学和颌面外科的发展，颌面部的范围已扩展为上至颅底、下至颈部的区域，但不包括眼、耳、鼻、咽喉等器官。

口腔颌面部为人体最显露部位，极易受伤，血管丰富，组织疏松，受伤后出血较多，局部组织肿胀明显，但抗感染力强，外伤或手术后伤口愈合快。

第一节　口腔局部解剖与生理

工作情境与任务

导入情景：

王某，男性，20岁，因左侧下颌后牙胀痛不适前来就诊，经检查确诊为左侧下颌第三磨牙冠周炎。

工作任务：

1. 向病人解释第三磨牙的萌出特点。
2. 对病人做口腔卫生指导。
3. 若拔除左侧下颌第三磨牙，需做下牙槽神经阻滞麻醉，说出口内进针点的解剖标志。

口腔是消化道的起始部分，由牙齿、颌骨、唇、颊、舌、腭、口底和涎腺等组成，具有参与消化过程，协助发音、言语和呼吸等重要生理功能。口腔前端以口裂开口于外界，后端以咽峡与口咽相通，闭口时上下牙列、牙龈及牙槽骨将口腔分为口腔前庭和固有口腔两部分，二者借磨牙后间隙相通，牙关紧闭或行颌间固定的病人，可由此输入营养物质。

一、口腔前庭

口腔前庭是位于唇、颊与牙列、牙龈及牙槽骨弓之间的蹄形潜在间隙，有很多具有临床意义的解剖标志。

（一）表面解剖标志

1. 前庭沟　唇、颊黏膜移行牙槽黏膜形成的沟槽，呈蹄铁形，构成口腔前庭的上、下界，黏膜下组织松软，是口腔局部麻醉穿刺及手术切口的常用部位。

2. 上、下唇系带　为前庭沟中线上扇形或线形的黏膜小皱襞。一般上唇系带较下唇系带明显，制作义齿时，基托边缘应注意避让上、下唇系带。

3. 颊系带　为前庭沟内上、下尖牙或前磨牙区的扇形黏膜皱襞，一般上颊系带较为明显，义齿基托边缘应注意避让颊系带。

4. 腮腺乳头　平对上颌第二磨牙牙冠的颊黏膜处有一乳头状突起称腮腺乳头，是腮腺导管开口处。腮腺造影或注射治疗时经此口注入造影剂或药液。

5. 磨牙后区　位于下颌最后磨牙的远中，由磨牙后三角及磨牙后垫组成。

6. 翼下颌皱襞　为延伸于上颌结节后内方与磨牙后垫后方之间的黏膜皱襞，是下牙槽神经阻滞麻醉进针的重要标志。

7. 颊脂垫尖　大张口时，上、下颌之间颊黏膜上有一三角形隆起，称颊脂垫，其尖端称颊脂垫尖，是下牙槽神经阻滞麻醉进针的重要标志。

（二）唇

唇分为上唇和下唇，其间为口裂，上下唇联合处为口角。唇外面为皮肤，中间为口轮匝肌，内衬黏膜。上唇上面与鼻底相连，其中央有一浅垂直沟，为人中沟，是面部中线的标志。口唇的游离缘是皮肤与黏膜的移行区，称唇红，正常呈红色，缺氧时呈绛紫色，临床称发绀。唇部松软、血运丰富、感觉灵敏，是面部疖、痈、血管瘤、痣及痤疮的好发部位。

（三）颊

颊位于面部两侧，为口腔前庭外侧部，上界起于颧骨下缘，下界止于下颌骨下缘，前至鼻唇沟，后至嚼肌前缘，主要由皮肤、浅层表情肌、颊脂垫、颊肌和黏膜构成。颊部组织疏松且富有弹性，血运丰富。

二、固有口腔

固有口腔是闭口时从牙列的舌侧到咽部之间的腔隙，为口腔的主要部分，上界为硬腭和软腭，下界为舌和口底，前界和两侧界为上、下牙弓，后界为咽峡。

（一）腭

腭由前 2/3 硬腭和后 1/3 软腭组成，分隔口腔与鼻腔，参与发音、言语及吞咽活动。

硬腭呈穹窿状，以骨为基础覆盖黏膜构成。两侧切牙间后方黏膜突起为切牙乳头，下方为切牙孔，是鼻腭神经阻滞麻醉进针的标志。硬腭后缘前约 0.5cm，腭中缝与第三磨牙腭侧龈缘连线中外 1/3 交界处黏膜稍凹陷，深面为腭大孔，有腭前神经、腭大血管走行，是阻滞麻醉进针的标志。

软腭呈垂幔状，前接硬腭，后端游离，其中央有一小舌样物为悬雍垂（腭垂）。软腭两侧各向下延伸，形成前方的腭舌弓和后方的腭咽弓，其间容纳腭扁桃体。通过腭肌和咽肌的协调运动，完成腭咽闭合，对呼吸、吞咽、言语等功能起重要作用。

（二）舌

舌具有味觉功能，能协助完成语言、咀嚼、吞咽等重要生理功能。上面为舌背，下面为舌腹，两侧为舌缘。以人字沟为界，舌前 2/3 为舌体，后 1/3 为舌根。舌背黏膜呈淡红色，有许多小突起称舌乳头，舌乳头有丝状乳头、菌状乳头、轮廓乳头和叶状乳头四种，除丝状乳头司一般感觉外，其他舌乳头均含有味蕾，司味觉。舌腹正中与口底相连的黏膜皱襞为舌系带，如果舌系带过短或附着过前可限制舌的运动，对吸吮、咀嚼及语言造成障碍者需尽早行舌系带矫正术。舌部的血液供应来自舌动脉。舌的感觉：舌前 2/3 为舌神经分布；舌后 1/3 为舌咽神经和迷走神经分布。舌的运动由舌下神经支配，舌的味觉由面神经的鼓索支支配（图 3-1-1）。

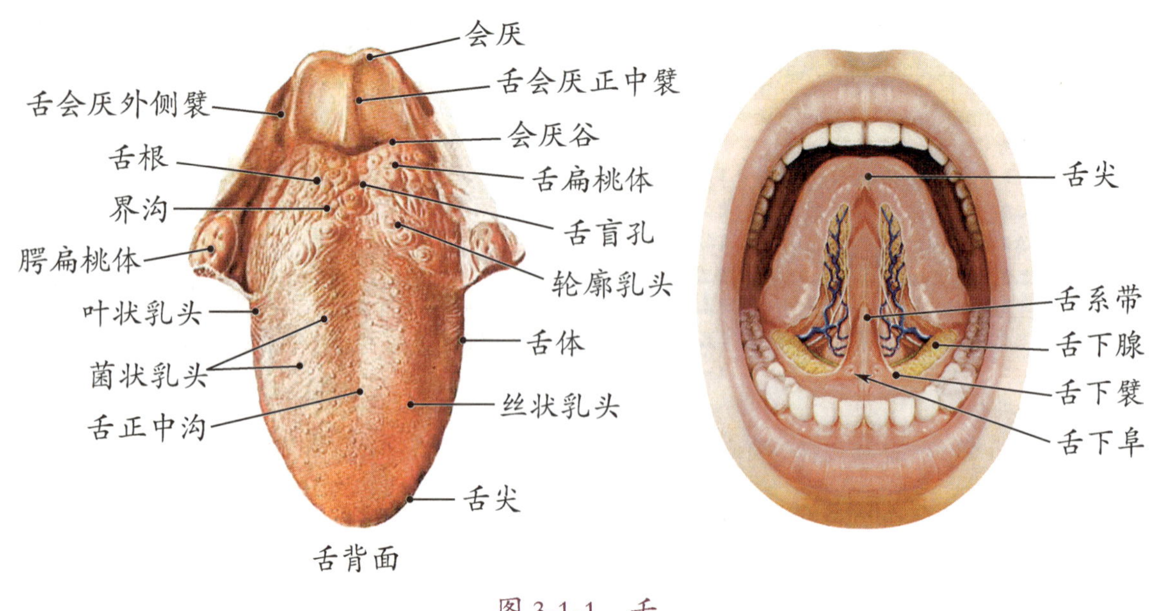

图 3-1-1　舌

知识窗

舌　诊

舌诊是通过观察舌的色泽、形态变化了解机体生理功能及病理变化，是用来诊察、了解疾病的重要方法之一。据《黄帝内经》记载，舌的不同部位能反映不同脏腑的病理变化，在临床上有一定的参考意义。正常舌质淡红，舌体柔软、滋润、有光泽，舌背覆盖有薄白苔。当B族维生素缺乏或严重贫血时，可引起舌乳头萎缩、舌面光滑。

（三）口底

口底为位于下牙龈和舌腹面之间的新月形区域，表面覆盖黏膜，组织比较疏松，外伤或感染时易形成较大的血肿、脓肿，将舌推向后上方，导致呼吸困难或窒息，危及病人的生命，在护理观察时应特别警惕。

第二节　牙体及牙周组织的应用解剖与生理

一、牙　齿

（一）牙齿的名称、数目及萌出时间

牙齿是人体内最坚硬的器官，具有咀嚼食物和辅助发音等作用。人的一生中有两副天然牙齿：乳牙和恒牙。

1. 乳牙　一般出生后6个月开始萌出，约2岁半出齐。正常乳牙有20个，上、下颌

左右两侧各 5 个。从中线起向两旁依次为乳中切牙、乳侧切牙、乳尖牙、第一乳磨牙、第二乳磨牙。乳牙萌出时间和顺序见表 3-1-1。

表 3-1-1　乳牙名称、萌出时间和顺序

牙齿名称与顺序	萌出时间
乳中切牙	6～8 个月
乳侧切牙	8～10 个月
第一乳磨牙	12～16 个月
乳尖牙	16～20 个月
第二乳磨牙	24～30 个月

2. 恒牙　乳牙脱落逐渐更换为恒牙，恒牙脱落后再无天然牙替代。第一磨牙首先在第二乳磨牙后方萌出（简称六龄牙）。恒牙一般在 12～13 岁时已长出 28 个，第三磨牙俗称智齿，萌出时间不等，一般在 18～26 岁萌出，也有终身不萌出者。随着人类的进化，颌骨逐渐退化变小，第三磨牙常因间隙不足而出现萌出困难或位置不正，称为智齿阻生。

恒牙一般有 28～32 个，上、下颌左右两侧各 7～8 个。从中线起向两侧依次为中切牙、侧切牙、尖牙、第一前磨牙、第二前磨牙、第一磨牙、第二磨牙、第三磨牙。一般左右同名牙多同时萌出，上下同名牙中下颌牙较早萌出，同名牙齿女性萌出早于男性。6～12 岁，口腔内乳牙、恒牙混合排列，称为混合牙列期。12～13 岁以后为恒牙期。恒牙萌出时间和顺序见表 3-1-2。

表 3-1-2　恒牙萌出时间和顺序

牙齿名称与顺序	萌出时间 / 岁	
	上颌	下颌
第一磨牙	5～7	5～7
中切牙	7～8	6～7
侧切牙	8～10	7～8
尖牙	11～13	10～12
第一前磨牙	10～12	10～12
第二前磨牙	11～13	11～13
第二磨牙	12～14	11～14
第三磨牙	18～26	18～26

（二）牙位记录法

1. 部位记录法　临床上记录牙的位置，常以被检者方位为准，以“十”符号将牙列划

分成 4 个区："┘"代表右上区（A 区），"└"代表左上区（B 区），"┐"代表右下区（C 区），"┌"代表左下区（D 区）。用罗马数字记录乳牙，用阿拉伯数字记录恒牙（图 3-1-2）。如右下颌第一乳磨牙记录为Ⅳ┐，也可记作ⅣC。

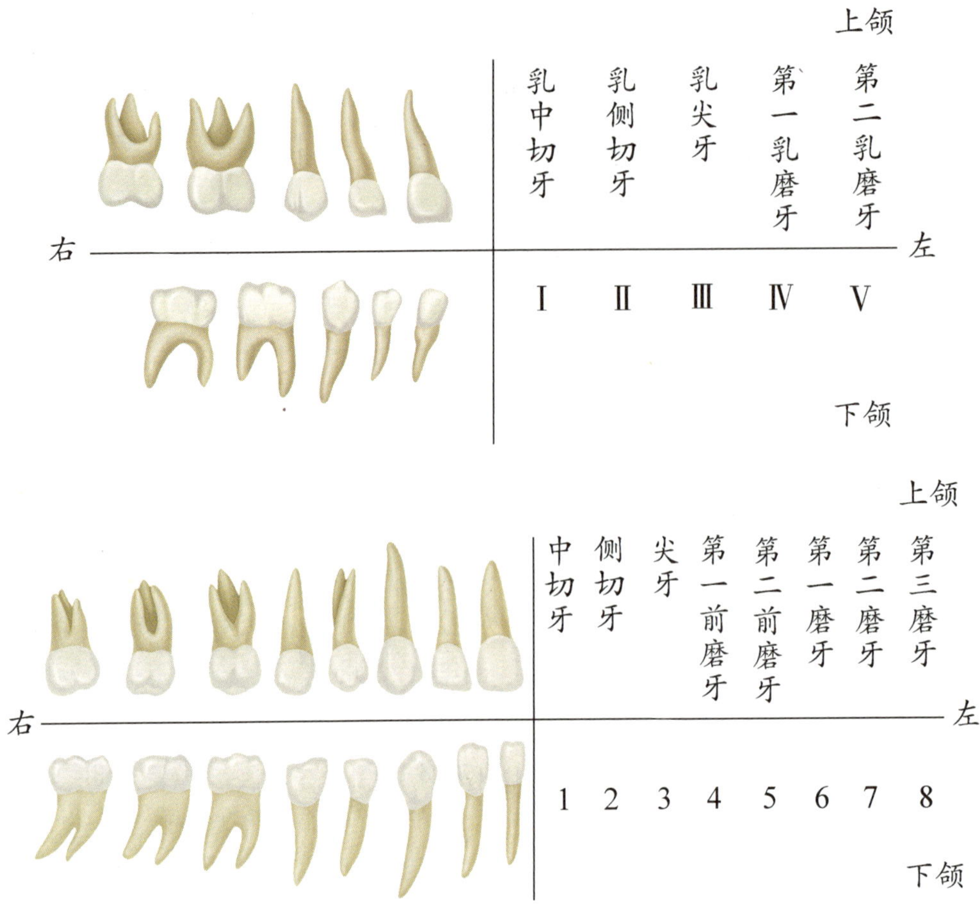

图 3-1-2 乳牙（上图）、恒牙（下图）部位记录法

2. 国际牙科联合会系统记录法 国际牙科联合会系统（FDI）记录牙位时，用两位数表示：十位数表示象限即牙的分区，用 1 表示恒牙右上区，2 表示恒牙左上区，3 表示恒牙左下区，4 表示恒牙右下区，5 表示乳牙右上区，6 表示乳牙左上区，7 表示乳牙左下区，8 表示乳牙右下区；个位数表示各牙与中线相关的位置即牙序，愈近中线，牙数字愈小（图 3-1-3）。每个牙的符号均为两位数，如 #11 代表右上中切牙，#62 代表左上乳侧切牙（图 3-1-4）。

（三）牙齿形态

从外观看，牙体由牙冠、牙根和牙颈组成。

1. 牙冠 是牙齿暴露在口腔内的部分。每个牙齿的牙冠分为五个面，即近中面、远中面、舌（腭）面、唇（颊）面和䶮面（切缘）。前牙主要用于切割食物；后牙主要用于研磨食物；尖牙上有尖锐的牙尖，用于撕裂食物。牙冠窝、沟、点隙是龋齿的好发部位。

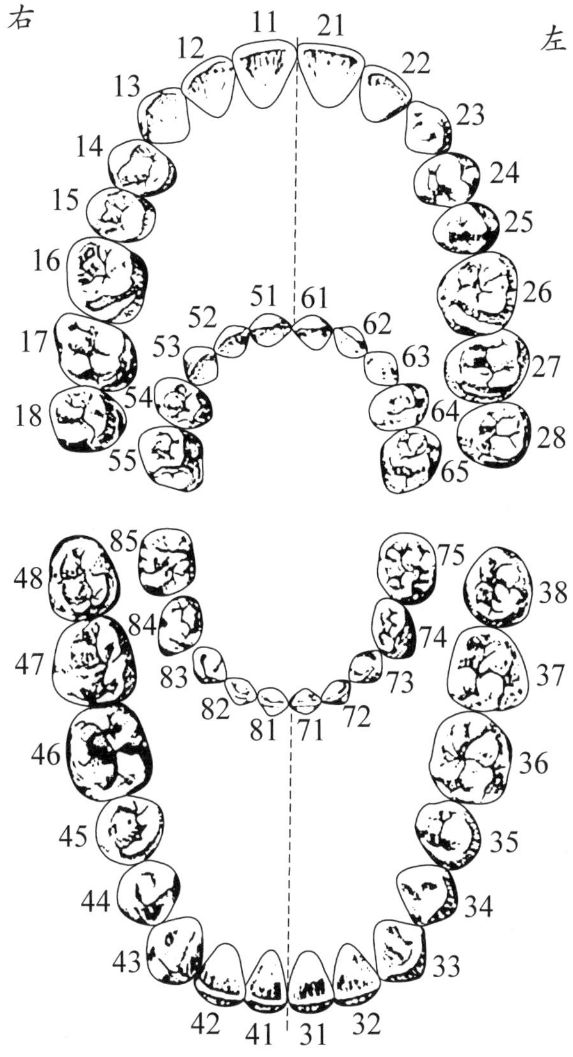

图 3-1-3　国际牙科联合会系统记录法

1. 恒牙编号

	上	
右 18　17　16　15　14　13　12　11	21　22　23　24　25　26　27　28 左	
48　47　46　45　44　43　42　41	31　32　33　34　35　36　37　38	
	下	

2. 乳牙编号

	上	
右 55　54　53　52　51	61　62　63　64　65 左	
85　84　83　82　81	71　72　73　74　75	
	下	

图 3-1-4　恒牙（上图）、乳牙（下图）国际牙科联合会系统记录编号

2. 牙根　包埋于牙槽骨中，是牙齿的支持部分。牙根的形态与数目随着功能的不同而有差异，可以分为单根牙和多根牙。切牙、尖牙和除上颌第一前磨牙以外的前磨牙为单根，上颌第一前磨牙与下颌磨牙为双根；上颌磨牙为三根；第三磨牙牙根变异大，多为融合根，也有双根和多根。

3. 牙颈　是牙冠与牙根的交界处，也是牙釉质与牙骨质的分界处。

（四）牙齿组织结构

从牙体纵剖面看，牙体组织由三种硬组织（牙釉质、牙骨质、牙本质）和一种软组织（牙髓）组成（图 3-1-5）。

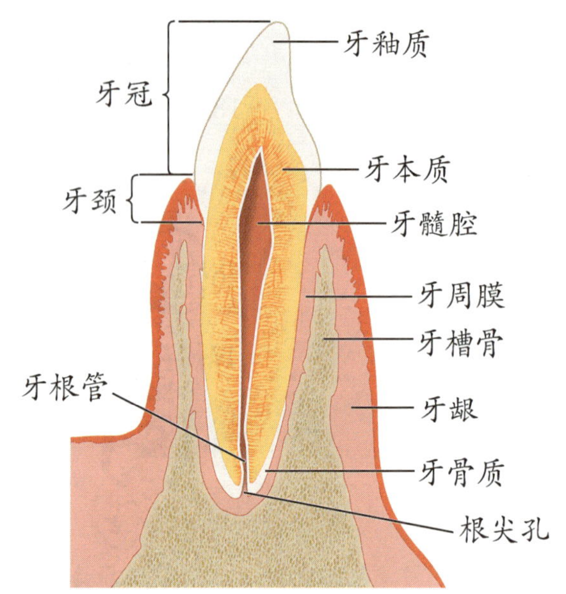

图 3-1-5　下颌切牙（矢状切面）

1. 牙釉质　为覆盖牙冠表面的乳白色、半透明的钙化组织，是人体中最硬的组织，保护牙本质和牙髓。牙釉质没有神经、血管，缺损后不会再生。

2. 牙骨质　为覆盖牙根表面的钙化结缔组织，色淡黄，构成和硬度与骨组织类似。牙骨质在牙颈部较薄，在根尖处较厚。

3. 牙本质　构成牙齿主体，位于牙釉质和牙骨质的内层，呈淡黄色，有光泽，硬度比牙釉质低，比牙骨质高。牙本质内有神经末梢，受外界冷热酸甜刺激会出现酸痛感。牙本质所围成的空腔称为牙髓腔。

4. 牙髓　为充填于髓腔内的疏松结缔组织，内含血管、神经、淋巴管等，具有营养牙体组织、形成继发性牙本质的功能。牙髓对外界刺激异常敏感，稍受刺激即引起剧烈疼痛，感染后易致牙髓坏死，从而使牙齿失去光泽、牙体变脆。

二、牙 周 组 织

牙周组织包括牙龈、牙周膜和牙槽骨，具有支持、固定、营养牙齿的功能。

1. 牙龈　为口腔黏膜包围牙颈及牙槽骨的部分，呈粉红色，有光泽，质坚韧且有弹性。表面有橘皮状凹陷小点称点彩，牙龈发炎水肿时点彩消失。牙龈分游离龈、附着龈和龈乳头，游离龈与牙面之间的空隙为龈沟，龈沟正常深度为 0.5 ~ 3mm。

2. 牙周膜　为牙根与牙槽骨之间的致密结缔组织，含有血管、神经，具有感觉、营养、缓冲咀嚼压力的作用。

3. 牙槽骨　为颌骨包围牙根的突起部分，又称牙槽突，容纳牙根的凹陷称牙槽窝，两牙之间牙槽骨称牙槽间隔。牙齿脱落后牙槽骨会逐渐萎缩。

第三节　颌面部应用解剖与生理

一、颌　　骨

（一）上颌骨

上颌骨是颜面中 1/3 最大的骨，左右各一，互相对称，形态不规则，由“四突”（额突、颧突、腭突、牙槽突）和“一体”（上颌骨体）组成。上颌骨体的中央形成空腔，称上颌窦。上颌骨血运丰富，抗感染力强，骨折愈合快，但外伤骨折时出血较多（图 3-1-6）。

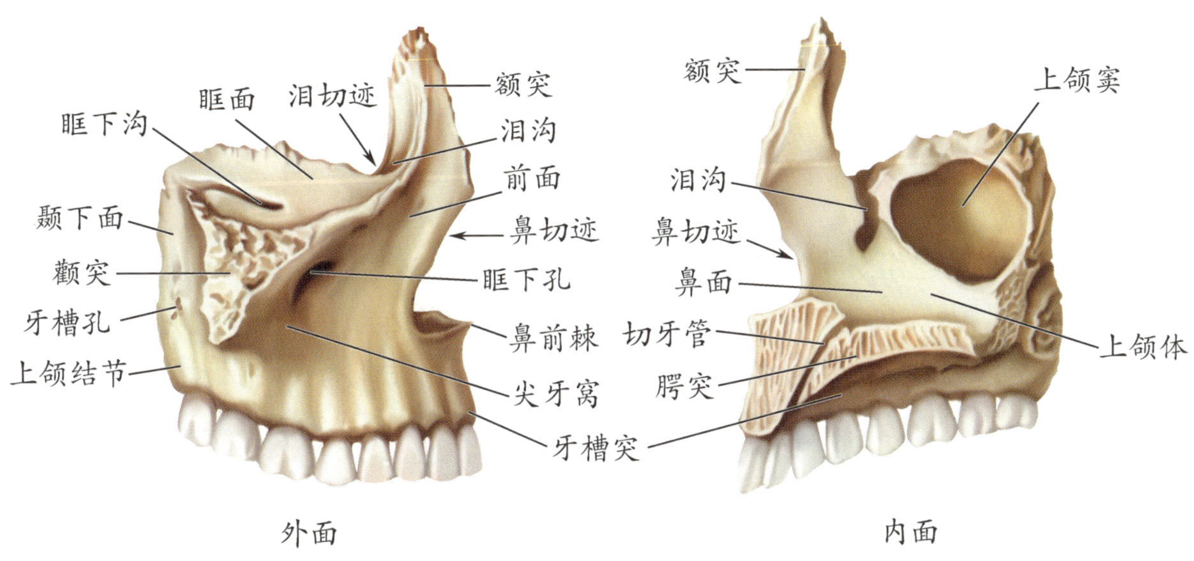

图 3-1-6　上颌骨

（二）下颌骨

下颌骨由下颌骨体和下颌支构成，是颌面部唯一可活动而坚实的骨骼。下颌骨体分为内外两面和上下两缘，体内有下颌管，内有下牙槽神经和下牙槽动脉等重要结构。下颌支分为内外两面和上下前后四缘，上缘为喙突和髁状突，髁状突与颞骨的关节凹构成颞下颌关节。下颌骨血运较上颌骨差，因此骨髓炎多见，骨折时愈合也较上颌骨慢（图 3-1-7）。下颌骨正中联合、颏孔区、下颌角和髁突颈部为骨折的好发部位。

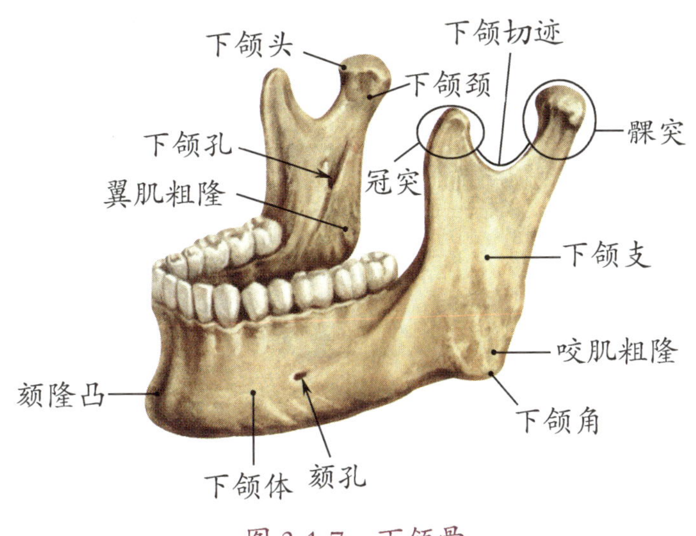

图 3-1-7　下颌骨

二、肌　　肉

颌面部肌肉可分为表情肌群与咀嚼肌群。

（一）表情肌

表情肌位置较浅，起自骨面或筋膜，止于皮肤，主要分布在口、眼、鼻等周围，收缩时可表达各种表情，同时也部分参与咀嚼、吮吸、吞咽、呕吐和言语等活动。表情肌受面神经支配，故面神经损伤则引起面瘫。

（二）咀嚼肌

咀嚼肌由升颌肌群（闭口肌）和降颌肌群（开口肌）构成。升颌肌群包括嚼肌、翼内肌和颞肌等，降颌肌群包括翼外肌、下颌舌骨肌、颏舌骨肌和二腹肌等。升颌肌和降颌肌两者协调运动，使下颌自由运动，即张闭口、前伸、侧向运动，完成口腔生理功能。

三、淋　　巴

口腔颌面部淋巴组织非常丰富，构成颌面部重要的防御系统。正常情况下，淋巴结小而柔软，不易触及，炎症或肿瘤发生转移时，对应的淋巴结会肿大、变硬、可触及，可伴有明显压痛。因此，淋巴结对炎症和肿瘤的诊断、治疗及预后均有重要临床意义。

四、血　　管

颌面部的动脉主要是颈外动脉分支：舌动脉、颌外动脉、颌内动脉和颞浅动脉等。静脉与动脉伴行，形成深浅静脉网。面静脉与颅内海绵窦相通，面静脉因静脉瓣少而薄弱，所以颌面部的感染若处理不当，易向颅内蔓延。

五、神　　经

颌面部的运动神经有面神经、舌下神经和三叉神经第三支发出的神经，分别支配表情肌、舌与咀嚼肌的运动。颌面部的感觉神经主要是舌咽神经和三叉神经，其中三叉神经分为眼神经、上颌神经和下颌神经。上颌神经又分出鼻腭神经、腭神经、上牙槽前中后神经，分布到上颌牙、牙周膜、牙龈与牙槽骨。下颌神经又分出舌神经、下牙槽神经、颊神经，分布到下颌牙、牙周膜、牙龈与牙槽骨。

六、涎　　腺

涎腺又称唾液腺，颌面部大唾液腺主要有三对：腮腺、下颌下腺和舌下腺。腮腺位于耳下区，是最大的一对，开口于腮腺导管，平对上颌第二磨牙牙冠对应的颊黏膜处；下颌下腺和舌下腺共同开口于舌下阜。此外，还有分布于唇、颊、舌、腭等处的小黏液腺。分泌的涎液有杀菌、湿润口腔、消化和调和食物、辅助吞咽以及调节机体体液平衡等作用。

本章小结

本章学习重点是牙齿的名称、数目、临床记录法，牙体与牙周组织的解剖特点，口腔前庭、固有口腔的解剖结构及特点。本章解剖名词多、解剖形态较为复杂抽象，学生比较难以理解和掌握，学习难点是牙位记录法、口腔前庭和固有口腔的解剖结构及特点、颌面部表面解剖标志。在学习过程中注意熟练掌握牙位记录法，借助人体结构图、解剖模型和3D解剖软件帮助掌握重要解剖结构，学会运用口腔颌面部的解剖和生理知识分析常见疾病的病因、临床表现。

（赵莹辉）

思考与练习

1. 列举几个口腔前庭的表面解剖标志，并说明其临床意义。

2. 说出乳牙、恒牙的名称及数目。

3. 用不同牙位记录法记录：左上颌第一乳磨牙、左下颌乳尖牙、右上颌第一前磨牙、左下颌中切牙。

4. 简述牙体及牙周组织结构。

第二章 口腔科护理概述

学习目标

1. 具有关心、爱护口腔科病人的同理心和良好沟通交流的能力。
2. 掌握口腔科病人常见临床症状、常用护理诊断及口腔科感染的防护措施。
3. 熟悉口腔科检查的常用器械、常用检查方法以及口腔科门诊护理管理及手术病人的常规护理。
4. 了解口腔科的特殊检查方法。
5. 熟练掌握四手操作的护理配合。
6. 学会运用所学知识对口腔科病人进行护理评估并能作出正确的护理诊断。

工作情境与任务

导入情景：

小王等3位同学刚毕业，应聘到医院口腔科上班，护士长对小王等新同事进行了岗前培训。

工作任务：

1. 说出口腔科病人的常见临床症状。
2. 做好口腔科门诊开诊前的准备工作。
3. 写出口腔科疾病的常用护理诊断。

第一节 口腔科疾病的基本特征及口腔科护理的基本要求

一、口腔科疾病的基本特征

1. 发病率高 口腔科疾病发病率高，病人分布广，在性别、年龄、职业上无明显差异。

2. 易损伤性　口腔颌面部位于人体暴露部位，易受外界影响而损伤，损伤可表现为出血、肿胀、张口受限、语言障碍、呼吸道梗阻、休克等。由于口腔颌面部与颅脑紧邻，故常合并颅脑损伤。

3. 易感染性　口腔环境与外界相通，颌面部手术特别是经口腔途径的手术由于伤口与口腔相通，手术后口腔自洁变差，口腔不洁加重，因此易造成口内伤口感染；同时口腔治疗多接触血液和唾液，通过体液传播的疾病也会增加。

4. 病人多有恐惧心理　病人面对治疗牙齿疾病的各种器械时多存在恐惧心理，故会造成病人在治疗中的配合不积极，或是病人不愿就医而耽误疾病治疗，导致病情加重。

二、口腔科护理的基本要求

1. 重视口腔卫生保健宣传教育　口腔疾病的发生与病人的口腔卫生保健知识水平有密切关系。因此，要重视口腔卫生保健宣教，指导病人掌握正确的刷牙方法、牙线及含漱剂等的正确使用方法，使病人养成良好的口腔卫生习惯，定期进行口腔检查，不断提高人群的口腔健康保健意识，减少口腔疾病的发病率。

2. 熟练进行专项护理操作　口腔科护士能配合医师熟练完成四手操作的椅旁护理配合，熟悉口腔科常用设备、器械的准备、清洁消毒、日常保养及使用方法。

3. 注意预防感染与交叉感染　由于口腔疾病的普遍性和口腔临床工作的特殊性，在口腔诊治过程中，口腔设备、器械的使用既接触血液、又接触唾液，同时又可以通过气雾飞沫传播病菌，给疾病的传播提供了便利条件，所以，口腔诊疗容易发生感染与交叉感染。因此，口腔科医护人员在临床工作过程中，要严格操作规程，避免疾病的传播，加强口腔器械消毒管理，提倡使用一次性检查器械，防止交叉感染。对通过体液传播的疾病，医护人员要做好自我防范。

4. 具有开展心理护理与口腔健康指导的能力　面对病人害怕钻牙、拔牙等口腔治疗的恐惧心理，护士要具有同理心，耐心细致地与病人进行沟通交流，消除病人对疾病与治疗的恐惧心理，使病人以积极的心态主动配合治疗。根据不同病人口腔健康需求，有针对性地指导病人掌握口腔卫生保健知识。

知识拓展

全国爱牙日

1989 年，由卫生部等九个部委联合签署，确定每年的 9 月 20 日为全国爱牙日。全国爱牙日的设立，主旨是动员全社会的力量，广泛开展群众性口腔卫生知识的普及教育，增强自我口腔保健的意识和能力，使广大群众了解口腔疾病可防、可治，不断提高全民口腔健康水平。

第二节　护理程序在口腔科病人护理中的应用

口腔科病人的护理是将整体护理理念贯穿于护理过程中，对病人进行护理评估，作出护理诊断，制订护理计划，实施护理，并评价是否达到护理目标。

一、口腔科病人的护理评估

口腔科病人的护理评估是有计划、系统地收集资料，并对资料进行科学的分析与判断，以评估病人的身体、心理、社会、文化、经济等状况，是提出护理问题并制订护理计划的依据。

（一）健康史

1. 现病史　了解病人本次就诊的主要原因、主要临床症状、发病时间、发病部位、治疗和处理经过及效果等。

2. 既往史　了解病人有无全身疾病，如是否有高血压、动脉硬化、糖尿病等，是否有外伤史、手术史、传染病史、药物过敏史及特殊药物应用史。

3. 个人生活史　了解病人的口腔卫生习惯、口腔清洁方式，有无不良的生活习惯，如吸烟、酗酒、不按时刷牙、喜吃甜食等。

4. 家族遗传史　了解病人是否有家族史和遗传史。

（二）身体状况

1. 牙痛　是口腔科最常见的症状及就诊的主要原因。应仔细了解疼痛的性质、部位和伴随症状，及时分析，正确判断。引起牙痛的原因很多，包括牙齿疾病、牙周疾病、颌骨疾病、神经系统疾病及某些全身疾病，其中以牙体疾病最多见。牙痛的特点包括自发性剧痛、自发性钝痛、激发痛和咬合痛等。

2. 牙齿松动　正常情况下，牙齿的生理动度约为 0.2mm。引起牙齿松动常见的原因有牙周病、外伤、急性根尖周炎、急性牙槽脓肿等。

3. 口腔异味　是口腔病人比较关注的常见症状之一，口腔、鼻部和某些全身疾病均可引起，如口腔不洁、牙石及牙垢过多、牙龈炎、牙周炎、智齿冠周炎、干槽症、上颌窦炎、萎缩性鼻炎、胃炎、糖尿病等都可引起口腔异味，常给病人造成较大的精神负担，要仔细检查分析病因。

4. 牙龈出血　引起牙龈出血的常见原因有牙龈炎、牙周炎、食物嵌塞、不良修复体的刺激等。全身疾病如维生素 C 缺乏症、血液病、肝硬化、脾功能亢进、艾滋病等也可引起。

5. 牙齿着色和变色　正常牙齿呈乳白色，有光泽。牙齿着色是指牙齿表面有色素沉积，呈褐色、黑色等，色素来源于饮食或环境中的有色物质。牙齿变色分个别牙变色和全口牙变色，前者常为局部原因如死髓牙，后者多为牙齿发育异常如氟斑牙和四环素牙。

6. 张口受限　正常张口度约 3.7cm，相当于自身的示指、中指、无名指合拢时三指末关节的宽度。凡不能达到正常张口度者即为张口受限。张口受限常见原因有口腔颌面部炎症、颞下颌关节疾病、口腔颌面部外伤等。

7. 口腔黏膜病损　常见口腔黏膜病损有红肿、溃疡、白斑、水疱、角化不良等，与炎症、病毒感染、免疫失调、内分泌紊乱等有关。

8. 咀嚼功能障碍　常见原因有牙列缺损、牙源性疾病、口腔颌面部间隙感染、颞下颌关节脱位等。

9. 吞咽困难　口腔颌面部间隙感染及口底、舌根部肿物等都可引起吞咽困难。

10. 颌面部肿胀、疼痛　多为口腔颌面部炎症或牙及牙周组织感染所致。

（三）心理-社会状况

1. 延迟就医心理　因牙体、牙周疾病早期症状不明显，仅有轻度牙齿疼痛，病人常能忍受，不重视而延误治疗，发展到后期病情加重致牙齿脱落。

2. 恐惧心理　某些病人因害怕钻牙、拔牙等，不敢就医，直到牙痛剧烈、难以忍受甚至影响睡眠和进食才来就诊。

3. 求治心切　对疾病急于治愈，对治疗效果期望过高，对治疗和护理不能理解和配合，害怕治疗效果不满意，心里焦虑不安，疑虑重。

4. 社会交往受阻　有些口腔疾病表现为面容不佳或畸形，易引起病人自卑，影响社交。

二、口腔科病人常用护理诊断

口腔科病人常用护理诊断是在护理评估的基础上确定护理对象的护理问题。口腔科病人常用的护理诊断有：

1. 急性疼痛　与慢性牙髓炎、根尖周炎急性发作、牙槽脓肿未引流或引流不畅等有关。

2. 慢性疼痛　与口腔黏膜病损、口腔内慢性炎症以及食物刺激等有关。

3. 牙齿异常　与牙釉质变色、牙齿松动、牙齿形态或牙齿结构的完整性受到破坏有关。

4. 自我形象紊乱　与颌面部外伤或手术后颜面外形及功能改变有关。

5. 焦虑　与口腔疾病引起的心神不安或畏惧感等有关。

6. 口腔黏膜受损　与细菌感染、病毒感染、内分泌疾病、免疫异常、外伤等有关。

7. 清理呼吸道无效　与颌面外伤组织移位、术后包扎过紧等有关。

8. 恶心　与局部治疗有关。

9. 进食自理缺陷　与口腔疾病引起口腔、咽结构、功能缺陷和运动异常有关。

10. 社交孤立　与口腔异味、颌面部外形改变、唇腭裂语音障碍等有关。

11. 有感染的危险　与颌面部损伤、口腔卫生差有关。

12. 睡眠不佳　与患病后疼痛有关。

13. 语言障碍　与疼痛、口腔敷料填塞及手术固定等有关。

14. 营养失调　与颌面部损伤、张口受限、咀嚼吞咽困难、缺乏营养相关知识等有关。

15. 体温过高　与口腔颌面部炎症感染有关。

16. 潜在并发症：出血　与手术、伤口感染等有关。

17. 知识缺乏：缺乏自我口腔保健及护理方面的知识。

三、口腔科病人常用护理计划

口腔科病人护理计划是针对护理诊断制订相应的护理措施来预防、减轻或解决有关健康问题，目的是使病人得到最佳的个人护理措施，包括排列护理诊断顺序、确定护理预期目标、制订护理措施和书写护理计划。

四、口腔科病人常用护理实施

口腔科病人护理实施是为达到护理目标而执行护理措施的过程。护理实施通常发生在护理计划之后，但对急诊病人或危重病人则应先采取紧急的救护措施，再书写完整的护理计划。

五、口腔科病人常用护理评价

口腔科病人护理评价是将病人的健康状况与预期目标进行有计划、系统的比较并作出判断的过程。通过评价，可以了解病人是否达到了预期的护理目标。

六、口腔科病人护理程序完整应用的案例

李某，男，20岁，学生。右侧下颌后牙区肿痛3天，伴张口受限1天就诊。

【护理评估】

1. 健康史　3天前，李某晨起自感右下颌后牙区轻微疼痛，口服消炎药效果不明显。近1天来，疼痛逐渐加剧，并出现张口受限。

2. 口腔科检查　①右下颌第三磨牙萌出不全，部分牙冠被牙龈组织覆盖；②盲袋溢脓，软组织红肿，触痛明显；③右下颌淋巴结肿大、压痛。

3、辅助检查　X线检查：了解未全萌出或阻生牙的生长方向、位置、牙根形态及牙周情况。

4. 心理－社会状况　发病初期，症状轻，病人易忽视；病情加重症状明显时，病人因疼痛剧烈而致进食、说话受阻，产生焦虑和紧张情绪；需拔牙者会产生恐惧感。

【治疗要点】

1. 急性期　①局部冲洗：用生理盐水、1%～3% 过氧化氢溶液反复冲洗盲袋，局部擦干后，用探针蘸碘甘油或少量碘伏液入盲袋内，每天 1～3 次，并用温热水等含漱剂漱口；②脓肿切开引流：龈瓣附近形成脓肿，应及时切开并放置引流条；③全身治疗：全身症状明显者应用抗生素、镇痛药等。

2. 慢性期　①冠周龈瓣切除术：对有足够萌出位置且牙位正常的智齿，可在局麻下行冠周龈瓣切除，以消除盲袋；②智齿拔除术：不能正常萌出、冠周炎反复发作者，尽早拔除阻生牙，以防感染再发。

【护理诊断 / 问题】

1. 急性疼痛　与冠周组织感染有关。

2. 吞咽及张口障碍　与疼痛和牙龈肿胀有关。

3. 潜在并发症：颌面部间隙感染。

4. 知识缺乏：缺乏冠周炎疾病早期预防及治疗相关知识。

【护理目标】

1. 减轻或消除炎症引起的疼痛。

2. 恢复咀嚼和正常张口功能。

3. 无并发症发生。

4. 获得正确处理智齿冠周炎的知识。

【护理措施】

（一）一般护理

急性期注意休息，避免过度劳累。饮食宜清淡易消化、营养丰富，戒除烟酒。吞咽咀嚼困难者宜进流质或半流质食物。

（二）专科护理

1. 协助医生进行局部治疗　①盲袋冲洗：用 3% 过氧化氢溶液冲洗盲袋，清除袋内的食物残渣和脓液，蘸干后涂 2% 碘甘油或碘伏，每日 1～2 次；②脓肿成熟后切开引流。

2. 保持口腔清洁　用温盐水或含漱剂漱口，每天数次。

3. 全身支持疗法　遵医嘱应用足量抗生素，并观察抗生素的疗效和副作用。

（三）健康指导

向病人讲解冠周炎的发病原因及早期治疗的重要性，普及口腔健康知识，对病灶牙要遵医嘱尽早拔除，防止疾病复发。

【护理评价】

经过治疗与护理，达到以下目标：①消除炎症引起的疼痛；②正常咀嚼和张口；③获得正确处理智齿冠周炎的知识；④无并发症发生。

第三节　口腔科常用检查及护理配合

口腔科护理检查重点是牙齿、牙周、口腔黏膜及颌面部组织。检查时，应调整合适椅位，检查部位光源充足。操作时动作轻柔、有顺序、主次分明，一般先做颌面部检查再做口腔检查。

一、常用检查器械

常用检查器械有口镜、镊子和探针（图 3-2-1）。

1. 口镜　用于口腔检查时牵拉或拨压唇、颊、舌等软组织，口镜头为圆形带镜面，利用镜面的反光可检查视线不能直接达到的部位，口镜柄可做叩诊。使用时注意口镜边缘勿压迫牙龈，避免疼痛或不适。

2. 镊子　可探测牙齿、皮肤或黏膜的感觉功能。两侧工作端尖锐弯曲，可检查牙齿及其松动度，使用时注意工作端紧贴牙面沿龈缘检查，避免损伤牙龈。镊子头尖细密合，便于夹持小块物品，镊柄可叩诊牙齿。

3. 探针　工作头尖端可检查牙体点、隙、裂沟，可探测牙周袋深度，是否有龈上、龈下结石，充填物的边缘密合度及瘘管的方向等。

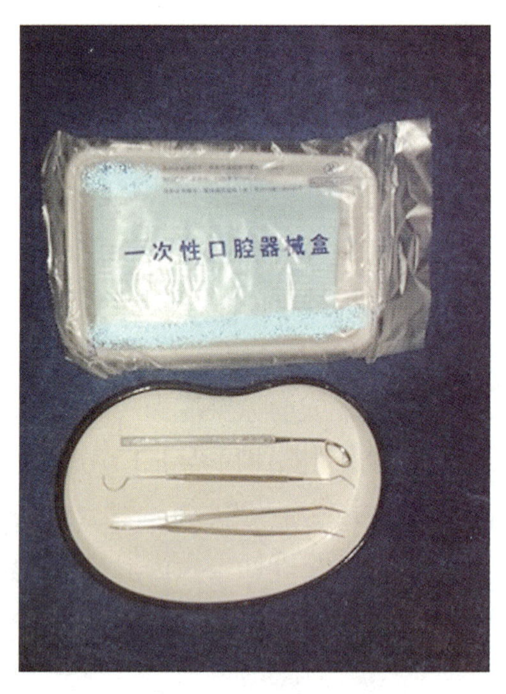

图 3-2-1　常用检查器械

二、检查前的准备

检查室要安静、整洁、定期消毒。室内光线充足，检查前调整好椅位，病人坐卧在治疗椅上，检查者位于治疗椅的右侧，治疗灯光线应投射至病人口腔，不能直射病人眼睛。检查上颌牙时，病人头部位于医生肩肘之间，并稍向后仰，使上颌牙𬌗面与地面成 45°角；检查下颌牙时，病人头部与医生肘部平齐，下颌牙𬌗面与地面平行。检查前器械及材料要摆放合理，既方便操作又不违反无菌操作原则。

三、常用检查方法

1. 问诊　是诊断口腔疾病最重要的依据。通过问诊全面了解疾病的发生、发展、诊疗过程及疗效，既往健康状况以及家庭成员的健康状况等。主要针对病人的主诉、现病史、既往史和家族史等进行问诊。

2. 视诊　根据病人的主诉及病史，分别对可疑病变部位进行重点检查。观察牙齿的颜色、数目、形状、位置及牙周情况等。观察病人的表情、意识、精神状态、营养状况、身体及颌面部有无畸形、皮肤色泽等。

3. 探诊　常用探针或镊子，采用握笔式，选好支点，可检查牙齿的病变部位、程度及牙髓的反应，以及牙龈是否出血、牙周袋的深度、龈下结石的分布等，探诊时动作轻柔，切不可用暴力。

4. 叩诊　利用口镜柄、镊子柄从垂直或侧方轻轻叩击牙齿，应先叩击正常牙再叩患牙，检查根尖区或牙周膜的病变。根据牙齿疼痛的轻、中、重程度，分别用+、++、+++表示。

5. 触诊（扪诊）　利用手指或器械进行触摸或按压，以探查病变的范围、大小、形态、硬度、活动度，以及波动感、有无压痛等，可用于检查牙周组织、唇、颊、舌、根尖周组织、口底、关节、涎腺、淋巴结等。

对牙周组织进行扪诊，可单个示指扪诊也可双指合诊，常扪压龈缘，观察牙龈的形态、大小、质地、感觉，以及龈缘处是否有脓液溢出等。对根周可用手指扪压相当于根尖部的牙龈，检查是否有波动或压痛，检查淋巴结时头部偏向检查侧，使用双手扪诊，观察淋巴结的大小、完整性、对称性、压痛、范围、硬度、活动度、波动、数目、与周围组织的关系。检查顺序为枕部→耳后→耳前→腮腺部→颊面部→下颌下→颏下→胸锁乳突肌前后缘→锁骨上窝。

6. 牙齿松动度的检查　利用镊子夹持前牙牙冠或将镊子尖并拢放置于后牙咬合面做唇舌向摇动。牙齿松动度是衡量牙周膜和牙槽骨病变的重要指标。临床上记录方法如下：Ⅰ度松动，松动幅度在1mm以内；Ⅱ度松动，松动幅度在1～2mm；Ⅲ度松动，松动幅度在2mm以上。

四、特殊检查方法

1. 牙髓活力检查　正常情况下牙髓对温度或电流刺激可有一定的耐受量，当牙髓发生病变时耐受量会发生变化，因此，通过检查可了解牙髓状态。常用温度测试法和电测试法。

2. X线检查　主要用于检查牙体、牙周、颌骨、涎腺和关节等部位病变的性质、范围和程度，临床上最常用的是根尖片。

3. 颞下颌关节检查　观察面部左右是否对称，关节区、下颌角、下颌支和下颌体的大小和长度是否正常，颏部中点是否居中，颜面下1/3高度有无明显增长或缩短，下颌进行开闭口运动、前后运动、侧方运动时，开口度和开口型是否一致，是否有弹响、杂音及关节绞锁，注意面部有无压痛和髁状突活动度的异常。

检查髁状突动度常用两种方法。①双手示指或中指分别置于两侧耳屏前（髁状突外侧），嘱病人做张闭口运动时感触髁状突动度；②将两手小指伸入外耳道内，向前方触诊，感觉髁状突的活动及冲击感。

4. 咀嚼肌的检查　口外扪诊下颌角和太阳穴处可检查咬肌、颞肌，口内可按咀嚼肌的解剖部位，扪触翼外肌和翼内肌，观察触压时是否疼痛，两侧是否对称协调。

5. 涎腺检查　涎腺检查重点为三对大涎腺，即腮腺、下颌下腺和舌下腺。但因某些涎腺疾病是系统性的，故不可忽视小涎腺的检查。检查的方法为视诊、触诊、探诊相结合。

五、口腔科护理中的医护配合

口腔疾病的临床治疗过程复杂，使用器械及材料较多，良好的医护配合是保证治疗效果的必要条件。护士除要具备常见口腔疾病相关知识外，还要掌握医护配合操作技术，目前，四手操作是临床常用医护配合技术，其重要性已被大家认可（图 3-2-2）。

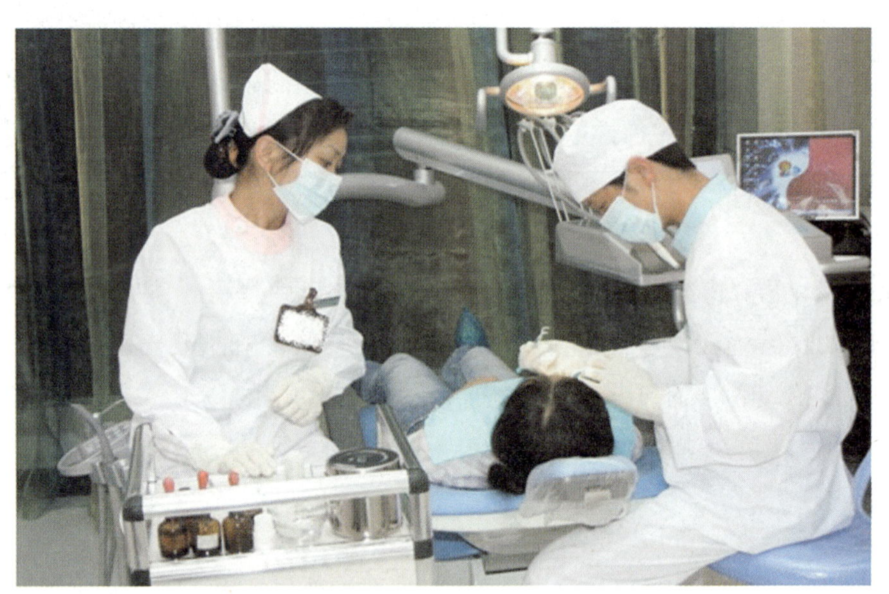

图 3-2-2　四手操作

第四节　口腔科手术病人的常规护理

一、手术前常规护理

1. 评估病人的身体状况　①通过病人的生命体征和其他主要体征，了解病人的全身情况及有无张口困难及进食情况；②协助病人完成各项术前检查，评估病人对手术的耐受性。

2. 评估病人的心理状况　评估病人有无恐惧、焦虑、自卑、悲伤、孤独等表现，对于紧张、焦虑的病人，主动耐心与病人交流，解答病人关注的各种问题，消除病人的紧张心理，使病人配合手术以便手术顺利进行。

3. 疼痛护理　协助病人使用适当的无痛措施，如松弛法、皮肤冷热刺激法，必要时遵医嘱使用镇静剂。

4. 术前专科护理　遵医嘱进行口腔清洁及术前适应性训练等。

5. 手术物品准备　根据手术内容遵医嘱准备好相关用品。

二、手术后常规护理

1. 一般护理　了解手术情况，做好交接工作，连接好各种引流管并保持引流管通畅，为病人安置好合适的体位。

2. 饮食护理　根据情况合理安排好病人的饮食，不能进食者可适当补液以保持体内水、电解质平衡。每次进食后要漱口以保持口腔清洁。

3. 术后观察与护理　①严密监测病人生命体征的变化，如体温、血压、脉搏、呼吸、意识等；②密切观察创口状况：是否有裂开、出血或感染迹象，及时换药，保持切口清洁干燥；③每日进行 2～3 次口腔清洁护理，后期可指导病人学会自我护理，自行清洁；④加强心理护理：加强与病人的沟通交流，鼓励病人说出自身的感受，病人若有焦虑，尽可能帮助病人缓解焦虑心理。

第五节　口腔科护理管理

口腔科护理工作贯穿于病人就诊的全过程——导诊、分诊、助疗、健康指导甚至整个诊疗过程。在临床工作中不但要求医护配合协调、护士护理技能娴熟，同时也要求护士具备丰富的人文知识和心理护理知识，将传统的“医护配合”模式转到“以病人为中心”的护理模式上来，为病人提供优质的护理服务，满足病人生理、心理、社会等多方面的需要。

一、口腔科门诊护理管理

（一）门诊的特点

1. 口腔科复诊多，病人流动性大，治疗工作大多是在病人充满唾液、血液的口腔内完成，处置不当极易造成交叉感染，因此，院内感染防控应严格贯穿于门诊护理的全过程。

2. 口腔科病人除了要求解除痛苦外，对外形及美观的要求也较高。

3. 门诊护士与医生的配合多而紧密，护士要熟悉并良好配合治疗的全过程。

4. 口腔治疗所需卫生耗材品种多，性质、形状各异，材料、器械精细、贵重，有些器械需要专门的保养与维护。

（二）门诊护理管理

1. 做好开诊准备，打扫诊室卫生，整理台面、桌面，备齐必要的器具和药品。

2. 热情接待病人，并简单询问病史，根据病种进行有序、合理的分诊。

3. 指导病人舒适就位，调好灯光，根据治疗需要准备所需的物品和器械。

4. 治疗过程中及时调拌并传递材料和药品，随时观察病人的变化。

5. 操作前洗手、戴手套，严格执行消毒隔离制度，所用器械应分类消毒，避免交叉感染。

6. 治疗后整理治疗台，及时清点整理器械，补充各种消耗物品。交代病人诊后注意事项，预约下次复诊时间，指导病人掌握口腔自我护理的方法。

7. 闭诊前做好诊室常用治疗器械、设备的维护与保养。

二、口腔科病房护理管理

1. 向病人及家属介绍医院的有关制度和病房环境，进行入院评估，了解病人的要求，使病人尽快适应环境。

2. 保持病房整洁、安静、舒适，为病人营造一个利于治疗和休息的场所。

3. 与病人及家属进行良好沟通，适时进行口腔健康宣教，提高病人自我健康维护能力。

4. 病房内物品和床位要摆放整齐，有固定位置，精密贵重仪器有使用要求并由专人保管，不得随意变动位置。

5. 对手术病人，术前应做好解释安慰工作，以消除病人的恐惧和焦虑；术后要告诉病人病情转归情况，使其安心休养。

6. 加强口腔专科护理，保持口腔清洁，预防口腔感染等并发症。

7. 重视病人的心理护理，对其治疗、生活、饮食等方面出现的问题应尽力解决，并定期向病人征求意见，以便改进工作。

8. 病人出院时全面进行护理评价，并有针对性地进行健康指导。

9. 床位行终末处置，床以及床褥用品进行深层次消毒。

第六节　口腔科疾病诊治过程中的感染与控制

由于口腔疾病的普遍性和口腔临床工作的特殊性，在口腔疾病诊治过程中，口腔设备、器械的使用既接触血液，又接触体液，同时又可以通过气雾飞沫传播病菌。例如可通过血液、唾液传播的疾病有肝炎、梅毒、白喉、麻疹、艾滋病等；通过气雾飞沫传播的疾病有流感、百日咳、脑膜炎、腮腺炎、水痘、结核等。因此口腔科医护人员在临床工作过程中，要严格操作规程，避免疾病的传播。

（一）感染源

1. 病原携带者和急性传染性疾病恢复期的病人，大多数没有明显症状，不易被发现。

2. 是病原携带者的医护人员　医护人员的手（污染）是主要的感染源。

3. 口腔门诊污染的环境　高速涡轮手机和超声波洁牙机产生的水雾（混合病人的血液、唾液）、义齿打磨产生的粉尘等可造成空气污染。

4. 口腔医疗器械的污染　高速手机使用中有负压回吸动作，管道内易有污染物存留。车针、扩大针、石膏模型、光固化机、水气枪等也容易被污染。

5. 口腔治疗椅、X线机、门把手等也是间接传染源。

（二）传播途径

1. 接触传播　包括接触器械、设备及手直接接触，另外手机供水系统污染和吸唾器未彻底清洗也会形成以水为媒介的间接传播，是医院感染最常见的传播途径。

2. 空气传播　主要是以飞沫的形式进行传播，例如口腔科治疗中的高速手机、气水枪、超声波洁牙机都会产生飞沫，并同时携带着病原微生物形成水雾。

知识拓展

口腔科医护人员的自我防范

口腔科病人流动性大，传染性疾病较隐蔽，口腔疾病治疗常接触到病人的唾液或血液，因此口腔科医护人员是高危易感人群，必须做好自我防护。口腔科医护人员应采用七步洗手法严格洗手，操作时戴手套、口罩、防护眼镜，严格器械的使用及灭菌程序，每年常规体检，发现身体不适时及时治疗。

注意：洗手前要摘取戒指、手表和其他装饰品，洗手全过程要认真揉搓双手15秒以上。

（三）防护措施

1. 医护人员要进行免疫接种，比如乙型肝炎、结核等疾病疫苗接种。

2. 所有临床操作都必须按照正确的洗手方法洗手后佩戴医用手套，每个病人治疗结束后更换手套。

3. 佩戴口罩和防护眼镜可防止或减少口腔科飞沫的吸入，治疗每个病人都应该更换新的口罩。

4. 工作服应每日更换，最好穿长袖工作服，医护人员离开诊疗区时应脱下工作服。

5. 配备良好的通风和强吸装置，可以清除和减少飞沫，使感染的危险性降低。

6. 注意避免意外受伤　①尖锐器械如车针等在应用和处理时必须高度重视，避免刺伤，一旦受伤，须立即采取正确的措施；②如果被污染的器械刺破，应该设法从伤口向外挤血，然后在流水下彻底冲洗伤口；③如果怀疑有被感染的可能，则应该向有关的专家咨询，采取必要的措施，如血液检查。

7. 树立严格的无菌观念　①有计划地准备器械，合理放置器械，将污染的器械放在固定区域，并加以覆盖；②难以消毒的器械或设备，如灯柄、椅位开关、头托等必须使用覆盖物，治疗完成后戴手套将覆盖物去除；③每个病人治疗后均需对所用器械进行消毒；④治疗室应在每天工作结束后进行消毒和通风。

（四）器械的消毒灭菌

器械的消毒灭菌有三个步骤：灭菌前清洗、灭菌和无菌保存。

1. 灭菌前清洗　清洗牙科器械要用温水、清洗剂、长把刷子。清洗时要注意个人防护，戴厚的橡胶手套、围裙及护目镜。需干燥的器械清洗后应该干燥，使用高压蒸汽灭菌的器械都应该先包装后再消毒。

2. 灭菌　口腔科常用的灭菌方法有高压蒸汽灭菌和化学灭菌两种。前者在口腔科最常用，要求配备抽真空的高压蒸汽炉。化学灭菌只用于无法采用常规方法进行灭菌的器械，用于灭菌的化学溶液多种多样，如 8% 福尔马林溶液、2% 戊二醛溶液等，不同的消毒液有不同的浸泡时间、更换频率的要求，必须遵守化学品的相关规定。

3. 无菌保存　灭菌后，应该检查消毒包包装是否完整，标记颜色是否改变。如要存放一段时间，则应该在包装上记下灭菌的日期。灭菌后的器械应放在有盖子的干燥容器内。

（五）预防院内感染管理要求

1. 口腔科必须设器械清洗室和消毒室。

2. 保持室内清洁，每天操作结束后应进行终末消毒处理。

3. 对每位病人进行操作前后必须洗手，操作时必须佩戴口罩、帽子，必要时佩戴防护镜。

4. 器械消毒灭菌应按照“去污染→清洗→消毒灭菌”的程序进行。

5. 凡接触病人伤口和血液的器械（如手机、车针、扩大针、拔牙钳、挺子、凿子、手术刀、牙周刮治器、洁牙器、敷料等）每人用后均应消毒灭菌。

6. 器械尽量采用物理灭菌法灭菌，有条件的医院可配备快速压力蒸汽灭菌器；如使用化学灭菌剂，每小时必须进行有效浓度的测定。

7. 修复技工室的印模、蜡块、石膏模型及各种修复体应使用中效以上消毒液进行消毒。

8. X 线检查室应严格控制拍片中的交叉感染。

9. 用过的敷料等医用垃圾应按医院污物的管理要求进行处理。

本章小结

本章学习重点是口腔科病人常见症状、常用护理诊断及口腔科感染的防护措施；口腔科检查的常用器械、口腔科常用检查方法、口腔科门诊病人的护理管理及四手操作的护理配合。学习难点是能运用所学知识对口腔科病人进行护理评估，作出正确的护理诊断及进行健康指导。在学习过程中应注意：第一，具有关心、爱护口腔科病人的同理心，耐心细致地与病人进行沟通交流；第二，注意区别口腔科病人常见症状、常用检查方法及其意义；第三，树立整体观念和临床思维意识，提高运用知识解决问题的能力。

（王志琼）

思考与练习

1. 病人上颌后牙龋坏，经检查，需进行去腐备洞。请问：

（1）如何进行治疗前准备？

（2）四手操作时医生、护士的工作区域如何划分？

（3）四手操作时护士需要做的护理工作是什么？

2. 凌晨三点医院急诊科接诊一外伤病人，病人因交通事故面部损伤严重，呼吸暂停，处于休克状态，医生决定立即手术抢救。请问：

（1）护士如何进行术前准备？

（2）术后如何进行常规护理？

第三章 口腔内科疾病病人的护理

学习目标

1. 具有良好的护患交流和医护合作能力。
2. 掌握龋病和牙周组织病的临床特征及健康指导要点，牙髓病和根尖周病疼痛特点及相关护理措施。
3. 熟悉口腔单纯疱疹和复发性口腔溃疡的临床特点及护理措施。
4. 了解口腔内科疾病常见病因，各病之间的相互关系及发展演变过程。
5. 熟练掌握龋病及牙周组织病的健康指导要点。
6. 学会运用所学知识正确评估口腔内科疾病病人的状况，作出护理诊断，并制订相应的护理计划，采取正确的护理措施。

第一节 牙体组织病病人的护理

工作情境与任务

导入情景：

李某，女性，36岁，无意中发现左侧下颌后牙有一小洞，喝冷水时酸痛不适，来院就诊。检查可见左侧下颌第一磨牙深及牙本质浅层龋坏。

工作任务：

1. 写出该病人的护理诊断。
2. 给予该病人正确的护理指导。

一、龋　　病

龋病是在以细菌为主的多种因素影响下，牙体硬组织发生慢性进行性破坏的一种疾病。

知识窗

龋　　病

龋病是口腔常见病、多发病之一，可引起牙髓病、根尖周病、颌骨炎症、颌面部间隙感染等并发症，甚至影响全身健康。据2015年第四次全国口腔健康流行病学调查显示，我国5岁和12岁儿童龋患率分别为70.9%和34.5%。龋病发病率高、危害大，早检查、早发现、早治疗具有重要意义。世界卫生组织已将龋病与心血管疾病、癌症并列为人类三大重点防治疾病，但由于龋病症状不明显，人们重视程度不够，因此，防龋治龋健康宣教显得尤为重要。

【护理评估】

（一）健康史

龋病是细菌、食物、宿主、时间共同作用的结果。

1. 细菌　常见致龋菌是变形链球菌、乳酸杆菌等。

知识窗

牙　菌　斑

牙菌斑是一种致密、黏稠、非钙化、胶质样的膜状细菌团，多位于牙齿的点、隙、裂、沟、邻面及牙颈部等不易清洁部位，紧附于牙面，不易被唾液冲掉，也不易在咀嚼时被除去，同时吸附大量致龋菌。致龋菌产酸使牙菌斑内pH下降，导致牙体硬组织脱矿，形成龋齿。

2. 食物　糖类食物易被致龋菌分解成酸，裂解牙体硬组织，引发龋病。纤维性食物对牙面有机械性摩擦与清洁作用，且不容易发酵，不利于龋病的发生。

3. 宿主　牙齿的形态、结构、排列和唾液的量、性质均与龋病的发生有关，牙齿窝、沟、邻面、牙颈部都是龋病的好发部位，牙齿排列不齐、错位、接触不良造成细菌、食物滞留易致龋。

4. 时间　龋病的发生和发展是一个缓慢过程，保持口腔卫生对龋病的预防有重要意义。

（二）身体状况

龋病根据龋坏程度分为浅龋、中龋和深龋（图 3-3-1）。

1. 浅龋（牙釉质龋或牙骨质龋）　龋坏局限于牙齿的牙釉质或牙骨质，初期表现为龋坏部位变黑，色素沉着区下方呈白垩色改变，继之变为黄褐色或黑色。病人无自觉症状，探诊有粗糙感或有浅龋洞形成。

2. 中龋（牙本质浅龋）　龋坏已进展到牙本质浅层形成龋洞，对冷、热、酸、甜等刺激较为敏感，尤其对冷刺激明显，但刺激去除症状立即消失。

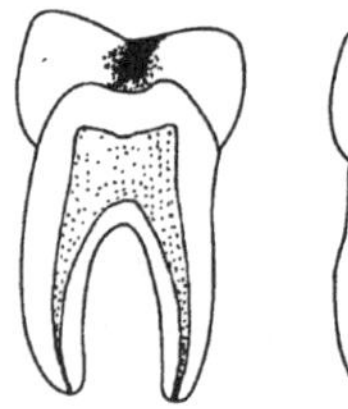

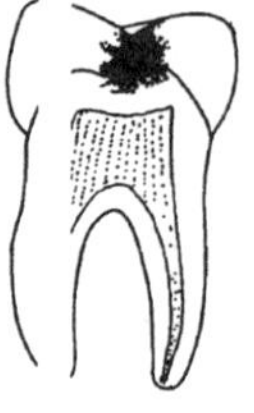

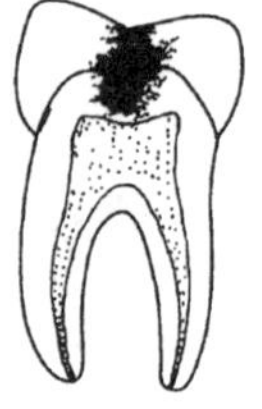

图 3-3-1　龋病的三个阶段

3. 深龋（牙本质深龋）　龋坏进展到牙本质深层，距牙髓组织较近，温度变化、化学刺激、食物嵌入洞内均可发生疼痛，探查龋洞时酸痛明显，但无自发性痛。

（三）辅助检查

1. 牙髓活力测试　通过冷热温度测试或电活力测试了解牙髓活力。

2. X 线检查　可检查有无邻面龋或颈部龋，了解龋洞的深度。

（四）心理 - 社会状况

龋病早期症状不明显，发展缓慢，因此不易引起病人重视。当牙齿出现龋洞、发生疼痛才就医。病人对治疗普遍存在恐惧心理，容易延误治疗时机，导致严重并发症。

【治疗要点】

1. 早期浅龋采用药物治疗可抑制龋病的发展，例如浅龋局部涂抹 75% 氟化钠甘油糊剂。

2. 当牙体组织破坏形成龋洞时，则采用充填术修复缺损。

【护理诊断和护理措施】

护理诊断 / 问题	护理措施	学习重点与思考
牙齿异常　与疾病导致牙体龋洞有关。	1. 向病人解释治疗方法与注意事项，消除病人的紧张情绪，使病人配合治疗；评估病人全身状况，依据病人情况选择合适器械及充填材料，如高速手机、各型车针等。	1. 致龋的因素有哪些？ 2. 归纳总结龋病的护理措施有哪些。 3. 如何做好龋病的预防宣教？
舒适受损：对冷、热等刺激过敏　与牙本质外露有关。	2. 调节病人椅位及光源；协助医生制备洞形；遵医嘱调拌所需垫底材料及充填材料；清理用物，器械清洗、消毒备用。协助医生进行充填修复。 3. 根据病人情况交代注意事项，如银汞合金充填的牙齿 24 小时内不能咀嚼食物，以免充填物脱落。深龋充填后如有疼痛应及时就诊。	

续表

护理诊断/问题	护理措施	学习重点与思考
知识缺乏：缺乏龋病的防治知识。	1. 指导病人采用正确的刷牙方法，养成早晚刷牙、饭后漱口的习惯，减少牙菌斑及食物残渣的滞留时间。 2. 多吃蔬菜等富含膳食纤维的食物。喜好甜食者，可用蔗糖代用品，如木糖醇，防止和降低龋病的发生率。 3. 使用含氟牙膏；儿童进行牙齿窝沟封闭；经常做牙龈按摩或叩齿运动均有利于牙齿的稳健。	
潜在并发症：牙髓炎、根尖周炎。	预防并发症：①告知病人如出现激发痛、咬合痛、自发痛或充填物脱落应及时就诊；②建议每半年到一年做1次口腔检查，以便早期发现龋病，及时治疗。	

二、牙　髓　病

牙髓病指发生于牙髓组织的疾病，包括可复性牙髓炎、不可复性牙髓炎、牙髓坏死、牙内吸收和牙髓钙化。

【护理评估】

（一）健康史

1. 细菌感染　是牙髓病的主要病因，主要致病菌为厌氧菌，感染主要来自深龋。当龋病、磨损、创伤或医源性因素等破坏了牙体硬组织，细菌通过牙本质小管、龋洞引发牙髓炎；牙周组织疾病经根尖孔进入髓腔引起逆行感染。

2. 化学及物理因素　如温度、电流刺激亦可引起牙髓炎。

（二）身体状况

1. 可复性牙髓炎　当患牙受冷、热、酸、甜刺激时，立即出现短暂疼痛，尤其对冷刺激尤为敏感，刺激去除疼痛随之缓解，无自发痛。

2. 不可复性牙髓炎

（1）急性牙髓炎：发病急，剧烈牙痛。疼痛特点：自发性、阵发性疼痛，夜间加剧，疼痛不能定位，温度刺激使疼痛加剧。牙髓化脓时对热刺激极为敏感，遇冷刺激能缓解疼痛，临床上常见病人口含冷水止痛。检查时常见患牙有深龋洞，探痛明显。

（2）慢性牙髓炎：一般不发生剧烈的自发性疼痛，可出现阵发性隐痛或钝痛，病人可有长期冷热刺激痛病史，患牙常有咬合不适或轻度叩痛，病人多能定位患牙。检查可见穿髓孔或牙髓息肉。

3. 牙髓坏死　病人一般无自觉症状，主要表现为牙冠变色，呈暗黄色或灰色，无光泽，牙髓活力测试无反应。

4. 牙内吸收与牙髓钙化　一般不引起临床症状。

（三）辅助检查

电活力测试、温度测试及叩诊可帮助定位患牙；X线牙片有助于龋齿检查。

（四）心理-社会状况

急性牙髓炎发作时，疼痛剧烈，病人常急诊就医，求治心切，但又对治疗有恐惧心理。

【治疗要点】

1. 应急治疗　开髓引流是最有效的止痛方法。开髓后用温生理盐水冲洗，洞内填塞丁香油棉球。

2. 未开髓的病人可将丁香油棉球或者樟脑酚棉球置于龋洞内暂时止痛，同时口服止痛药物。

3. 专科治疗　①保存活髓治疗：年轻恒牙且炎症只波及冠髓或部分冠髓者，尽量保存活髓，常采用盖髓术或活髓切断术；②保存患牙治疗：如不能保存活髓应尽量保存患牙，可行根管治疗术等。

【护理诊断和护理措施】

护理诊断/问题	护理措施	学习重点与思考
急性疼痛　与炎症引起渗出、牙髓腔压力增加压迫神经有关。	1. 耐心解释疼痛的原因及治疗方法，消除病人的恐惧。 2. 协助医生用牙钻或探针迅速刺穿牙髓腔，引流腔内炎性渗出物，缓解疼痛。 3. 未开髓药物止痛者，注意观察用药效果及药物副作用。	1. 归纳总结牙髓炎的护理措施有哪些。 2. 急性牙髓炎最有效的止痛方法是什么？
焦虑、恐惧　与病人疼痛或惧怕治疗有关。	1. 开髓引流减轻疼痛或用药物减轻疼痛，减轻病人对疼痛的恐惧。 2. 缓解疼痛后，告知病人需继续行盖髓术、活髓切断术、根管治疗术等专科治疗，以防疾病复发。	
知识缺乏：缺乏本病的相关知识。	治疗后24h内尽量避免患侧咀嚼；避免患牙咬硬物，避免进食过冷或过热的刺激性食物；注意口腔卫生。	

三、根尖周病

根尖周病是牙齿根尖部及其周围组织病变的总称。根尖周围组织包括根尖部的牙骨质、牙周膜和牙槽骨。根尖周病以根尖周炎常见，临床上分为急性根尖周炎和慢性根尖周炎，慢性根尖周炎最常见。

【护理评估】

（一）健康史

1. 细菌感染　感染是根尖周炎的主要病因，主要是以厌氧菌为主的混合感染，多由感染的牙髓通过根尖孔刺激根尖周围组织引起急性感染。

2. 创伤　牙髓治疗时药物渗出根尖孔，刺激根尖周围组织或者外力直接损伤根尖周围组织导致炎症。

3. 其他　化学刺激如牙髓治疗时砷剂用量过大、放射性骨坏死、肿瘤等。

（二）身体状况

1. 急性根尖周炎　大多数急性根尖周炎为慢性根尖周炎急性发作所致，表现为自发性剧烈、持续的跳痛，牙齿有明显伸长感，咀嚼时疼痛加重，病人能指出患牙。若病情继续发展，脓肿达到骨膜及黏膜下时，颌面部相应区域肿胀，可扪及波动感。患牙更觉浮起，疼痛更加剧烈。可伴有体温升高（约38℃）、身体乏力等全身症状。

2. 慢性根尖周炎　一般无明显自觉症状或症状较轻，常有反复肿胀、疼痛病史。口腔检查可见患牙龋坏变色，牙髓坏死，无探痛但有轻微叩痛，根尖区牙龈可发现窦道孔。

（三）辅助检查

慢性根尖周炎牙髓坏死，牙髓活力测试无反应，X线片显示根尖区有稀疏阴影或圆形透射区。

（四）心理-社会状况

急性根尖周炎病人常因患牙出现的剧烈疼痛而焦虑不安，慢性根尖周炎病人因治疗疗程长，缺乏治疗耐心。

【治疗要点】

1. 应急治疗　①开髓引流是控制急性根尖周炎的首要措施；②急性根尖周炎骨膜下或黏膜下形成脓肿需在表面麻醉下进行脓肿切开，必要时放置引流条；③全身症状明显者应用抗生素、镇痛药等。

2. 专科治疗　根管治疗或拔除患牙。

【护理诊断和护理措施】

护理诊断/问题	护理措施	学习重点与思考
急性疼痛　与根尖周炎急性发作、牙槽脓肿未引流或引流不畅有关。	1. 协助医生开髓减压、冲洗髓腔、吸干根管，洞内置一松软消毒棉球，以利引流，防止食物嵌入。 2. 协助医生切开脓肿：遵医嘱准备麻醉药物，协助医生对术区进行清洁、消毒、隔湿等。 3. 密切观察病人开髓引流后疼痛是否缓解。	1. 根尖周病急性疼痛的护理措施有哪些？ 2. 如何对根尖周炎病人进行健康宣教？

续表

护理诊断/问题	护理措施	学习重点与思考
体温升高 与根尖周组织急性感染有关。	1. 嘱病人多饮水，进流质及半流质食物，必要时可给予冰袋冷敷、酒精擦浴等物理降温方法。 2. 对使用抗生素者注意观察用药效果及药物副作用。	
口腔黏膜改变 与炎症、脓肿形成、瘘管形成有关。	1. 对切开排脓引流者，每日用1%~3%过氧化氢溶液、生理盐水或抗生素液冲洗脓腔，更换引流条。 2. 讲解瘘管形成的原因及根治方法(根管治疗)。	
知识缺乏：缺乏根尖周炎的防治知识。	1. 告知病人开髓减压、脓肿切开仅为应急处理，症状消退后，需进行根管治疗才能根治。嘱病人按时复诊，保持治疗连续性，以达到治疗最佳效果。 2. 根管治疗后牙体变脆，嘱病人避免用患牙咬硬物，建议进行冠修复。注意口腔卫生。	

第二节　牙周组织病病人的护理

工作情境与任务

导入情景：

周某，女性，25岁，主诉刷牙、进食后牙龈出血，口气重，遂来院就诊。诊断为牙龈炎。

工作任务：

1. 写出该病人的护理诊断。
2. 指导该病人进行口腔清洁。

牙周组织病是指牙龈、牙周膜、牙槽骨及牙骨质发生的慢性、非特异性、感染性疾病，其中以牙龈炎和牙周炎最为常见。随着年龄的增长，牙周组织病患病率和严重程度也逐渐增高。

一、牙　龈　炎

牙龈炎是指发生于龈乳头和龈缘的炎症，严重时可累及附着龈。牙龈炎病变是可逆的，一旦病因去除，炎症消退，牙龈便可恢复正常；否则可发展成为牙周炎。

【护理评估】

（一）健康史

1. 局部因素　牙菌斑是最主要的病因，口腔卫生不良形成牙石、食物嵌塞、不良修复体及牙错位拥挤，均可促进牙菌斑聚积，引发或加重牙龈炎症。磨牙症、咬硬物、单侧咀嚼习惯、不良刷牙习惯、张口呼吸等，是牙龈炎的局部促进因素。

2. 全身因素　内分泌紊乱、维生素缺乏、营养障碍或系统性疾病也可引起或加重牙龈炎。妊娠期由于性激素水平的改变可使原有的慢性牙龈炎加重。

（二）身体状况

1. 症状　一般无明显自觉症状，偶有牙龈发痒、发胀等不适感。病人常因刷牙、咀嚼、吸吮时牙龈出血就诊。

2. 体征　牙龈充血、红肿，呈鲜红或暗红色，点彩消失，表面光滑发亮，质地松软，缺乏弹性，龈沟深度达3mm以上，形成假性牙周袋，上皮附着位于釉质牙骨质界面，牙颈部可见牙石与牙垢，探诊易出血。牙齿无松动，牙槽骨无坏死。

（三）心理-社会状况

牙龈炎一般无自觉症状，常不被重视，忽视早期治疗。当牙龈出血或口腔异味影响人际交往时，病人可能会产生焦虑或自卑心理。

【治疗要点】

1. 去除病因　①彻底清除牙石和牙菌斑：洁治术是去除牙石和牙菌斑的基本治疗手段，即用特制锐利器械或超声波洁牙机去除龈上、龈下牙石，有利于牙龈炎愈合。②去除局部刺激因素：取下口内不良修复体，纠正张口呼吸等不良习惯，矫正食物嵌塞，注意保持口腔卫生。

2. 药物治疗　用3%过氧化氢溶液与生理盐水交替冲洗龈沟，涂3%碘甘油。病情严重者，可服用抗生素、维生素。

【护理诊断和护理措施】

护理诊断/问题	护理措施	学习重点与思考
口腔黏膜改变　与炎症引起牙龈乳头充血、红肿、点彩消失有关。	1. 协助医生行洁治术：①评估病人全身情况，如血压、心率、血液常规检查，如有异常或局部急性炎症，应暂缓手术；②术前向病人说明治疗目的及操作方法，取得病人的合作；③准备好消毒的洁治器械或超声波洁牙机。④配合医生进行洁治。 2. 术后当天勿食过热、过硬食物。遵医嘱用药。	1. 简述牙龈炎的致病因素。 2. 牙龈炎病人口腔黏膜改变的护理措施有哪些？
知识缺乏：缺失牙齿保健知识。	指导病人正确刷牙，正确使用牙线及其他保持口腔卫生的措施，做好口腔卫生宣教。	

二、牙　周　炎

牙周炎是发生在牙周支持组织的慢性破坏性疾病，表现为牙龈、牙周膜、牙骨质及牙槽骨均发生改变。

【护理评估】

（一）健康史

1. 局部促进因素　牙石、食物嵌塞、不良修复体、牙排列拥挤等。

2. 全身促进因素　营养代谢障碍、内分泌紊乱、精神因素等。

（二）身体状况

1. 牙龈肿胀出血　牙龈组织水肿，色暗红，点彩消失，刷牙、咀嚼时易出血。

2. 牙周袋形成　牙周袋是病理性加深的龈沟，是牙周炎最重要的临床表现之一。结合上皮（牙龈上皮附着在牙表面的一条带状上皮）由于炎症刺激向根方增殖，靠近冠方的结合上皮与牙根表面分离，使龈沟底移向根方而形成牙周袋。

3. 牙周袋溢脓及牙周脓肿　轻压牙周袋外壁，有脓液溢出，并伴有口腔异味。若脓液引流不畅或机体抵抗力下降，可形成牙周脓肿。表现为近龈缘处局部呈卵圆形突起，红肿疼痛，严重病例可出现全身不适、体温升高、区域性淋巴结肿大等症状。

4. 牙齿松动　随着牙周组织的破坏，出现牙齿松动，咀嚼功能下降或丧失。

5. 并发症　牙周组织感染可导致周围组织与全身疾病，如鼻窦炎、关节炎等。

（三）辅助检查

X线片显示牙槽骨吸收，牙周间隙增宽，硬骨板模糊，骨小梁疏松等。

（四）心理-社会状况

牙周炎为慢性疾病，早期症状较轻，容易被忽视，或由于病人惧怕口腔治疗而不愿就诊。晚期由于牙周组织破坏严重，常影响咀嚼功能和面容且疗效不佳，病人出现焦虑等情绪。

【治疗要点】

1. 局部治疗　①清除局部刺激因素：控制牙菌斑、清除牙石、矫正食物嵌塞等；②牙周袋药物治疗：用氯己定抗菌类漱口剂漱口，局部用3%过氧化氢溶液冲洗牙周袋，袋内涂碘甘油或碘酚（涂擦时应避免灼伤邻近黏膜组织）等药物；③手术切除牙周袋：药物治疗牙周袋不能消除者，可行牙周手术清除牙周袋。

2. 全身治疗　①抗感染治疗：牙周脓肿或局部治疗效果不佳者可服用抗生素，如螺旋霉素、甲硝唑等；②增强营养，促进牙周健康，可口服多种维生素；③认真检查并治疗全身疾病。

【护理诊断和护理措施】

护理诊断/问题	护理措施	学习重点与思考
口腔黏膜改变 与牙龈炎症导致牙龈充血、水肿有关。	1. 嘱病人遵医嘱用药，观察用药效果及药物副作用。 2. 协助医生进行各种治疗：取出口腔内不良修复体、消除食物嵌塞、清除牙石、消除牙周袋等治疗。 3. 嘱病人术后24小时内不要漱口、刷牙，禁饮食。	1. 简述牙周炎病人四大临床表现是什么？ 2. 如何治疗护理牙周炎病人？
社交障碍 与口腔异味有关。	告知病人清除牙石与牙菌斑、消除牙周袋、积极抗感染治疗、保持口腔清洁等，口腔异味会消失。	
知识缺乏：缺乏牙周病防治的相关知识。	1. 向病人讲解本病特点、治疗步骤及预防措施。 2. 做好口腔卫生宣教，教会病人正确刷牙、正确使用牙线等。牙周病治疗后每3～6个月复查一次。	

知识窗

口腔异味（口臭）的原因

1. 口腔卫生不良　长期不认真刷牙、进食后不漱口是最常见的口腔异味原因。

2. 义齿清洁不佳。

3. 口腔疾病　龋洞中的腐质及牙周疾病使牙龈长期处于炎症状态，有的脓肿出血、溃烂，也易产生一种腐败的恶臭气味。

4. 其他疾病　口腔邻近器官疾病（如鼻咽部疾病）及其他疾病（如消化不良等、化脓性支气管炎、肺脓肿）都可经呼吸道排出臭味，表现为口腔异味。

5. 特殊食物癖好　食用大蒜、大葱时，口中会有令人不快的气味。

6. 唾液流量不足令口腔干燥　唾液有清洁口腔的功能，如唾液流量不足，口腔内坏死细胞聚集而产生口腔异味。

第三节　口腔黏膜病病人的护理

工作情境与任务

导入情景：

张某，女性，40岁，口腔反复发生溃疡1年余，每次发作持续1周左右，疼痛难忍，影响进食。溃疡多发生在舌、颊黏膜，散在分布，每次发作有2～4个溃疡，直径为2～3mm，溃疡边缘光整，表面往往覆盖黄色假膜，周围有红晕。

工作任务：

1. 为该病人止痛。

2. 对该病人进行正确的护理指导。

一、复发性口腔溃疡

复发性口腔溃疡又称复发性阿弗他溃疡，是一种常见的口腔黏膜溃疡性损害，发病率居口腔黏膜病之首，具有周期性、复发性与自限性的特点。

【护理评估】

（一）健康史

本病的病因目前尚不明确，与自身免疫功能紊乱（如白塞氏病）、感染（病毒或细菌感染）、胃肠功能紊乱、疲劳、精神刺激等因素有关，女性月经期或更年期也常伴发此病。

（二）身体状况

复发性口腔溃疡临床分为轻型、重型、疱疹样溃疡三种类型。

1. 轻型　此型最常见，多见于青少年，好发于唇、舌缘、颊、舌尖、前庭沟等处。初期仅有黏膜充血不适，出现单个或多个粟粒大小的红点，随后破溃形成圆形或椭圆形溃疡，直径为 2～3mm，溃疡中央稍凹下，上面覆盖一层灰黄色假膜，四周黏膜充血形成红晕，疼痛明显，遇刺激疼痛加剧，影响病人说话与进食。7～10 天溃疡自愈，愈合后不留瘢痕。溃疡经过一段间歇期又在口腔另一部位复发（图 3-3-2）。

2. 重型　口腔黏膜各部位均可发生，尤其多发于舌、颊、软腭、扁桃体周围、咽旁等处，常为单个溃疡，初起时为类似轻型口疮的小溃疡，溃疡逐渐扩大加深，似“弹坑”，直径达 10～20mm，可深达黏膜下层甚至肌层，边缘红肿微隆起，中央凹陷，疼痛剧烈，病程可长达数月，愈合后留有明显瘢痕（图 3-3-3）。

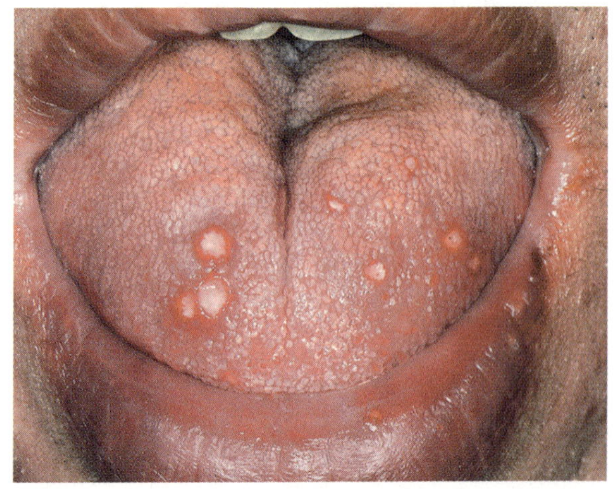

图 3-3-2　轻型复发性口腔溃疡

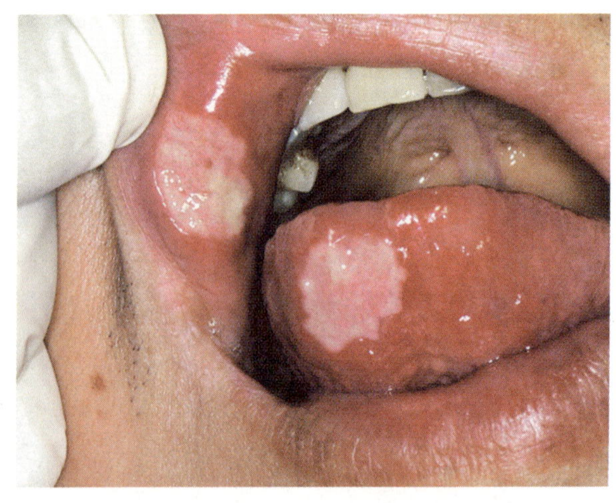

图 3-3-3　重型复发性口腔溃疡

知识拓展

白塞氏病

白塞氏(Behcet)病是一种可能与细菌、疱疹病毒感染有关的自身免疫性炎症性疾病，可累及全身多个系统，表现为慢性血管炎症性病变。侵害的器官包括口腔、眼、生殖器、皮肤、关节、肌肉、血管、心脏、肺和神经系统等。主要表现为反复发作的口腔和生殖器溃疡、眼部葡萄膜炎、痤疮样皮疹、下肢结节红斑、食管溃疡、小肠或结肠溃疡及关节肿痛等。治疗：①使用免疫抑制剂，如环孢素A、秋水仙碱等；②使用糖皮质激素。

3. 疱疹样溃疡　溃疡小而多，散在分布在黏膜任何部位，直径小于2mm，可达数十个之多。邻近溃疡可融合成片，黏膜充血，疼痛，可伴有头痛、低热、全身不适，局部淋巴结肿大。疱疹样溃疡有自限性，不留瘢痕(图3-3-4)。

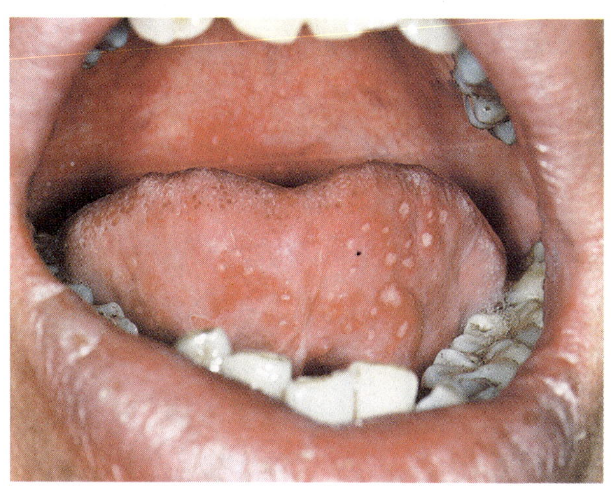

图3-3-4　疱疹样复发性口腔溃疡

(三)心理-社会状况

因溃疡反复发作，无法根治，发病时疼痛明显，进食时疼痛加剧，病人常心情烦躁，焦虑不安。

【治疗要点】

1. 全身治疗　①针对病因治疗；②使用免疫抑制剂，如糖皮质激素；③免疫功能减退者可选用免疫增强剂；④其他：补充维生素、微量元素等。

2. 局部治疗　消炎、止痛、预防感染及促进创面愈合。常用口腔溃疡药膜贴敷；涂布金霉素甘油糊剂；中药养阴生肌散、西瓜霜等撒于患处；单个溃疡可用10%硝酸银或50%三氯醋酸等烧灼。

【护理诊断和护理措施】

护理诊断/问题	护理措施	学习重点与思考
急性疼痛　与口腔黏膜受损有关。	1. 给予半流质、温凉、易消化的饮食，避免刺激性食物。 2. 剧痛者可在溃疡面涂布黏膜止痛剂。	1. 复发性口腔溃疡的诱发因素有哪些? 2. 列表说明复发性口腔溃疡三种类型的临床表现。
口腔黏膜改变　与口腔内溃疡形成有关。	1. 用10%硝酸银局部烧灼溃疡时，协助隔离唾液、压舌，以防药液超出溃疡面伤及周围正常黏膜。 2. 使用免疫抑制剂治疗者，观察药物毒副作用。	

续表

护理诊断/问题	护理措施	学习重点与思考
焦虑　与溃疡反复发作有关。	1. 告知病人本病具有自限性，焦虑不利于疾病恢复。 2. 协助病人寻找病因，减少复发。	3. 复发性口腔溃疡的护理措施有哪些？
知识缺乏：缺乏本病的相关知识。	提倡健康生活方式：均衡饮食、增强体质、心情愉悦、不过度劳累、保证良好的睡眠与休息。	

二、口腔单纯疱疹

口腔单纯疱疹是由单纯疱疹病毒引起的口腔黏膜急性传染性发疱性病变，有自限性和易复发等特点。发生在口腔黏膜处称为疱疹性口炎，单独发生在口周皮肤者称唇疱疹。

【护理评估】

（一）健康史

1. 病原体　Ⅰ型单纯疱疹病毒。

2. 诱因　初次感染后，病毒潜伏于机体内，当机体抵抗力下降或存在局部刺激因素时，病毒可活跃繁殖，导致疱疹复发。传染途径为飞沫、唾液和接触疱疹液传染。

（二）身体状况

1. 疱疹性口炎　好发于6岁以下儿童，以6个月～2岁婴幼儿多见。初起时常有发热、头痛、乏力，甚至咽喉疼痛等急性症状，患儿流涎、拒食、哭闹烦躁。1～2天后，口腔黏膜广泛性充血水肿，出现成簇针尖大小透明水疱，并迅速破溃形成浅表小溃疡，小溃疡融合形成较大溃疡，表面凹陷，边缘不整齐，覆有黄白色假膜。下颌下淋巴结肿大压痛。如无继发感染，10天左右溃疡可自行愈合，且不留瘢痕（图3-3-5）。

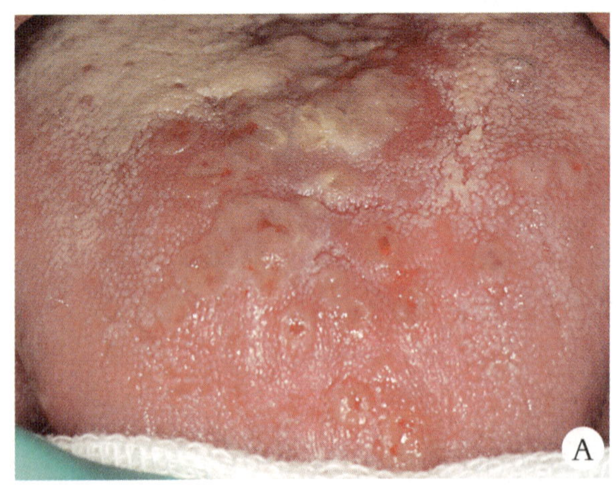

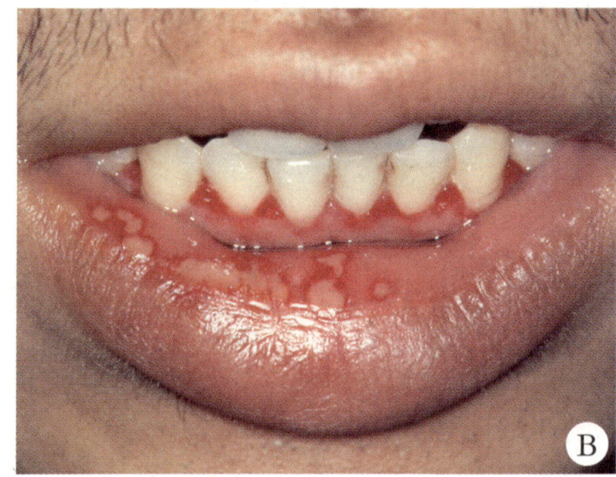

图3-3-5　疱疹性口炎水疱期（A）和糜烂期（B）

2. 唇疱疹　常见于成年人，好发于唇红黏膜与皮肤交界处。开始时局部有灼热感、发痒，继之发生成簇的小水疱，疱疹破溃后结痂，1～2周后痂皮脱落，局部可留有色素沉着（图3-3-6）。

（三）心理-社会状况

疱疹性口炎患儿哭闹拒食、躁动不安，家属多有焦虑。

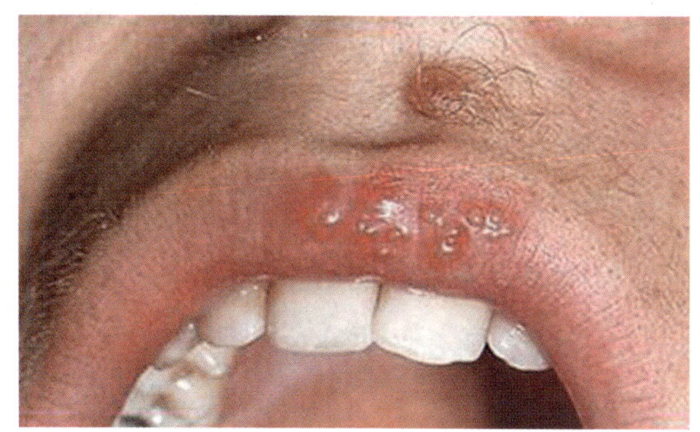

图 3-3-6 唇疱疹

【治疗要点】

1. 全身支持治疗　加强营养，补充多种维生素，必要时补充水分与电解质。如有发热，对症治疗。

2. 抗病毒治疗　①局部涂抹干扰素液或阿昔洛韦软膏，每天 2～3 次。②病情严重者口服抗病毒药物。

【护理诊断和护理措施】

护理诊断/问题	护理措施	学习重点与思考
疼痛　与疱疹破溃形成溃疡有关。	1. 局部涂抹阿昔洛韦软膏，每天 2～3 次。 2. 多吃富含 B 族维生素、维生素 C 的食物。	简述口腔单纯疱疹病人的治疗与护理方法。
知识缺乏：缺乏本病防治的相关知识。	1. 讲解本病的传染特点及传播方式。病人应避免接触他人，避免交叉感染。 2. 增强机体抵抗力，减少复发。	

知识拓展

手足口病

手足口病（hand-foot-mouth disease，HFMD）又称发疹性水疱口腔炎，是由肠道病毒感染引起的一种儿童常见传染病，临床表现为发热和手、足、口腔等部位出现皮疹或疱疹。婴幼儿和儿童常见，3 岁以下儿童发病率最高。引发手足口病的肠道病毒有 20 多种（型），其中以柯萨奇病毒 A16 型和肠道病毒 71 型最为常见。该病以接触传播为主，也可通过空气飞沫传播。儿童可出现发热、口痛、厌食、全身不适等。重症病例可有嗜睡、易惊、头痛、呕吐、谵妄甚至昏迷。口腔黏膜出现散在疼痛性疱疹或溃疡，多发生舌、颊黏膜及硬腭等处，也可波及软腭、牙龈、扁桃体和咽部。手、足出现斑丘疹，后转为疱疹。病人一般在 1 周内痊愈。少数病例（尤其是小于 3 岁者）可出现脑膜炎、脑炎、脑脊髓炎、肺水肿等，极少数病例病情危重，可致死亡。

一旦确诊手足口病，立即向上级部门报告，并转诊传染病科治疗。治疗与护理措施包括隔离患儿，避免交叉感染；抗病毒治疗；发热者进行物理降温或服退热剂；全身支持治疗，加强营养。

告知患儿家属手足口病流行期间不宜带儿童到人群聚集、空气流通差的公共场所，若出现相关症状要及时就诊。

三、口腔念珠菌病

口腔念珠菌病是由念珠菌属感染引起的口腔黏膜病，急性假膜型念珠菌性口炎是最常见的类型，又称雪口病或鹅口疮，任何年龄均可发生，尤以新生儿最多见。此处重点介绍新生儿鹅口疮。

【护理评估】

（一）健康史

1. 病原菌　口腔念珠菌病致病菌主要为白念珠菌，此菌一般不致病，常存在于正常人的口腔、肠道、阴道、皮肤等处。

2. 诱因　当口腔不洁、机体抵抗力下降、大量使用广谱抗生素致菌群失调时发病。新生儿常在分娩时被阴道念珠菌感染，也可通过被污染的哺乳器或母亲乳头感染致病。

（二）身体状况

1. 症状　患儿常烦躁不安、啼哭、拒食，偶有低热，但全身反应一般较轻。当病损波及咽喉部时可出现呼吸和吞咽困难。

2. 体征　本病好发于唇、颊、舌、腭等处黏膜，患处黏膜先出现充血、水肿，随后出现散在凝乳状柔软小斑点，之后融合成白色或蓝色丝绒状斑片，继而斑片相互融合成大的白色凝乳状假膜，边界清楚，不易拭去，勉强拭去可见潮红的糜烂面及轻度出血，不久再度形成白色假膜。

（三）心理 - 社会状况

患儿常表现为躁动不安，哭闹拒食，家属表现出烦躁、焦虑情绪。

（四）辅助检查

念珠菌涂片或培养时，显微镜下可见真菌菌丝和孢子。

【治疗要点】

去除不良因素，抗真菌治疗，增强机体免疫力。

1. 局部治疗　口腔给予 2%～4% 碳酸氢钠液擦拭或漱洗，使口腔呈碱性环境以抑制念珠菌的生长繁殖；患处黏膜用消毒纱布清洗后，涂抹制霉菌素液，每日 3～4 次。

2. 药物治疗　重症患儿给予抗真菌药物，如伊曲康唑。

【护理诊断和护理措施】

护理诊断 / 问题	护理措施	学习重点与思考
口腔黏膜改变　与真菌感染有关。	指导患儿家长遵医嘱用药，注意观察用药效果及药物副作用。	1. 鹅口疮患儿病变黏膜有哪些特点？
吞咽困难　与病损波及咽喉部有关。	向患儿家长介绍本病特点、病程及治疗目的，使其配合医护人员的治疗和护理，缩短病程。	

续表

护理诊断/问题	护理措施	学习重点与思考
知识缺乏：缺乏婴幼儿的保健知识和预防真菌疾病的相关知识。	1. 指导患儿家长用温开水清洗婴幼儿口腔，哺乳用具及母亲乳头进行清洗、消毒。 2. 长期应用广谱抗生素的患儿，警惕白念珠菌感染，应停药或调整用药。	2. 如何对鹅口疮患儿家长进行健康指导？

本章小结

本章学习重点是龋病和牙周组织病的临床特征及健康指导要点、牙髓病和根尖周病疼痛的特点及相关护理措施，口腔单纯疱疹和复发性口腔溃疡的临床特点及护理措施。在学习过程中注意学会正确评估口腔内科疾病病人的状况，作出护理诊断，并制订相应护理计划，采取正确的护理措施。同时，要注重宣传预防和早期治疗口腔疾病的重要性。

（赵莹辉）

思考与练习

1. 简述急性牙髓炎的感染途径和护理措施。

2. 简述复发性口腔溃疡的特点及三种类型的临床表现。

3. 李某，男性，28岁，口腔多处溃疡，疼痛不能进食来院就诊，经查：双颊、舌背黏膜可见小米粒大小的溃疡十余个，散在分布，周围黏膜广泛充血、红肿。曾有多次发病史。诊断为“复发性口腔溃疡”。请问：

（1）该病人的护理诊断有哪些？

（2）如何对病人进行健康教育？

第四章　口腔颌面外科疾病病人的护理

04章 数字资源

学习目标

1. 具有全心全意为病人服务的观念和爱岗敬业的奉献精神。
2. 掌握智齿冠周炎、牙拔除术病人的护理诊断及护理措施。
3. 熟悉口腔颌面部间隙感染、损伤病人的护理诊断及护理措施，牙拔除术、牙种植术的适应证及禁忌证，常见口腔颌面外科疾病的治疗要点。
4. 了解三叉神经痛、先天性唇腭裂、牙种植术病人的护理评估、护理诊断及护理措施。
5. 学会运用所学知识正确评估口腔颌面外科常见疾病及牙拔除术、牙种植术病人的状况，并能作出正确的护理诊断，采取正确的护理措施。

第一节　口腔颌面部感染病人的护理

口腔颌面部感染是口腔常见病、多发病，以牙源性感染最为多见。常见的口腔颌面部感染有智齿冠周炎及颌面部各间隙感染等。

一、智齿冠周炎

工作情境与任务

导入情景：

张某，女，25岁，左侧下颌后牙区无明显诱因出现胀痛不适1个月余，曾自服抗生素治疗，症状好转。近两天来感觉左侧下颌后牙区胀痛明显，咀嚼、吞咽时疼痛加重，张口轻度受限，自服抗生素无效，来院就诊。

工作任务：

1. 明确该病人的护理诊断。

2. 请对该病人进行正确的护理指导。

智齿冠周炎是指智齿萌出不全或阻生时，牙冠周围软组织发生的炎症，多发生在下颌第三磨牙，常见于18～26岁的青年。

【护理评估】

（一）健康史

1. 智齿萌出受阻　多为下颌第三磨牙萌出受阻，冠周牙龈形成盲袋，食物及细菌极易嵌塞于盲袋内，引发感染。

2. 机体抵抗力下降　感冒、疲劳、睡眠不足或营养不良等使全身抵抗力下降时，可引起智齿冠周炎的急性发作。

（二）身体状况

1. 症状　患侧磨牙后区肿痛不适，进食、咀嚼、吞咽时疼痛加重，严重时局部可呈自发性跳痛或放射性痛。感染侵及咀嚼肌时，可出现不同程度的张口受限，甚至出现“牙关紧闭”。可伴有畏寒、发热、头痛、食欲下降等症状。

2. 体征　口腔卫生差，下颌第三磨牙萌出不全，部分牙冠被牙龈组织覆盖，形成盲袋，盲袋可溢脓，有恶臭，软组织红肿、触痛明显。患侧下颌下淋巴结肿大、触痛，重者可出现面部肿胀（图3-4-1）。

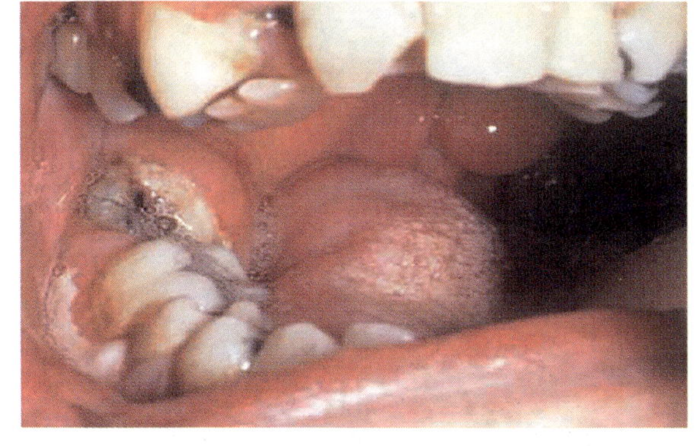

图3-4-1　智齿冠周炎

（三）辅助检查

血常规检查显示白细胞总数增多，中性粒细胞比例上升，核左移。X线片可显示第三磨牙形态及位置，常有第三磨牙阻生。

（四）心理-社会状况

发病初期，症状轻，病人易忽视，病情加重症状明显时，病人因疼痛剧烈而进食、说话受影响，产生焦虑和紧张情绪，需拔牙者会产生恐惧感。

【治疗要点】

1. 急性期　①盲袋冲洗：用生理盐水、1%～3%过氧化氢溶液反复冲洗盲袋，至无脓性分泌物流出。局部擦干后，探针蘸碘甘油或少量碘伏液入盲袋内，每天1～3次，并用温热水等含漱剂漱口；②脓肿切开引流：龈瓣附近形成脓肿，应及时切开并放置引流条；③全身治疗：全身症状明显者应用抗生素、镇痛药等。

2. 慢性期　①冠周龈瓣切除术：对有足够萌出位置且牙位正常的智齿，可在局麻下行冠周龈瓣切除，以消除盲袋；②智齿拔除术：智齿不能正常萌出，冠周炎反复发作者，尽早拔除智齿，以防感染再发。

【护理诊断和护理措施】

护理诊断/问题	护理措施	学习重点与思考
急性疼痛 与冠周组织感染有关。	1. 协助医生冲洗盲袋 遵医嘱准备冲洗液、碘甘油或碘伏、探诊、冲洗针管。协助医生冲洗盲袋。 2. 协助医生切开脓肿并引流：遵医嘱准备麻醉药物、引流条，对术区进行清洁、消毒、隔湿。 3. 每日冲洗盲袋，依据脓液多少，决定是否继续引流。	1. 简述智齿冠周炎病人出现急性疼痛的护理措施。 2. 简述智齿冠周炎病人出现吞咽障碍、张口困难的护理措施。
吞咽障碍、张口困难 与疼痛和牙龈肿胀有关。	1. 进食高热量、高蛋白质的流质或半流质饮食。 2. 保持口腔清洁，用温盐水或含漱剂漱口，每天数次。 3. 遵医嘱应用抗生素，观察用药的效果及药物副作用。	
潜在并发症：颌面部间隙感染。	密切观察病人生命体征变化和颌面部肿胀情况，如有高热、颌面肿胀明显等，应及时通知医生。	
知识缺乏：缺乏本病防治相关知识。	1. 指导病人做好口腔清洁。 2. 炎症消退后，对病灶牙要尽早拔除，防止疾病复发。	

二、口腔颌面部间隙感染

口腔颌面部各层组织间存在大小不等而彼此连续的筋膜间隙，这些间隙充满疏松结缔组织或脂肪、血管、神经、淋巴及涎腺导管等。口腔颌面部间隙感染均为继发性，常为牙源性或腺源性感染扩散所致（图 3-4-2）。

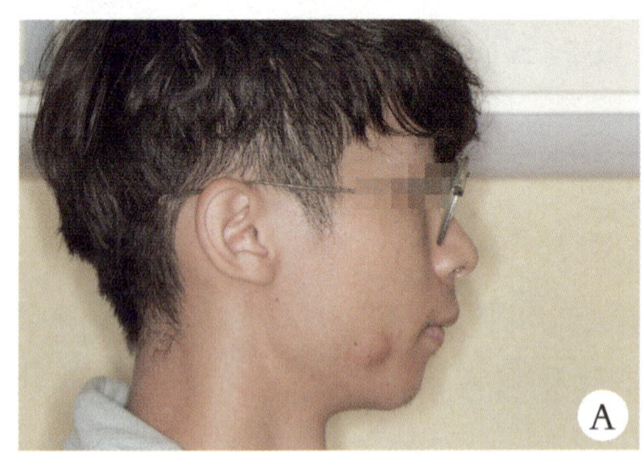

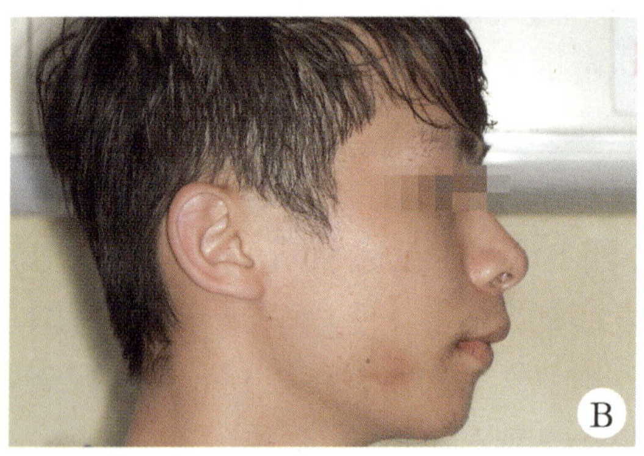

图 3-4-2 颊间隙感染

A. 颊间隙感染治疗前；B. 颊间隙感染愈合后。

【护理评估】

（一）健康史

1. 感染 智齿冠周炎、根尖周炎等病情严重时可引起颌面部间隙感染。

2. 全身抵抗力差、免疫力低下。

评估病人有无未治愈的口腔疾病、有无糖尿病等慢性病。

（二）身体状况

1. 局部病变　红、肿、热、痛、功能障碍；浅层间隙的脓肿形成后可扪及波动感；深层间隙感染体征不明显，可表现为轻度肿胀、深压痛，脓肿不易自行溃破，也不易触及波动感。

2. 口腔功能受损　当炎症侵及喉部、咽旁、口底等组织时，可出现不同程度的张口受限和呼吸不畅。

3. 全身症状　感染在各间隙之间可互相扩散形成多间隙感染，常伴高热，病情严重者可出现昏迷、休克。

（三）辅助检查

血常规检查可见白细胞计数升高。

（四）心理-社会状况

口腔颌面部间隙感染因症状严重，病人担心预后，易出现焦虑、烦躁。

【治疗要点】

1. 控制感染　全身应用抗生素治疗。

2. 切开引流　脓肿形成后，应及时切开引流。

3. 处理相关病灶牙　炎症控制后应处理相关病灶牙，慢性颌骨骨髓炎者应行死骨及病灶清除术。

4. 其他　局部给予物理疗法或外敷中药。

【护理诊断和护理措施】

护理诊断/问题	护理措施	学习重点与思考
急性疼痛　与炎症反应引起的组织肿胀、神经受压有关。	1. 遵医嘱用抗生素，观察药物的毒副作用。 2. 密切观察病情，如有脓肿形成，协助医生行脓肿切开引流，注意观察脓液引流是否通畅。	1. 归纳总结口腔颌面部间隙感染病人可能出现的护理问题。 2. 简述口腔颌面部间隙感染病人的护理措施。
体温过高　与急性感染有关。	指导病人物理降温，如冰袋降温、酒精擦浴等。必要时使用药物降温。	
呼吸不畅　与组织肿胀挤压咽腔、气管有关。 **潜在并发症**：海绵窦血栓静脉炎、脑脓肿、败血症等。	1. 严密监测病人的生命体征及意识：是否有三凹征、口唇发绀等呼吸困难的表现；是否有高热、剧烈头痛、眼睑水肿、鼻根部充血等海绵窦血栓静脉炎的表现。如有上述表现，及时通知医生并协助处理。 2. 对牙源性、腺源性感染灶要尽早处理。	
知识缺乏：缺乏本病预防和治疗的相关知识。	给病人讲解口腔颌面部间隙感染并发症的主要表现，以便早发现、早治疗。	

第二节　口腔颌面部损伤病人的护理

一、口腔颌面部损伤的特点和急救

1. 口腔颌面部血供丰富，伤后出血较多，应尽早采取措施止血。

2. 一方面，口腔颌面损伤常伴有牙损伤，损伤导致的牙移位或咬合关系错乱，是诊断颌骨骨折的最重要体征之一。另一方面，治疗牙、牙槽骨或颌骨骨折时，常需利用健康牙作为结扎固定的基牙。同时注意击碎的牙齿有无向邻近组织内移位。

3. 口腔颌面部损伤时易伤及颅脑与颈部，伤后可出现昏迷、脑脊液漏或高位截瘫等。抢救时注意不要应用吗啡，以免抑制呼吸。

4. 口腔颌面部损伤时可因组织移位和肿胀、舌后坠、血凝块和分泌物的阻塞而影响呼吸或发生窒息。救治伤员时，应密切观察病人生命体征，防止窒息。

5. 口腔颌面部损伤后可影响张口、咀嚼、吞咽等功能，伤后需选用适当的喂食方法并注意保持口腔清洁。

6. 口腔颌面部腔窦多，存在着大量病原菌，如与创口相通，则易发生感染，应尽早清创缝合，应用抗生素。

7. 其他　口腔颌面部受损后，常有不同程度的面部畸形，从而加重病人思想上和心理上的负担。另外，注意伤后有无涎瘘、面瘫等。

二、口腔颌面部损伤病人的护理

【护理评估】

（一）健康史

口腔颌面部损伤一般见于交通事故、工伤事故等意外伤害。应详细询问损伤的原因、时间、伤后症状、是否进行救治及救治情况等。

（二）身体状况

1. 口腔颌面部软组织损伤　可分为闭合性损伤与开放性损伤。

（1）闭合性损伤：常见有挫伤，表现为疼痛、肿胀、皮肤变色、淤血等。

（2）开放性损伤：常见有割伤、刺伤、撕裂伤、咬伤等，可出现皮肤破损、伤口出血疼痛、面颊软组织撕裂或缺损、骨面裸露、面部外形毁损和功能障碍等症状。

2. 牙与牙槽骨损伤　多出现在前牙区，常因碰撞、打击、跌倒或咀嚼硬物引起。轻则牙体松动，重则牙脱位、牙折断、牙槽骨骨折及咬合关系紊乱等。

3. 颌骨骨折　颌骨骨折包括上颌骨骨折和下颌骨骨折。表现为局部疼痛、肿胀、出血、牙齿错位、咬合关系紊乱、下唇麻木、张口受限、骨折片移位，还可引起面部外形改变。

（三）辅助检查

口腔颌面部损伤后进行影像学检查，帮助了解是否有骨折、异物等。

（四）心理 - 社会状况

病人因意外伤害可出现恐惧、惊慌，因担心面容毁损与疾病的预后而焦虑。

【治疗要点】

1. 有生命危险时，先抢救生命。

2. 软组织挫伤　①闭合性损伤：无其他并发症，48 小时以内冷敷，止血，减少渗出；48 小时以后热敷，促进淤血吸收；必要时加压包扎止血。②开放性损伤：应及时清创，复位缝合，缝合时注意尽量做到功能与面容的双重修复；舌损伤缝合时做纵向缝合，以便保留舌的长度和活动度。③注意预防感染，注射破伤风抗毒素，动物咬伤者注射狂犬疫苗。

3. 牙轻度挫伤者调𬌗即可，牙严重受损者行结扎固定，如牙髓暴露或坏死，应先行根管治疗，再做冠修复。

4. 骨折病人尽早行骨折复位与固定，合并软组织损伤时，应先清创再手术。

5. 使用抗生素预防感染。

【护理诊断和护理措施】

护理诊断 / 问题	护理措施	学习重点与思考
有窒息的危险　与骨折后组织移位阻塞咽喉或误吸血性分泌物入气管有关。	1. 密切观察病人的生命体征、神志及瞳孔情况，有异常及时告知医生，准备好急救用品。 2. 病人仰卧，头偏向一侧，有利于口腔内液体流出。观察病人伤口是否有出血，有出血者协助医生止血。	1. 归纳总结口腔颌面部外伤病人可能出现的护理问题。 2. 简述口腔颌面部外伤病人的主要护理措施。
急性疼痛　与外伤、骨折有关。	帮助病人寻找疼痛的原因，没有生命危险时，遵医嘱用镇痛剂，注意观察用药的效果和药物的副作用。	
牙齿异常：牙齿松动、脱落或咬合关系紊乱。 **口腔黏膜组织完整性受损**　与外伤有关。 **有感染的危险**　与开放性损伤有关。	1. 协助医生及时清创缝合软组织损伤，行骨折固定术。术后观察伤口情况，常规换药。软组织损伤者 7～10 天拆线。骨折固定术后制动，按要求复查，3 个月拆除固定装置，进行张口训练。 2. 给予流质或半流质饮食，营养均衡，做好口腔清洁。 3. 腮腺损伤者，遵医嘱用阿托品类药物，局部加压包扎，预防腮腺瘘。 4. 遵医嘱应用抗生素预防感染，注意观察药物的副作用。	
自我形象紊乱　与外伤后面部畸形、功能受损有关。	1. 加强护患沟通，向病人讲解颌面部损伤治疗、预后相关知识，帮助病人正确认识疾病。向病人讲解有些创伤待伤口愈合、功能恢复后需要后续的整形治疗，减轻病人的焦虑。	

续表

护理诊断/问题	护理措施	学习重点与思考
恐惧、焦虑 与突然受到伤害，面部可能出现畸形有关。	2. 指导病人进行功能训练，促进康复，减少并发症。	

第三节　三叉神经痛病人的护理

三叉神经痛（trigeminal neuralgia，TN）是指在三叉神经分布区域内出现阵发性、针刺样、电击样剧烈疼痛，持续数秒至数分钟，疼痛呈周期性发作。三叉神经痛多发生于中老年女性，单侧多见。

【护理评估】

（一）健康史

三叉神经痛分为原发性和继发性两种。

1. 原发性　无神经系统体征，病因不明。遗传、精神紧张、免疫因素均是诱发因素。

2. 继发性　与炎症、外伤、肿瘤、颅骨畸形、多发性硬化等疾病累及三叉神经有关。

（二）身体状况

1. 疼痛剧烈，呈电击样、针刺样、刀割样或撕裂样，可自发，也可诱发。

2. 病人口角、鼻翼、颊部或舌部为敏感区，轻触可诱发疼痛，称为扳机点或触发点。

3. 疼痛发作多在白天，每次发作时间一般持续数秒至几分钟，突发突止。病程呈周期性，每次发作期可持续数周或数月不等，随着病程迁延，发作次数将逐渐增多，发作时间延长，间歇期缩短，甚至为持续性发作，很少自愈。

4. 病情严重者可因疼痛出现颜面部表情肌的痉挛性抽搐。

（三）辅助检查

影像学检查、神经功能检查、寻找“扳机点”，有助于诊断和治疗。

（四）心理-社会状况

病人因恐惧疼痛不敢洗脸、刷牙、进食，面部及口腔卫生差，面色憔悴，情绪低落，精神负担重。

【治疗要点】

1. 非手术治疗　①药物治疗：如卡马西平，苯妥英钠等；②神经阻断治疗：如 1%～2% 利多卡因、纯甘油、阿霉素等；③针刺疗法；④物理治疗或激光治疗等。

2. 手术治疗　如射频温控热凝术、三叉神经根微血管减压术、三叉神经周围支切断撕脱术等。

【护理诊断和护理措施】

护理诊断/问题	护理措施	学习重点与思考
急性疼痛 与口腔颌面部短暂、剧烈疼痛有关。	1. 急性期嘱病人多卧床休息，避免强光、风吹和寒冷刺激及剧烈震动面部，避免触发面部"扳机点"。 2. 协助医生做止痛治疗，注意观察治疗效果	1. 简述三叉神经痛的病因。 2. 简述三叉神经痛病人出现急性疼痛的护理措施。
焦虑 与突发疼痛有关。 **语言沟通障碍** 与疼痛造成的说话困难或害怕引发疼痛不敢说话有关。	1. 向病人耐心讲解疾病的相关知识，减少病人的焦虑。 2. 帮助病人寻找病因，鼓励病人写疼痛记录，为寻找病因、制订治疗方案提供有用的信息。 3. 告知病人良好的情绪有益于疾病的恢复。 4. 告诉病人洗脸、刷牙尽可能用温水，动作要轻柔，避免刺激性食物，戒烟酒。	

第四节　先天性唇腭裂病人的护理

唇腭裂是口腔颌面外科最常见的先天性畸形。

【护理评估】

（一）健康史

1. 遗传因素　唇腭裂畸形与遗传有一定的关系。

2. 环境因素　母亲在妊娠早期有病毒感染或服用某些药物如甲氨蝶呤、苯妥英钠、抗组胺药等，频繁接触放射线或微波，营养失调，内分泌异常，创伤等。

3. 原因不明　许多散发病例无明显的遗传因素及环境因素。

（二）身体状况

唇裂或腭裂可单发，唇裂和腭裂也可同时发生。唇裂或腭裂可在一定程度上影响进食、吸吮、发音、呼吸等功能（图3-4-3，图3-4-4）。

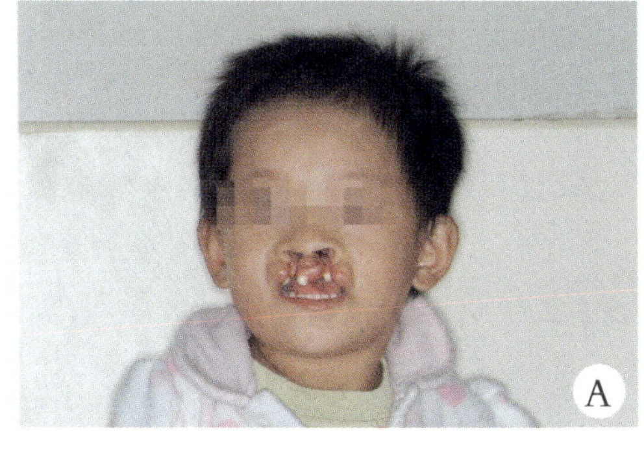

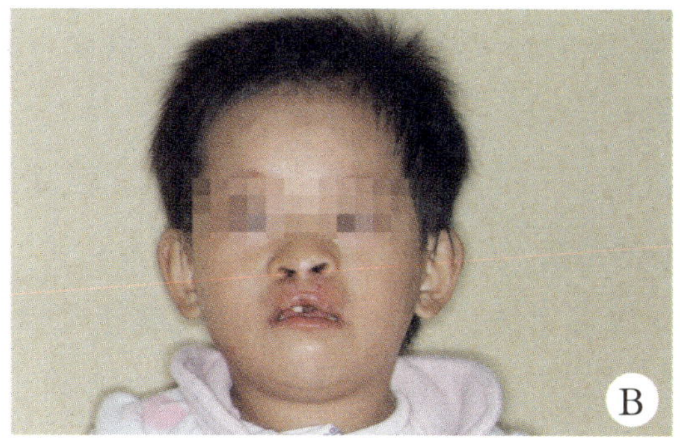

图3-4-3　双侧唇裂

A. 唇裂术前；B. 唇裂术后。

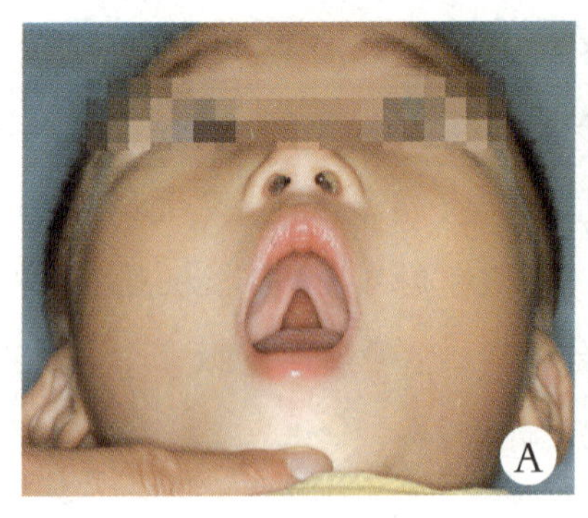

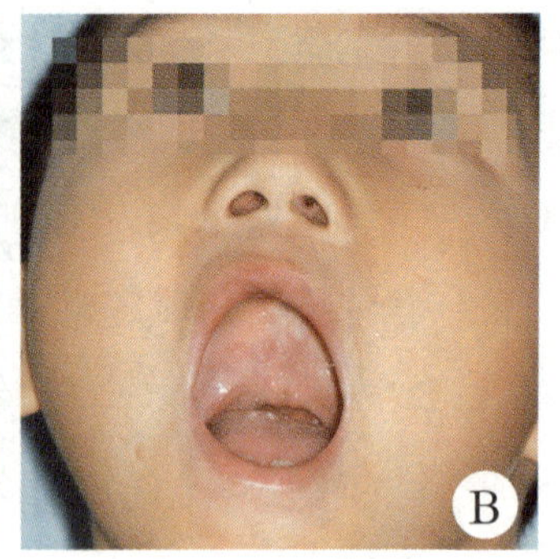

图 3-4-4　腭裂

A. 腭裂术前；B. 腭裂术后。

（三）心理 - 社会状况

唇腭裂严重影响儿童的身心发育。患儿家属因担心手术效果和患儿的未来而紧张、焦虑。年龄稍大未得到及时治疗的患儿可有自卑、孤僻、社会退缩等心理特征。

【治疗要点】

唇腭裂均需要手术修复。单侧唇裂整复术一般在婴儿 3～6 个月时进行，双侧唇裂整复术宜在婴儿 6～12 个月时实施。腭裂病人需通过手术恢复腭部的解剖形态，改善腭部的生理功能，重建良好的腭咽闭合功能。腭裂病人后期还需进行语音治疗，同时进行心理辅导。

【护理诊断和护理措施】

护理诊断 / 问题	护理措施	学习重点与思考
吞咽困难、营养失调　与腭部畸形吸吮困难有关。	1. 术前及术后 1 个月内，指导患儿家长应用汤匙、滴管或专用奶瓶等给予患儿营养丰富的流质饮食。 2. 手术 1 个月后开始给予患儿普通饮食，注意加强营养。	1. 总结归纳先天性唇腭裂病人的护理诊断。 2. 简述先天性唇腭裂病人的手术护理措施。
有窒息的危险　与全麻、术后呕吐、呼吸道分泌物增加有关。	1. 术前嘱患儿家长按全麻要求禁食禁水。 2. 全麻未醒者，密切观察患儿的生命体征，置患儿于侧卧位或头偏向一侧去枕平卧位，及时清理口、鼻分泌物，保持呼吸道通畅，防止窒息或吸入性肺炎。患儿清醒后，改为头高侧卧位。	
有感染的危险　手术切口暴露有关。	3. 术后密切观察患儿伤口出血情况，患儿若有连续吞咽动作，怀疑有活动性出血，立即向医生报告。 4. 患儿麻醉清醒 4h 后，喂少量糖水，无呕吐、呛咳，喂流质饮食，2～3 周后喂半流质饮食。保持口腔清洁。	

续表

护理诊断/问题	护理措施	学习重点与思考
	5. 嘱患儿家长注意让患儿保持安静，减少哭闹，以免增加创口张力，避免患儿手部碰触唇弓及伤口，防止伤口出血或感染。 6. 遵医嘱用抗生素，观察用药的效果和药物副作用。	
语言沟通障碍、社交孤立 与发音障碍、颌面部畸形有关。	1. 积极鼓励患儿参与社会活动和人际交往。 2. 患儿术后1～2个月开始语音训练。 3. 针对患儿个体情况，进行心理辅导。	

第五节　牙拔除术病人的护理

工作情境与任务

导入情景：

王某，男，28岁。左侧下颌后牙拔除术后5天，2天前拔牙创区轻度疼痛，1天前疼痛加重，呈持续性，并向头顶部放射，自服抗生素无效，前来就诊。口腔检查可见左侧下颌第三磨牙拔牙窝内空虚，有腐败坏死的残留血凝块。

工作任务：

1. 明确该病人的护理诊断。
2. 请对该病人进行健康指导。

牙拔除术是口腔颌面外科最基础和常用的手术，是某些牙病的终末治疗手段，也是治疗口腔颌面部牙源性疾病或某些全身疾病的外科措施。

牙拔除术在造成局部软、硬组织损伤的同时，也可引发不同程度的全身反应，并可能激发或加重某些全身疾病，或诱发严重的并发症。同时，牙拔除术对病人还可产生明显的心理影响，如恐惧和紧张。因此，在牙拔除术整个治疗过程中，护士应主动做好病人的心理护理。

【适应证及禁忌证】

（一）适应证

1. 牙体病损采用现有的修复方法无法恢复和利用者。
2. 根尖周病　根尖周病变不能用根管治疗、根尖切除等方法治愈者。
3. 采用常规和手术治疗无法治愈的因牙周病导致的患牙。
4. 牙外伤　牙根中1/3折断者。

5. 额外牙、埋伏牙、阻生牙。

6. 滞留乳牙影响恒牙萌出者。

7. 治疗需要　正畸治疗需要减数的牙、因义齿修复需要拔除的牙等。

8. 引起颌骨骨髓炎、牙源性上颌窦炎等局部病变的病灶牙。

9. 颌骨骨折线上的牙或牙槽突骨折所累及的牙，应根据牙本身的情况决定，尽可能保留。

（二）禁忌证

1. 心脏病　以下心脏病情况为拔牙禁忌证或暂缓拔牙：①有近期心肌梗死病史者；②近期心绞痛频繁发作者；③病人有端坐呼吸、发绀、下肢水肿等症状；④心脏病合并高血压者，应控制血压后再拔牙；⑤有三度或二度Ⅱ型房室传导阻滞、双束支传导阻滞、阿-斯综合征病史者。

2. 高血压　血压控制后再拔牙，术中不可使用肾上腺素类药物。

3. 造血系统疾病　严重贫血、白血病、恶性淋巴瘤、出血性疾病等病人。

4. 糖尿病　未控制而严重的糖尿病病人，应暂缓拔牙。

5. 甲状腺功能亢进者拔牙应在本病控制后方可进行。

6. 肾脏疾病　各类急性肾病病人均应暂缓拔牙。

7. 急性肝炎期病人应暂缓拔牙。

8. 妊娠期、月经期病人应暂缓拔牙。

9. 牙源性感染　感染急性期谨慎拔牙。

10. 恶性肿瘤。

11. 长期使用抗凝药物或肾上腺皮质激素治疗的病人谨慎拔牙。

【护理评估】

（一）健康史

询问病人有无拔牙禁忌证中所含疾病或症状，有无晕针病史。

（二）身体状况

1. 病人一般身体状况的评估，如血压、脉搏、体温是否在正常范围。

2. 病人所患疾病属于拔牙禁忌证者，着重评估其相关身体指标。

3. 待拔除患牙的一般情况的评估　牙体组织是否完整、牙周组织及口腔卫生状况等。

4. 牙拔除术过程中部分病人因紧张、疼痛刺激等可出现心悸、头晕、胸闷、面色苍白、全身冷汗、四肢厥冷、无力等症状。

（三）心理-社会状况

任何年龄或性别的病人均会对拔牙产生不同程度的恐惧、紧张，可通过询问拔牙前一晚的睡眠状况或观察等待拔牙过程中的表现以及同病人的交谈了解病人的心理状况。

【术前准备】

1. 术前常规检查　①全身检查：询问病史；检查血压、血糖、血常规。②局部检查：拍摄X线牙片，检查牙体、牙周、黏膜情况，并做好记录。③介绍手术，签订手术协议书。

2. 协助病人采取正确的体位。

3. 手术区准备　检查病人口腔情况及有无义齿，漱口，消毒，麻醉。

4. 器械准备　备好牙钳、牙挺等器械，调整好光源。

【护理诊断和护理措施】

护理诊断/问题	护理措施	学习重点与思考
焦虑、恐惧　与病人对疼痛及手术的担心有关。	1. 热情接待病人，耐心解释拔牙的手术方式及注意事项，消除病人的紧张情绪。 2. 教会病人自我放松的方法。	1. 简述牙拔除术病人可能出现的护理问题。 2. 简述牙拔除术病人出现舒适受损后的护理措施。 3. 简述牙拔除术病人出现焦虑、恐惧后的护理措施。
舒适受损　与拔牙创伤有关。	1. 协助医生进行手术，严格遵守无菌操作，准确传递器械，及时抽吸唾液、血液，同时观察病人的状况。 2. 术后嘱病人咬纱布30min～1h后吐出。拔牙的当天不漱口。1h后进食，宜为温软食。注意休息。 3. 检查拔出牙的牙根是否完整，清点器械，观察针头是否有折断。	
潜在并发症：晕厥、术区出血、断根、术后感染等。	1. 密切观察拔牙术中病人的意识、呼吸、面色等，如果发现异常，及时告知医生并协助处理。 2. 术后病人如出现剧烈疼痛、出血或张口困难等症状，及时就诊。	

知识窗

晕　厥

晕厥是一种突发性、暂时性意识丧失，多因一时性中枢缺血所致，由恐惧、饥饿、疲劳、疼痛、体位不良及全身健康较差等引起，是口腔局部麻醉最常见的并发症。

晕厥前驱症状有头晕、胸闷、面色苍白、全身冷汗、四肢厥冷无力、脉快而弱、恶心和呼吸困难。不及时处理则可出现心率减慢、血压急剧下降、短暂性意识丧失。

防治措施：尽量消除病人的紧张情绪，避免空腹时进行手术。一旦发生晕厥，应立即停止注射，迅速放平治疗椅，置病人于头低位；松解衣领，保持呼吸通畅；用芳香胺乙醇或氨水刺激呼吸；针刺人中穴；氧气吸入和静脉补液等。

第六节　牙种植术病人的护理

牙种植术是在口内缺牙区的牙槽骨内植入种植体(人工牙根),待种植体与骨结合后,再在种植体上端制作修复体的一种治疗方法。牙种植术能显著地提高病人的咀嚼功能,且不损伤邻牙,舒适度好,许多常规义齿难以解决的疑难病例通过种植义齿都可获得满意的效果。

种植系统通常由植入体、基台、上部结构三部分组成。植入体是植入骨内的部分;基台是种植体穿过软组织的部分,通常用螺丝将它固定在种植体上;上部结构是指修复体通常所具有的冠、桥、支架、附着体等结构(图 3-4-5,图 3-4-6)。

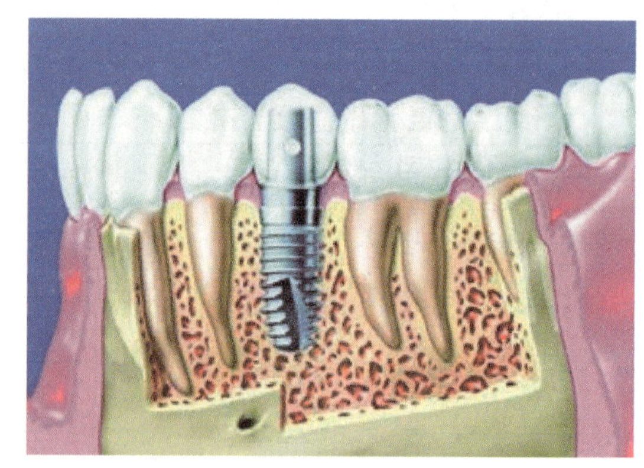

图 3-4-5　种植义齿示意图

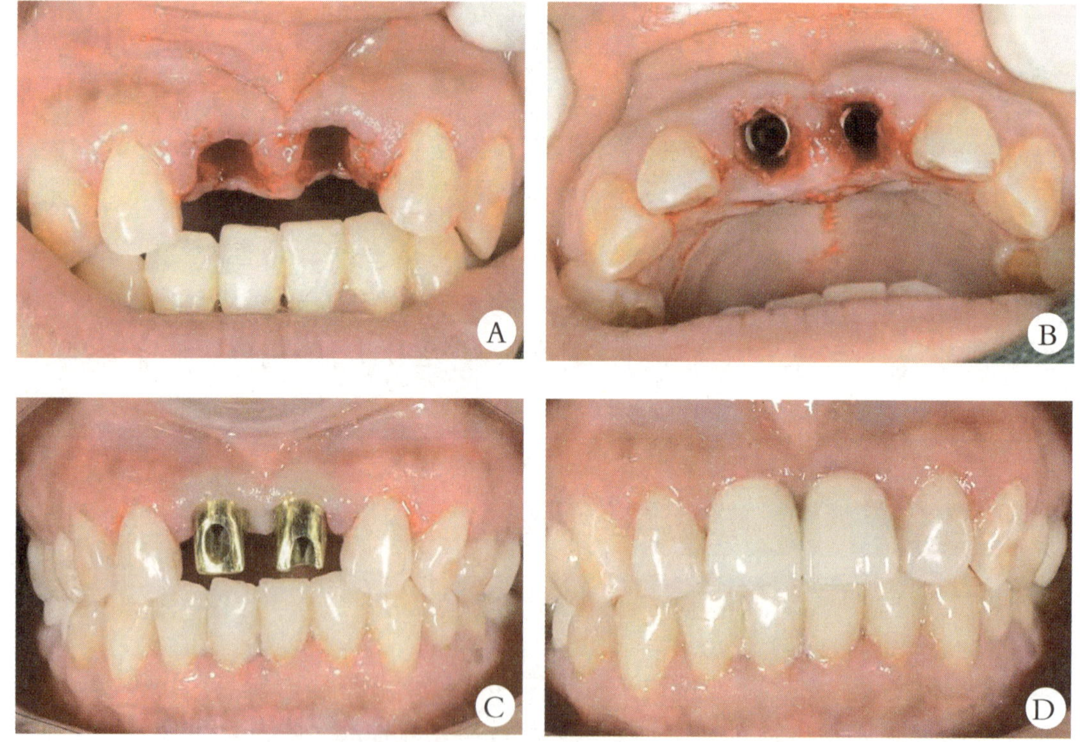

图 3-4-6　即刻种植义齿修复

A. 拔除患牙;B. 即刻植入种植体;C. 安装基台;D. 冠修复。

【适应证及禁忌证】

(一)适应证

1. 种植区有足够高度和宽度的健康骨质。

2. 口腔黏膜健康。

（二）禁忌证

1. 同牙拔除术禁忌证。

2. 对钛金属过敏者禁用钛种植体。

3. 其他　颌骨疾病、牙周病活动期、严重错𬌗、夜磨牙症等。

【护理评估】

（一）健康史

了解病人的全身状况，有无药物过敏史，有无牙种植术的禁忌证。

（二）身体状况

了解牙缺失部位的情况及病人有无口腔黏膜疾病等。

（三）辅助检查

通过全口牙位曲面体层 X 线片、锥形束 CT 等影像学检查，了解牙槽骨的密度、骨量、邻近解剖结构及邻牙的情况。

（四）心理 - 社会状况

了解病人对牙种植术的认知情况，是否了解手术过程，对手术效果的期望值如何，对手术是否存在紧张、恐惧心理，经济状况如何。

【牙种植术的专科护理】

1. 一期手术的护理

（1）术前准备：①协助医生制取牙𬌗模型，进行影像学检查、实验室检查，制作外科模板等，准备好手术室及相关器械、药物等，选择合适种植体；②核对病人信息，向病人讲述手术步骤及注意事项，手术室可播放轻音乐，消除病人的紧张心理；③调节病人椅位及光源，病人口腔含漱，进行口周及颌面皮肤、黏膜消毒。

（2）术中护理：密切观察病人的生命体征，准确无误地向医生传递器械，协助医生暴露术野，及时吸出口腔涎液，窝洞制备完毕后，认真核对种植体后使用种植体。

（3）术后护理：①擦净病人口周血迹，检查清点器械数目并分类处理；②登记病人手术信息，以备术后随访；③密切观察病人的生命体征和全身情况；④协助病人拍摄全口牙位曲面体层 X 线片或锥形束 CT，了解种植体在牙槽骨的位置，观察有无出血；⑤嘱病人 2 小时后可进温凉的流质饮食或软食，术后避免食用辛辣等刺激性食物，注意保持口腔卫生；⑥术后尽量不吸烟饮酒；⑦常规术后 7～10 天拆线。

2. 二期手术的护理

（1）术前准备：拍摄 X 线片，确定种植体位置及与周围骨的结合情况，并检查口腔黏膜。

（2）手术用物及器械准备：一般手术用物同一期手术，特殊器械需准备牙龈成形基台、环形切刀、口腔种植修复用螺丝刀等。

（3）术中护理配合：嘱病人用 1/5 000 氯己定溶液漱口；协助医生确定种植体的位置，选择配套的牙龈成形基台，用螺丝刀将其固定于种植体上，7～10 天后再行修复。

3. 修复体制作过程的护理

（1）用物准备：特制的开孔托盘、硅橡胶印模材料、超硬石膏模型材料、调拌工具、人工牙龈材料、取模桩、种植体代型、口腔种植修复用螺丝刀等。

（2）护理配合：协助医生将中央螺丝固定于口内种植体上，调拌印模材料，协助医生制取准确印模，进行模型灌注，然后送技工室进行义齿制作。

（3）种植义齿的试戴与粘固：准备好咬合纸、粘固剂、去冠器、棉卷等。向病人介绍试戴过程及注意事项，试戴完成后进行粘结。治疗结束后，分类处理使用过的器械。

【护理诊断和护理措施】

护理诊断 / 问题	护理措施	学习重点与思考
紧张、恐惧 与害怕手术疼痛、担心手术失败有关。	向病人解释牙种植术的手术方式及注意事项，消除病人的紧张情绪；进行口腔健康知识宣教。	简述牙种植术病人出现紧张、恐惧的护理措施。
知识缺乏： 缺乏口腔种植手术相关知识。	一期手术后，与病人约定二期手术时间，一般为术后 3~6 个月，嘱病人按时复诊。	

知识窗

我国种植义齿的成功标准

1995 年在珠海召开的全国种植义齿学术工作研讨会上对我国种植义齿的成功标准达成了共识：①种植体行使支持和固位义齿的功能条件下，无任何临床动度；②放射学检查显示，种植体周围骨界面无透射区；③垂直方向的骨吸收不超过种植手术完成时种植体在骨内部分长度的 1/3（采用标准投照方法 X 线片检查）；④种植后无持续和 / 或不可逆的下牙槽神经、上颌窦、鼻底组织的损伤，感染，以及疼痛、麻木、感觉异常等症状。以上标准中任何一项未能达到，均不视为成功。

本章小结

本章学习重点是智齿冠周炎、牙拔除术病人的护理诊断及护理措施，口腔颌面部间隙感染病人、腔颌面部损伤病人的护理诊断及护理措施，牙拔除术、牙种植术的适应证及禁忌证，常见口腔颌面外科疾病的治疗要点。学习难点是口腔颌面部间隙感染病人、口腔颌面部损伤病人、牙种植术病人的护理诊断及护理措施。在学习过程中注意学会正确评估口腔颌面外科疾病病人的状况，作出正确的护理诊断，对病人实施相应的护理措施，达到减轻病人病痛、减轻病人焦虑、恐惧感及恢复口腔功能的护理目标。

（马玉革）

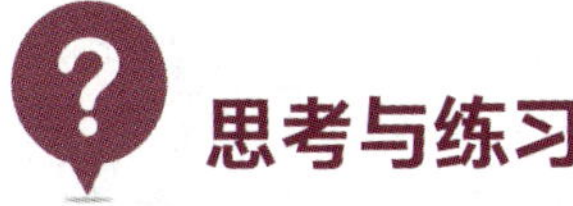

思考与练习

1. 张某，女性，25岁，左侧下颌后牙区胀痛不适，咀嚼、吞咽时疼痛加重，经检查诊断为智齿冠周炎。

（1）智齿冠周炎有哪些临床表现？

（2）如何对该病人展开护理工作？

（3）如何对病人进行此病相关的口腔宣教？

2. 李某，男性，28岁，全身身体状况良好，左侧下颌后牙拔除术后。请问如何对该病人展开护理工作？

3. 简述牙种植一期手术的术前准备。

4. 简述牙种植一期手术的术后护理措施。

第五章　口腔疾病的预防与卫生保健

学习目标

1. 具有口腔健康宣传教育的能力。
2. 掌握龋病、牙周病的预防措施和常见的口腔保健方法。
3. 熟悉不同年龄的口腔预防保健的知识及常见保健误区的解释。
4. 了解国民口腔健康现状。
5. 学会用所学知识对不同人群进行口腔健康宣教。

工作情境与任务

导入情景：

小林的家长接到幼儿园发的体检报告，5岁的小林四颗第一乳磨牙及四颗第二乳磨牙均龋坏，建议父母带小林就医。家长认为乳牙是会换的，不用治疗。

工作任务：

1. 向小林家长讲解乳牙龋坏尽早治疗的意义，消除家长的疑虑。
2. 向小林及小林家长宣教口腔清洁和保健的方法。

口腔健康是人体健康的重要组成部分。为了掌握近10年我国居民口腔健康状况，在2015—2017年间，我国进行了第四次全国口腔健康流行病学调查。调查结果显示：

1. 儿童患龋的现状　3岁年龄组患龋率达到50.8%；5岁年龄组患龋率高达71.9%；12岁年龄组恒牙患龋率为38.5%。其中，5岁年龄组因龋充填牙仅占4.0%。50.1%的3岁儿童、60.8%的4岁儿童、68.1%的5岁儿童从2岁以后才开始刷牙。20.1%的儿童每天刷牙2次及以上，只有12.4%的家长每天帮助孩子刷牙，仅21.3%的人知道“窝沟封闭能够预防儿童龋齿”。

2. 青少年患龋和牙周健康状况　12～15岁恒牙患龋率为41.9%。其中，12岁年龄组因龋充填牙占16.2%，15岁年龄组因龋充填牙占18.0%。6.9%的12岁学生和4.8%的15岁学生接受过窝沟封闭。12岁年龄组的牙周健康率为41.6%，15岁年龄组的牙周健康率为34.8%。

3. 中年人患龋和牙周健康状况　35～44岁年龄组患龋率为89.0%，根龋患病率为61.9%，牙周健康率为9.1%。只有7.9%的人过去12个月接受过洁牙。55～64岁年龄组患龋率为95.6%，根龋患病率为51.0%，牙周健康率为5.0%，38.9%有未修复的缺失牙，9.6%有非正规义齿，只有3.5%的人过去12个月接受过洁牙。

4. 老年人患龋和牙周健康状况　65～74岁年龄组患龋率为98.0%，根龋患病率为61.9%，牙周健康率为9.3%。

口腔疾病是影响我国居民健康的常见病、多发病，且与全身许多系统性疾病息息相关。鉴于我国居民的口腔卫生现状，需加强全民的口腔疾病预防与卫生保健。

知识拓展

口腔健康的标准

1981年世界卫生组织制订的口腔健康标准是“牙齿清洁、无龋洞、无疼痛感、牙龈颜色正常、无出血现象”。2008年9月，卫生部提出我国老年人口腔健康的目标是“8020”，即80岁老人至少应有20颗功能牙。功能牙就是能够正常咀嚼食物、不松动的牙。

第一节　口腔疾病的三级预防原则和口腔常见疾病的预防

一、口腔疾病的三级预防原则

1. 一级预防　开展口腔健康教育，控制和消除危险因素，合理使用预防措施，如氟化物防龋、窝沟封闭防龋、预防性充填和非创伤性充填技术等。

2. 二级预防　早期诊断和早期充填，对早期龋及牙周病及时进行干预和治疗。

3. 三级预防　防止并发症，进行相应治疗，以保存患牙，防止功能障碍，并通过随访和口腔健康维护，达到巩固疗效、防止复发的目的。

二、口腔常见疾病的预防

（一）龋病的预防

1. 控制牙菌斑　通过控制牙菌斑数量、牙菌斑滞留时间、致龋菌毒性作用等，达到预防龋病的目的。

2. 应用氟化物　如使用含氟漱口水、氟化物牙膏及局部涂氟等。

3. 窝沟封闭　是指不磨除牙体组织，在牙表面涂布窝沟封闭剂达到预防龋病发生的一种方法。采用窝沟封闭法来防止窝沟龋的发生是龋病预防措施的重要进展。

4. 预防性充填　即去除窝沟处的表浅病变牙釉质或牙本质，根据龋损的大小，采用酸蚀技术和树脂材料充填早期的窝沟龋。

5. 改良糖类食品　用糖代用品来减少糖的摄入量，控制食糖频率，食糖后及时清洁口腔。

6. 增强宿主的抗龋能力　注意口腔卫生保健和全身健康及营养状况。

（二）牙周病的预防

牙周病的预防主要是对牙菌斑进行控制。

1. 机械性措施　刷牙及牙线、牙签、牙间隙刷、橡胶按摩器的使用，预防性清洁术和洁牙术等。

2. 化学方法　临床上通常使用氯己定，氯己定对革兰氏阳性菌、革兰氏阴性菌和真菌均有效。

3. 生物学方法　用抗菌剂和抗牙菌斑附着剂，主要是抑制致龋菌及解除致龋菌的吸附作用。

4. 相关局部因素　改善食物嵌塞，去除不良习惯，预防或矫治错𬌗畸形，制作良好的修复体。

第二节　口腔卫生保健

一、口 腔 卫 生

保持口腔卫生的目的是控制牙菌斑生长，清除牙垢和食物残渣，使口腔有一个清洁的环境，增进口腔健康。保持口腔卫生的方法包括漱口，刷牙，牙缝、龈沟及牙间隙清洁，咀嚼，按摩牙龈和洁牙等。

（一）漱口

1. 漱口的作用

（1）漱口能清除口腔内的食物残渣、污物和异味，减少口腔致病微生物的数量或抑制细菌生长繁殖。

（2）保持口腔创面清洁，促进创面愈合。

（3）消除口腔异味，保持口腔清洁和口气清新。

2. 漱口的方法　将漱口水含在口内，鼓动两颊及唇部并适当用力，使液体与牙齿、牙龈和口腔黏膜各面充分接触，反复冲击，从而清除口腔内的残渣和牙垢。

（二）刷牙

刷牙是保持口腔清洁的重要方法。

1. 牙刷的选择

（1）牙刷头不宜太大，尽量选择刷头较小的牙刷。

（2）宜选择波浪形刷面的牙刷。

（3）刷毛不宜过硬，最好选择软毛牙刷。

（4）牙刷的毛束排列不宜过多，一般为长 10～12 束，宽 3～4 束，各束之间要有一定间距，便于清洁。

（5）牙刷柄应有足够的硬度、强度和弹性。

2. 牙刷的保管　通风干燥，刷毛已散开或卷曲，失去弹性的旧牙刷需及时更换。牙刷至少 3 个月更换一次。

3. 刷牙的方法　常见的刷牙方法有 3 种：水平颤动法（又称 Bass 刷牙法）、旋转刷牙法（又称 Rolling 法）和圆弧法。每天至少刷牙两次，有条件者最好三餐后都刷牙。刷牙的部位为前牙两个面，后牙三个面，上下最后四颗牙四个面。刷牙的时间至少为 3 分钟。

（三）牙缝及龈沟的清洁

牙缝和龈沟牙刷无法到达，需要用牙线清洁，但我国牙线普及率较低。

1. 牙缝　牙齿与牙齿相邻的部位。

2. 龈沟　游离龈是指牙龈围绕在牙颈周围但不与牙面附着的边缘部分，其与牙面之间有一环状狭小的间隙，称为龈沟。龈沟内含龈沟液，具有清除异物、抗菌和增强牙龈免疫的能力，但同时又是微生物的培养基。

（四）牙间隙清洁

当牙齿排列不齐、牙龈萎缩、牙根分叉处暴露或有烤瓷冠、烤瓷桥、人工种植牙等修复体存在时，用一般的牙刷或牙线无法清洁（图 3-5-1），可使用特制的牙间隙刷，它能有效清除牙齿邻接面的牙菌斑，保持口腔清洁。

1. 牙间隙刷的外形　单束毛刷。

2. 牙间隙刷的选择　根据间隙的大小选择不同型号的牙间隙刷（图 3-5-2）。

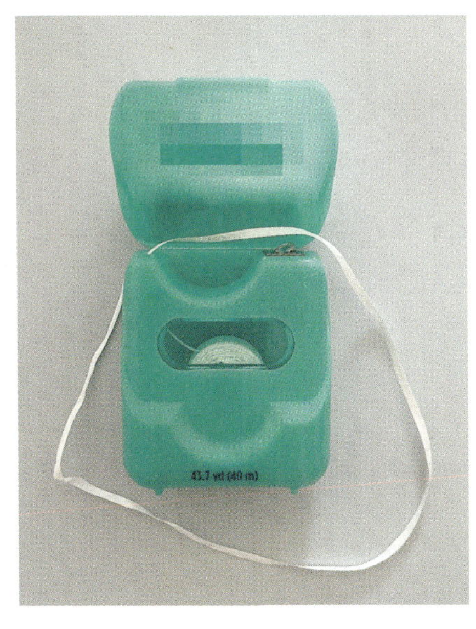

图 3-5-1　牙线

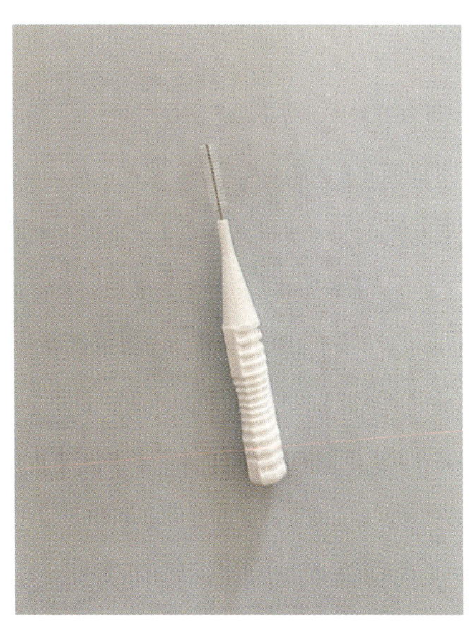

图 3-5-2　牙间隙刷

（五）咀嚼

咀嚼是口腔的主要功能，通过咀嚼可粉碎食物，便于机体对食物进行消化，特别是咀嚼粗糙及纤维较多的食物，既能刺激唾液分泌帮助消化，又能按摩牙龈，达到清洁牙面及口腔的作用，进而增强牙周组织健康，促进颌面部的发育。充分咀嚼无论对全身还是对口腔局部都非常重要。

1. 生理性刺激　咀嚼可刺激颌骨的生长发育，上、下颌骨及咀嚼肌的发育有赖于咀嚼活动所产生的生理性刺激。咀嚼功能差则颌骨发育不足，以致没有足够的位置供牙萌出，必然导致牙列拥挤、紊乱，使食物残渣滞留、牙菌斑形成，因而发生龋病和牙周炎。颌骨发育不足也是智齿阻生和错𬌗畸形的主要原因。

2. 清洁牙面及口腔　在咀嚼过程中，食物在唾液的参与下不断刷洗牙齿和牙龈，因此应多选用较硬、含纤维素多的食物以获得充分的咀嚼，刺激唾液分泌，有利于口腔清洁。

（六）牙龈按摩

1. 牙龈按摩　通过按摩牙龈，可以使上皮增厚，角化增强，并有利上皮结缔组织的营养代谢活动，还能增加牙龈组织血液循环，改善营养及氧的供应，有助于组织的代谢，提高牙周组织对外界损伤的抵抗力，减少牙周疾病的发生。

2. 牙刷按摩法　在刷牙时进行，将刷毛以 45° 压于牙龈上前后短距离颤动，此时刷毛伸进牙龈乳头及龈沟内进行有效的牙龈按摩，用力要适当，以免对牙龈造成压迫性损伤。

（七）洁牙

洁牙就是人们所说的洗牙，是通过器具的物理作用或用超声波振动效能和水雾冲洗配合，将牙齿表面的牙菌斑、牙石、色素等有害物质清除，并磨光牙面，以延迟牙菌斑和牙石再沉积。洁牙是去除龈上牙菌斑和牙石最有效的方法，建议每年洁牙 1～2 次。

二、口腔保健

不良的生活方式和不健康行为是现代社会中引起多种疾病的重要危险因素。据 WHO 的数据，人类的健康和长寿，只有 40% 是遗传和客观条件决定，而生活方式和心理行为习惯则起 60% 的作用。有利于口腔健康的主要生活方式包括：每年至少检查一次牙齿而不是牙齿有问题才检查；建立良好的个人口腔卫生习惯；每天使用牙线；养成良好的饮食习惯；保持营养均衡，少吃含糖食品，不在餐间吃零食；少喝含糖饮料等；不吸烟；不饮酒或少饮酒。

（一）不同年龄段的口腔保健

针对重点人群的口腔保健如下：

1. 从孕期和婴幼儿开始预防乳牙龋病

（1）开展孕期口腔健康教育：让每一个准妈妈了解正确的口腔健康知识，避免不良的喂养、饮食和口腔卫生习惯。

（2）加强对 0～3 岁婴幼儿口腔疾病的预防：让婴幼儿主要看护人了解正确的喂养、饮食和口腔卫生习惯，做好定期口腔检查。

2. 加强儿童口腔疾病综合干预

（1）提高家长和儿童的口腔健康意识。

（2）促进儿童养成良好的饮食和口腔卫生习惯。

（3）进行窝沟封闭、局部用氟、定期口腔检查，对早期龋进行充填治疗。

3. 中老年以牙周疾病防治为重点

（1）倡导全方位口腔清洁。

（2）提倡使用牙线、牙间隙刷。

（3）倡导定期洁牙，维护牙周健康。

（4）重视牙根护理，预防根面龋。

（5）及时修复失牙，恢复口腔功能

知识窗

窝沟封闭

窝沟封闭是利用高分子树脂（在凝固之前它是有流动性的），使其渗入到磨牙的各个窝沟点隙里，然后通过光照固化，封闭这些窝沟点隙，从而达到保护乳磨牙和年轻恒牙的目的。每个牙齿进行窝沟封闭是有不同年龄段的。乳磨牙的窝沟封闭年龄在 3～4 岁，第一磨牙窝沟封闭年龄在 6～7 岁，第二磨牙窝沟封闭年龄在 12～13 岁。

（二）口腔保健的误区与矫正

不论哪个年龄段的居民，都会有很多口腔保健的误区，解除人们对口腔保健的误区至关重要。口腔保健的常见误区和矫正见表 3-5-1。

表 3-5-1　日常生活常见口腔保健误区与矫正

误区	矫正
婚检检查口腔健康没有意义	婚检中有口腔疾病的妇女尽早就医，避免孕期因治疗口腔疾病导致流产或早产
产妇产褥期不能刷牙	产褥期因为激素水平的变化及饮食习惯，容易导致牙龈炎和龋坏。因此，产褥期要更加认真地刷牙和按摩牙龈，维护口腔健康
婴幼儿期乳牙列完全萌出之前无须刷牙或者晚上喝完牛奶不用刷牙	婴幼儿的口腔自我防护能力非常脆弱，因此婴儿出生后就需要做好口腔清洁，长出第一颗牙就要开始刷牙，尤其是晚上喝完牛奶要刷牙

续表

误区	矫正
奶嘴依赖症	孩子一岁后长期依赖奶嘴，会导致错㓊畸形
乳牙龋坏无须治疗	乳牙龋坏，影响咀嚼功能，导致儿童颌骨的生长发育异常，应尽早治疗，防止错㓊畸形
乳牙脱落后恒牙才会长出来	第一磨牙萌出时间在6岁左右，是在乳牙脱落之前萌出的
乳牙不用牙线清洁	为了避免发生邻面龋，乳牙也需要用牙线清洁
牙线用多了牙缝会变大	牙齿有正常的活动度，牙线不会导致牙缝变大
用牙签剔除牙缝里嵌塞的食物	牙签用多了会导致牙槽骨吸收，牙缝变大，因此要用牙线或牙间隙刷去除嵌塞的食物
洁牙会导致牙齿松动	洁牙不会导致牙齿松动。长期牙石刺激会导致牙槽骨吸收，牙齿松动甚至脱落。因此，牙石需要尽早清理
缺一颗牙不补也没关系，能吃就行	牙齿缺失过久，两侧的牙会向缺隙处倾斜，对颌牙会伸长，导致咬合关系紊乱。因此，牙齿缺失要及时修复
无论口腔清洁得多好，都会老掉牙	只要做好口腔清洁和定期牙周治疗，不让牙石生成，牙槽骨不会破坏，牙齿也就不会掉

本章小结

本章的学习重点是掌握龋病、牙周病的预防措施及常见的口腔保健方法。学习难点是培养口腔健康宣传教育的能力。学习过程中，注意掌握科学的口腔保健方法，消除日常生活中存在的口腔保健误区，肩负起口腔健康宣教的重担。

（蔡　昀）

思考与练习

1. 常见的口腔保健方法有哪些？
2. 有利于口腔健康的主要生活方式有哪些？

第六章 口腔科常用护理技术操作

06章 数字资源

学习目标

1. 具有现代护理意识，理解护理配合在口腔治疗工作中的重要性。
2. 掌握口腔科常用护理技术操作和正确刷牙及使用牙线的方法。
3. 熟悉口腔科常用器械。
4. 熟练掌握口腔科四手操作技术、不同人群口腔清洁的方法。
5. 学会口腔科常用材料的调拌及石膏模型灌注的方法。

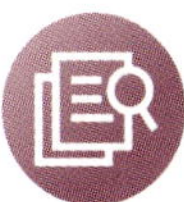

工作情境与任务

导入情景：

护理专业学生小黄到口腔科实习，医生在为病人行根管治疗，带教老师安排小黄在旁边配合医生，进行四手操作。

工作任务：

1. 调整坐椅，使医生、护士、病人均处于合适的体位。
2. 及时、准确地传递和交换医生所需器械。

实训 3-1　口腔科常用器械的认识及清洗、消毒

【操作目的】

1. 认识口腔科常用器械。
2. 学会常用器械的清洗和消毒方法。
3. 培养无菌观念。

【操作准备】

口腔科常用器械、干燥箱、高压蒸汽消毒柜、封口机、清洗用具。

【操作步骤】

（一）认识口腔常用检查和治疗器械

1. 车针（图 3-6-1） 分为高速车针、低速车针及打磨车针，有各种型号，用于开髓、去龋、备洞、调磨修复体、打磨抛光等。

2. 挖匙（图 3-6-2） 工作端形似小匙，边缘为刃口，用于剔除腐质、除去多余充填物，使用时注意保持清洁及刃口锋锐。

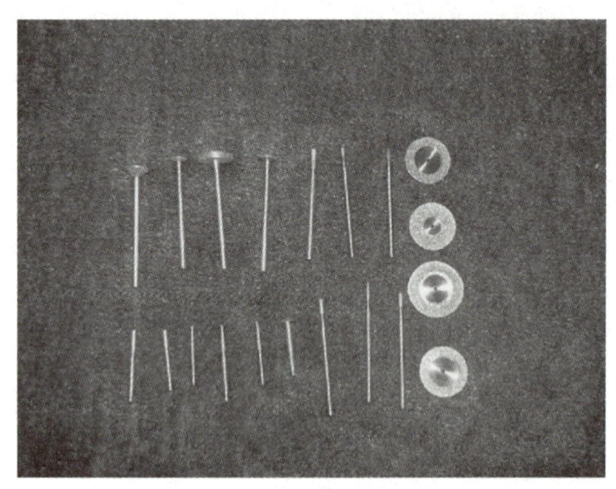

图 3-6-1 各类车针、砂片

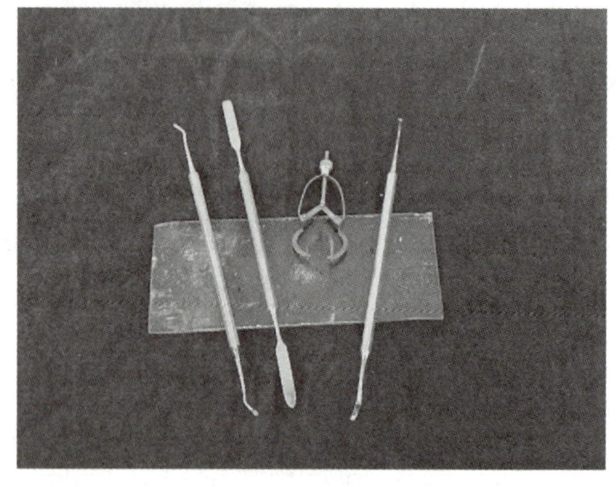

图 3-6-2 挖匙、黏固粉调拌刀、黏固粉充填器、成形片

3. 黏固粉调拌刀（图 3-6-2） 工作端光滑扁平、上窄下宽，有金属或塑料两种材质，可高温高压消毒，用于调拌充填材料，使用时注意保持工作头光滑干净。

4. 黏固粉充填器（图 3-6-2） 一端扁平，用于取材料；另一端呈倒锥状，用于窝洞垫底。注意保持工作端光滑，以免材料送进窝洞时随器械带出。

5. 成形片（图 3-6-2） 薄片状，供充填时作为临时洞壁使用，可固定在成形片夹上，使用时注意避免损伤牙龈及其他软组织。

6. 拔髓针（图 3-6-3） 工作端有许多倒刺，便于拔出牙髓。注意保持工作端清洁和功能，受压扭曲时易折断。

7. 光滑髓针（图 3-6-3） 探针细长，光滑有弹性，用于探查根管口或探测根管，卷棉捻吸干根管，根管封药，根管充填。

8. 根管扩大针和根管锉（图 3-6-4） 用于根管预备。工作端为螺纹状，可旋入根管，头部尖锐，用于探测根管口。注意保持工作端螺纹相连，如螺纹异常应及时丢弃，防止治疗中折断在牙根内。

9. 根尖定位仪（图 3-6-5） 由主机、唇钩、管线及测量夹组成，用于测定根管长度；属精密仪器，注意避免强烈冲撞及跌落。

10. 牙周洁治器 含手用（图 3-6-6）和机用两种。前者用于手工洁治，后者需配合超声波洁牙机使用。牙周洁治器可清除牙石和牙菌斑，去除袋壁的变性、坏死组织等。

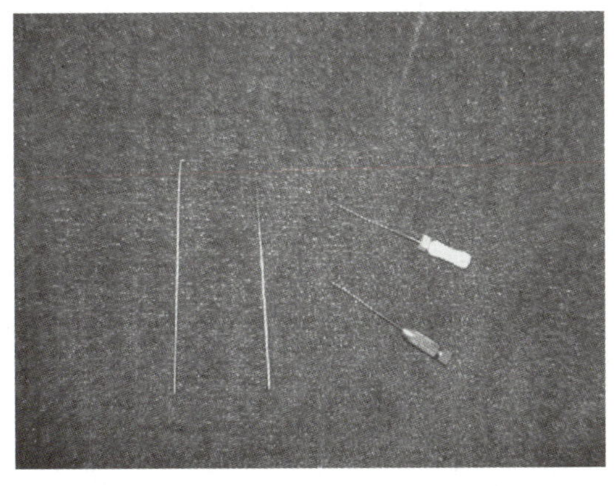

图 3-6-3　拔髓针、光滑髓针

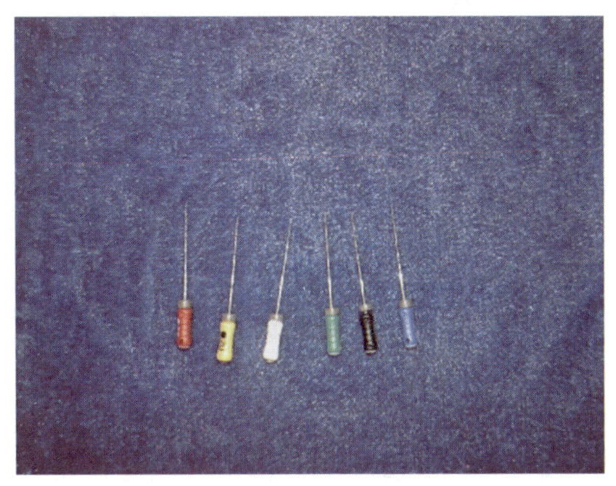

图 3-6-4　根管扩大针和根管锉

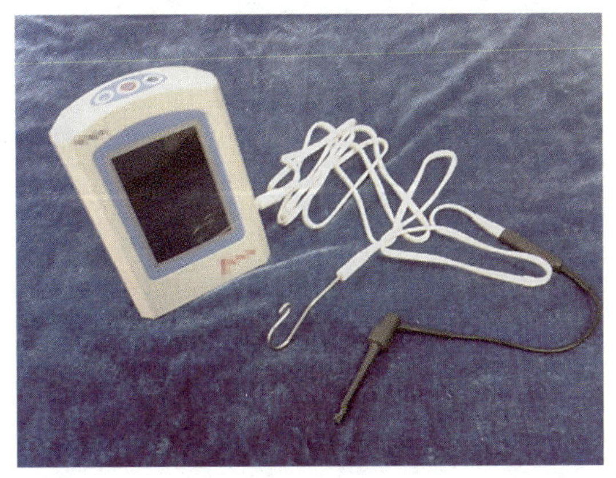

图 3-6-5　根尖定位仪

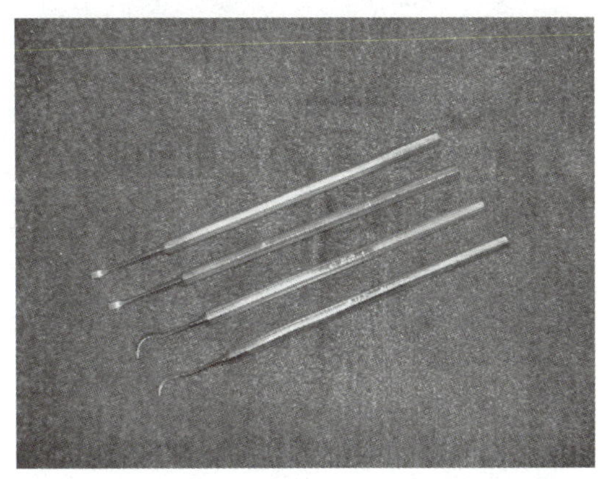

图 3-6-6　手用牙周洁治器

11. 牙周探针(图 3-6-7)　钝头，工作端大多以毫米(mm)为刻度单位，用于测量牙周袋深度、宽度、形态和位置。

12. 技工钳(图 3-6-8，图 3-6-9)　是制作可摘局部义齿及各类矫治器的主要工具。临床常用的有切断钳、三德钳、日月钳等。

13. 去冠器(图 3-6-10)　又称脱冠器，用来脱掉冠桥或难以取下的义齿。

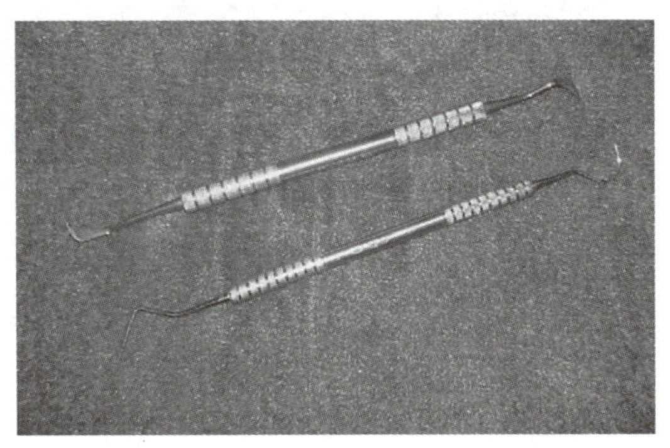

图 3-6-7　牙周探针、牙周手术刀

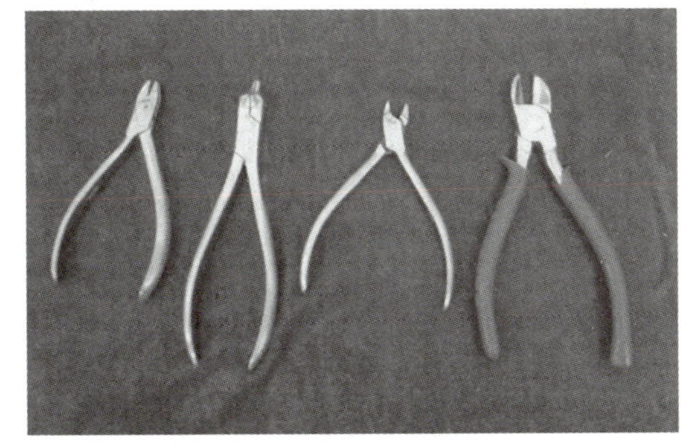

图 3-6-8　各类技工钳(1)

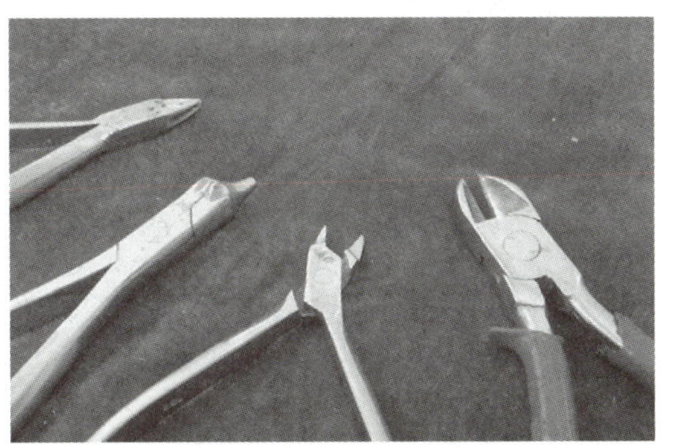

图 3-6-9　各类技工钳(2)

14. 托盘（图 3-6-11） 用于盛装印模材料，放入病人口内采集印模。常用的托盘按范围分为全口托盘和局部托盘，按底部是否有孔分为有孔托盘和无孔托盘。

15. 雕刻刀、蜡刀（图 3-6-12） 用于切割蜡片、雕刻蜡型、制作堤、排列人工牙等。

16. 橡皮碗、调拌刀（图 3-6-13） 用于调拌各类印模材料及模型材料。

17. 殆架是一种模拟人颌骨功能的机械装置，能固定上、下颌模型，并能保持上、下颌模型的颌间高度和颌位关系，帮助完成人工牙的排列、雕刻及义齿其他部件的制作。根据殆架的结构和模仿下颌运动的程度，可分为简单殆架（图 3-6-14）和可调节殆架。

18. 拔牙器械（图 3-6-15） 各类牙钳、牙铤、根铤等。

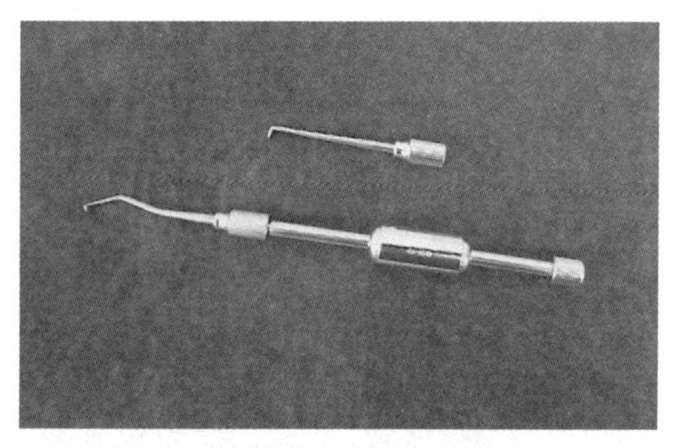

图 3-6-10 去冠器图

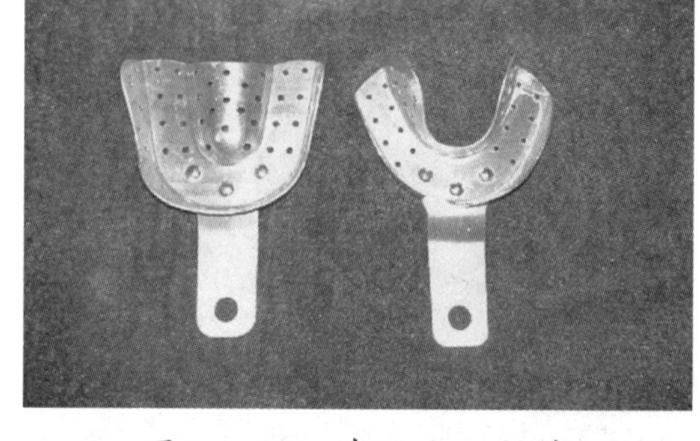

图 3-6-11 有孔全口托盘

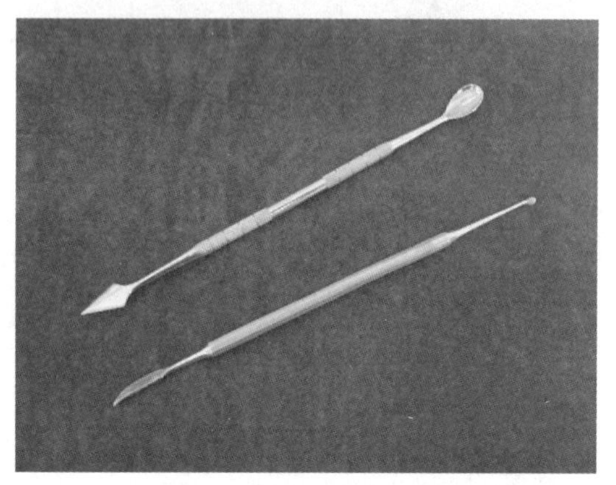

图 3-6-12 雕刻刀、蜡刀

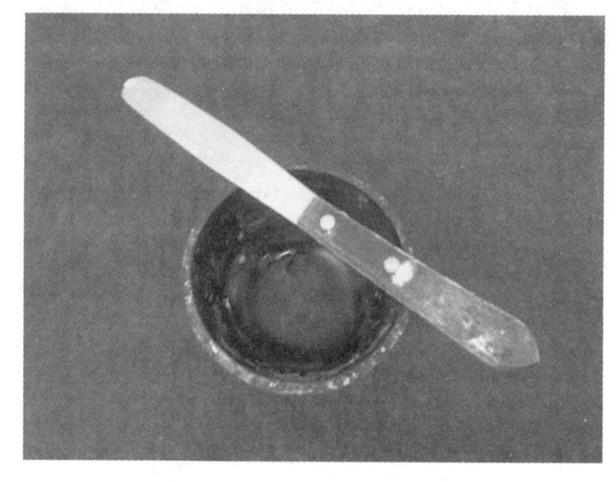

图 3-6-13 橡皮碗、调拌刀

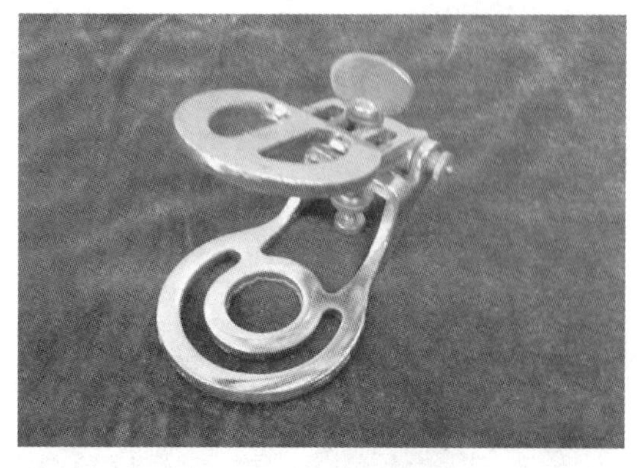

图 3-6-14 简单殆架

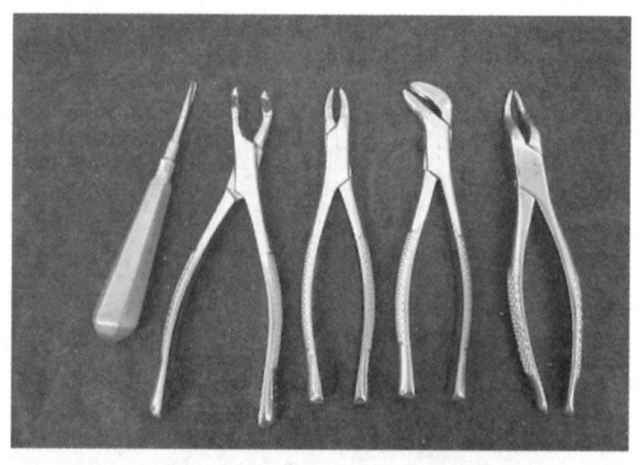

图 3-6-15 拔牙器械

（二）口腔常用器械的清洗消毒

口腔诊疗器械的处理步骤如下：

回收→清洗→消毒→干燥→器械检查与保养→包装→灭菌→无菌物品储存。

【注意事项】

1. 认识器械时应联系口腔疾病的临床治疗过程。
2. 接触器械时要注意动作标准，以免刺伤，刺伤后及时正确处理。
3. 消毒器械时要严格按照程序进行，不能遗漏。

知识拓展

口腔诊疗器械分类、消毒灭菌和储存

危险程度	口腔器械分类	消毒灭菌水平	储存要求
高度危险	1. 拔牙器械　拔牙钳、牙挺，牙龈分离器、凿等 2. 牙周器械　洁治器、刮治器、牙周探针、超声工作尖等 3. 根管器具　根管扩大器、各类根管锉、各类根管扩孔钻、根管充填器等 4. 手术器械　包括种植牙、牙周手术、牙槽外科手术用器械，种植牙用和拔牙用口腔科手机等 5. 其他器械　车针、排龈器、刮匙、挖匙、电刀头等	灭菌	无菌保存
中度危险	1. 检查器械　口镜、镊子、器械盘等 2. 正畸用器械　正畸钳、带环推子、取带环钳子、金冠剪等 3. 修复用器械　去冠器、拆冠钳、印模托盘、垂直距离测量尺等 4. 其他器械　各类充填器、口腔科手机、卡局式注射器、吸唾器、牵引器、三用枪头、成形器、开口器、金属反光板、拉钩、挂钩、口内X线片夹持器、橡皮障夹、橡皮障夹钳等	灭菌或高水平消毒	清洁保存
低度危险	1. 调刀、雕刻刀、蜡刀等 2. 其他器械　橡皮调拌碗、橡皮障架、打孔器、牙锤、聚醚枪、卡尺、抛光布轮、技工钳等	中、低水平消毒	清洁保存

实训 3-2　口腔科四手操作

口腔科四手操作是指在口腔治疗的过程中，医生、护士、病人均处于合适体位，护士根据治疗需要平稳而迅速地传递器械、药品及材料给医生，辅助医生进行口腔疾病的治疗。医护各有分工，密切配合。

【操作准备】

1. 设备准备

（1）牙科综合治疗椅：是口腔诊治工作的基本设备。

（2）坐椅：是保持医生和护士正常操作姿势与体位的重要保证，坐椅能上下调节，坐垫柔软适当，坐椅的高度以使医生大腿与地面平行，下肢自然下垂为宜。护士坐椅较医生高 10～15cm，底盘宽大稳定。

（3）活动器械柜：应可灵活移动，台面及各层抽屉都可以放置口腔治疗所需物品。诊疗过程中，护士根据不同的治疗操作备齐所有用物并且按照使用的先后顺序依次摆放在活动器械柜台面上，以便顺利取放。

（4）固定柜：用于储存不常用的器具设备，柜面可作写字台面，也可安置洗涤槽等设备。

2. 位置准备　实施四手操作时，医生、护士各自有互不干扰的工作区域。如将医生、护士、病人的位置关系假想成一个钟面，以病人为中心周围分为四个时区（图 3-6-16）。

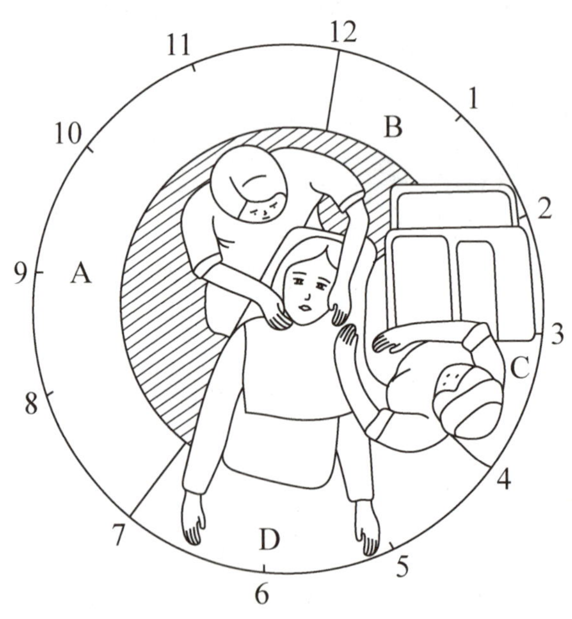

图 3-6-16　医生、护士、病人的位置关系

（1）医生区：位于 7～12 点，此区不能放置物品，以免影响医生操作。

（2）静态区：位于 12～2 点，此区可放置治疗车或活动柜。

（3）护士区：位于 2～4 点，既接近传递区，又接近治疗车的静态区。

（4）传递区：位于 4 ~ 7 点，是医生和护士传递器械和材料的区域。

3. 护士准备　口腔四手操作技术要求护士掌握口腔常用器械及材料的使用、注意事项等；具有高度的责任感和同情心；熟悉本专业常见病、多发病的表现、病因、诊断、治疗和预防等；了解本专业常见病、多发病治疗的规范化操作程序。

【操作步骤】

1. 治疗前

（1）保持治疗区域的整洁，按规定摆放整齐常用器械，做好接诊准备。

（2）病人进入诊室后，辅助病人处于舒适体位，调节合适光源。

（3）指导病人口腔含漱，为病人围好胸巾，戴好护目镜，做好就诊准备。

2. 治疗中

（1）协助医生牵拉病人口腔软组织，保持诊疗部位清晰，及时吸去病人口腔内的唾液、冲洗液、碎屑等。吸引器应放置在手术牙的邻近部位，切勿接触病人咽部，动作应轻柔，以免引起病人不适。

（2）密切配合医生，根据治疗程序传递和交换器械：护士用左手的拇指、示指和中指握住新的器械的末端，平行传递于医生右手中，用小指和无名指夹住用过的器械，放回到器械盘内原先的位置。

（3）根据治疗进展调拌并传递材料，调拌方法详见实训 3-3。

（4）观察病人表现，发现问题及时向医生反映。

3. 治疗后

（1）向病人交代注意事项，预约复诊时间。

（2）对治疗中使用的医疗用品，按规定进行消毒灭菌处理。对治疗椅及治疗台，使用后可使用含氯消毒剂进行擦拭。手机使用后及时清洗及润滑保养。

【注意事项】

1. 器械的传递要求时间准确，位置恰当，器械无误。

2. 禁止在病人头面部传递器械，以确保病人安全。

3. 应提前了解病人病情及治疗程序，及时、准确地交换医生所需器械。

4. 在器械交换过程中，已用器械和待用器械始终保持平行及一定距离，以保证器械交换无污染、无碰撞。

实训 3-3　口腔科常用材料的调拌

【操作目的】

1. 学会口腔科常用材料的调拌方法。

2. 熟悉口腔科常见治疗所需材料的准备。

【操作准备】

1. 材料准备　磷酸锌黏固剂(粉、液)、氧化锌粉剂、丁香油、玻璃离子黏固剂(粉、液)、聚羧酸锌黏合剂、碘仿、牙周塞治剂、自凝树脂(粉、液)、硅橡胶印模材料。

2. 用具准备　玻璃板、调拌刀、调拌纸、75% 酒精棉球、橡皮碗、小瓷杯、轻体自动混合枪、口内注射头、计时器、口镜、钢托盘、调拌纸、纸巾、量勺。

【操作步骤】

(一)磷酸锌黏固剂调制法

1. 分别取适量的粉剂和液体置于玻璃板的两端,两者相距 3～4cm。粉液比例为(1.2～1.5g)∶0.5ml。

2. 用调拌刀将粉剂分成数份。

3. 一手固定玻璃板,另一手持调拌刀,将粉剂逐份加入液体中,用旋转推开法将粉液充分混合后,用折叠法将材料收集在一起。调拌时间为 1 分钟左右。

4. 调拌后及时用清水清洗调拌用具,消毒备用。

(二)氧化锌丁香油黏固剂调制法

1. 取适量的氧化锌粉和丁香油放在玻璃板上,两者相距 3～4cm,粉液比例为(1.5～1.8g)∶0.5ml。

2. 用调拌刀将粉末分为三份,首份为 1/2,第二份为 1/4,第三份为 1/4。

3. 调拌时将粉剂逐次加入丁香油中,同一方向旋转调和,粉液充分调匀至所需稠度。调拌时间约 1 分钟。

4. 调拌后用 75% 酒精棉球清洁调拌用具。

(三)玻璃离子粘固粉调制法

1. 取适量的粉剂和液体置于调拌纸的两端,粉液重量比为 2.5∶1;体积比为 1 匙粉∶1 滴液。

2. 一手固定调拌纸,另一手持塑料调拌刀,将粉剂分次加入液体中,用旋转推开法将粉液充分混匀,调拌成糊状或面团状,调拌时间为 1 分钟左右。

3. 调拌完成后,撕下用过的调拌纸,用密封袋将剩余调拌纸包装保存,以防污染。

4. 操作完毕用酒精棉球擦拭塑料调拌刀,消毒备用。

(四)聚羧酸锌黏合剂调拌术

1. 按比例取适量聚羧酸锌粉和液,置于玻璃板或专用调和纸两端。

2. 在 30～40 秒内将粉逐步加入液剂中,迅速调匀。

3. 及时清洗调和用具。

(五)根管充填糊剂调拌术(碘仿氧化锌糊剂)

1. 取适量的碘仿、氧化锌粉和丁香油放在玻璃板上,一般为 1∶3∶3,或遵医嘱视病情调整碘仿与氧化锌的比例。

2. 将粉剂分为 3 等份逐次加入丁香油中,充分调拌成稀糊状,调拌时间为 1 分钟左右。

3. 及时清洗调和用具。

（六）牙周塞治剂调拌术

1. 取适量的牙周塞治剂和丁香油放在玻璃板上，粉液比例为 3∶1。

2. 将粉剂分为 3 等份逐次加入丁香油中，调拌 1～2 分钟，并形成与手术创口相似的条状，方便治疗中送入创面，湿棉球稍加压成形，形成厚薄均匀、宽窄适宜、表面光滑的敷料。

（七）自凝树脂的调拌方法

1. 根据需要按比例先加牙托水后加自凝树脂粉于杯内，调和后加盖放置。

2. 根据临床需要，选择在不同的聚合期进行使用。

（八）硅橡胶印模材料调拌方法

1. 查对材料及用物的有效时间，将计时器时间设定为 3 分 30 秒。

2. 左手传递口镜，右手传递托盘给医生，协助医生试托盘。

3. 左手用纸巾接过托盘，右手将安装好的自动混合枪递给医生。

4. 用量勺分别取出基质和催化剂，用调拌刀切除多余材料，按 1∶1 的比例置于调拌纸上后盖上盖子。

5. 清洁量勺和调拌刀。

6. 用双手指腹将基质和催化剂进行揉捏，直至材料混合均匀，无花斑纹。

7. 将混合好的材料搓成条状放入托盘，用手指轻压出牙列形状并在工作区压出 6mm 浅凹，同时医生用自动混合枪将硅橡胶轻体注入工作区的牙体上。

8. 接过自动混合枪，将托盘递与医生，医生将其放入病人口内取模。

9. 启动计时器。

10. 材料凝固后，协助医生将托盘从病人口中取出。

11. 将印模封闭后静置 30 分钟，再进行灌注。

【注意事项】

1. 材料调拌的环境应在 23℃左右。调拌时要将粉剂逐次加入液体中，而不能加液体于粉剂中。

2. 应根据用途将材料调制到最适宜的稠度　磷酸锌用于窝洞垫底时调成面团状；做暂时封洞时调成稠糊状；用于修复体粘固时，调成拉丝状。

3. 合理掌握调拌时间，操作时间过长或过短都将影响材料的性能。

4. 黏固剂取用后要立即拧紧瓶盖，以免材料受潮。

5. 氧化锌丁香油黏固剂使用后不可用清水清洗，因为丁香油为油剂，不溶于水，必须用酒精擦拭。

6. 调拌自凝树脂时注意避免接触到手，以免引起刺激或过敏。

7. 为避免油污和硫化物对硅橡胶印模材料聚合的影响，需用清洁的裸手或戴厂家提供的手套来揉捏材料。

8. 用指腹揉捏材料，避免使用指尖或掌心，使材料在混合时受力均匀。

实训 3-4　取印模及灌模型技术

【操作目的】

1. 掌握常用印模材料、普通石膏的调拌方法。

2. 熟悉取印模、灌模型的方法及步骤。

【操作准备】

1. 材料准备　藻酸盐印模材料、熟石膏、超硬石膏、清水。

2. 用具准备　托盘、橡皮碗、调拌刀、振荡器、玻璃板。

【操作步骤】

1. 认识藻酸盐印模材料、熟石膏、超硬石膏。

2. 根据治疗要求选择合适托盘。

3. 取印模

（1）取适量藻酸盐粉剂于橡皮碗内，按水粉比例加清水并调拌。

（2）调拌刀与橡皮碗内壁平面接触，速度由慢到快，同时转动橡皮碗，30 秒左右完成。

（3）将调好的印模材料置于托盘，配合医生完成印模制取。

4. 灌注模型

（1）用清水冲洗印模。

（2）先加适量水于橡皮碗内，向水内逐步加入石膏粉，直到没有多余的水且所有石膏粉均被浸湿。

（3）朝一个方向均速调拌，时间约为 30 秒。

（4）调拌至呈均匀糊状，振荡排出气泡立即灌模使用。

（5）石膏灌注完成后置于玻璃板上凝固待用。

【注意事项】

1. 合理掌握调拌时间，操作时间过长或过短都将影响材料的性能。

2. 严格控制粉液比例，调拌石膏时注意朝同一方向调拌，以免影响石膏性能。

3. 调拌前注意检查用具是否清洁，调拌后及时清洗用具。

4. 取材要适宜，不浪费材料，养成严谨的工作作风。

实训 3-5　口腔清洁的操作方法

【操作目的】

学会不同人群口腔清洁的方法。

【操作准备】

牙刷、牙膏、牙线、牙间隙刷、纱布、正畸牙线。

【操作步骤】

(一)刷牙

1. 水平颤动法(又称Bass刷牙法) 是目前最广泛认同的刷牙方法,操作步骤见表3-6-1。

表3-6-1 水平颤动法

部位	操作要点	注意事项
后牙颊面 后牙舌面 前牙唇面	1. 刷头需与牙体长轴平行,刷毛末端与龈沟接触后微微倾斜刷头,使牙刷刷毛和牙齿成45°角 2. 刷毛端指向龈沟,轻轻加压 3. 在1~2个牙齿的范围轻轻左右颤动6~8次 4. 颤动范围不超过一颗牙的宽度	1. 不正确刷牙方法,如横行刷牙、刷牙用力过大、刷牙颤动范围过大,容易导致楔状缺损 2. 从右侧上颌后牙开始刷牙
前牙舌面	1. 把牙刷竖起,使牙刷与牙面垂直 2. 以1个牙齿为单位,上下提拉6~8次,并按摩牙龈	下颌前牙舌面是牙石最容易形成的地方,因此刷牙的时候要确保每一下都能刷到龈缘,减少牙菌斑的堆积
咬𬌗面	1. 刷毛垂直于咬𬌗面 2. 稍微用力,缓慢移动	刷咬𬌗面的时候用力需要稍大一点,才方便刷干净凹下去的窝沟点隙
后牙远中面	刷头放于牙龈处,从牙齿的舌面,经过远中面,再到颊面,重复3~4次	上下颌最后一颗牙齿远中面,刷牙难度较大,且极易被忽视,需加强练习
全部牙面	刷完全部牙面后,初学者需用舌头舔全部牙面,有黏感的牙面重新刷	初学者想要真正地学会刷牙,自查这一步必不可少。有条件者可用牙菌斑显示剂检测刷牙效果

2. 圆弧法 适合比较年幼的儿童,操作步骤见表3-6-2。

表3-6-2 圆弧法

部位	操作要点
牙齿唇(颊)面	1. 咬住牙,用连续圆弧的动作,让牙刷头转小圈 2. 刷头从上排后牙的牙龈区,从上到下,从后到前,从一侧到另一侧,圆弧画圈
牙齿舌面	张开口,其余操作同牙齿唇(颊)面

(二)牙线

使用牙线和刷牙同时进行,一天三次,操作步骤见表3-6-3。

表 3-6-3　牙线的使用方法

步骤	操作要点
1. 取线	取牙线一段，如小臂长短
2. 绕线	绕到双手中指第一节关节，一只手绕一圈，留出 10cm 的距离，另一只手把剩下的线都绕进去
3. 执线	用双手的示指和拇指绷紧留出来的牙线，距离为 1～2cm
4. 清洁	1. 拉锯式进入牙龈最低处，不要过分向下加压，以免损伤牙龈 2. 将牙线的两端，拉向一侧牙齿，紧贴牙面，呈 C 形包绕，向上刮擦 3. 再把牙线紧贴另一侧牙齿的邻面，呈反方向 C 形包绕相邻牙齿，向上刮擦 4. 用拉锯式动作把牙线慢慢拉出
5. 换线	把用过的牙线绕到只绕了一圈的那只手中，另一只手放出一截新鲜的牙线继续清洁

（三）牙间隙刷

当出现较大的牙间隙时，可以选用大小适合的牙间隙刷，确保间隙内两个牙面和龈组织都能刷到。但是，当插入牙间隙刷有困难时，不应勉强进入，以免损伤牙龈，操作步骤见表 3-6-4。

表 3-6-4　牙间隙刷的使用方法

部位	牙间隙刷的刷头	操作要点
上颌前牙 下颌前牙	微微向下 微微向上	进入牙齿邻间隙，像拉锯一样，前后移动牙间隙刷，刷 3～4 次即可
上颌后牙 下颌后牙	微微向下 微微向上	插入间隙，沿着两颗牙齿侧面的弧线，左右拉锯式移动 3～4 次

（四）婴幼儿口腔清洁

家长应每天做好婴幼儿的口腔清洁，操作步骤见表 3-6-5。

表 3-6-5　婴幼儿口腔清洁的方法

步骤	操作要点
1. 固定	把宝宝放在硬板床上平躺，用轻柔的力量，控制宝宝的上肢和头部
2. 准备	干净纱布或指套牙刷
3. 清洁	1. 乳牙萌出前家长使用干净的纱布缠于手指，并用温水沾湿，擦拭宝宝的口腔黏膜、上腭和牙龈，去除口腔内残留的奶垢，注意口角区要一并清洁 2. 乳牙萌出后，使用指套牙刷
4. 禁忌	不用棉签给宝宝清洁，因为棉签进入口中，造成棉絮脱落，可能会引起误吞的风险

（五）正畸病人的口腔清洁

由于固定矫正器的影响，病人不容易做好口腔清洁，导致正畸过程中患龋率升高。因此，掌握正确刷牙方法至关重要。操作步骤见表 3-6-6。

表 3-6-6　正畸病人的口腔清洁方法

部位	操作要点
托槽	托槽应清洁牙颈部和咬骀面两个方向。刷毛与托槽成 45°，水平短距离颤动 6～8 次
唇（颊）侧牙颈部、舌面和咬骀面	同水平颤动法
牙缝	使用正畸牙线，牙线加强端可穿过钢丝
托槽与托槽中间的邻面	使用牙间隙刷

本章小结

本章为实训课，学习的重点是口腔科常用护理技术操作方法与操作注意事项。学习重点也是学习难点，在学习过程中，注意熟练掌握口腔科常用护理操作技术，尤其是四手操作技术，树立现代护理意识，积极配合医生的治疗工作。

（蔡　昀）

思考与练习

1. 口腔保健的方法有哪些？
2. 刷牙的具体步骤和注意事项是什么？
3. 使用牙线的具体步骤和注意事项是什么？

附　录

教学大纲（参考）

一、课程性质

五官科护理是中等职业教育护理专业的一门重要的专业选修课程。本课程的主要内容包括眼科护理、耳鼻咽喉科护理和口腔科护理。本课程的任务是使学生树立社会主义核心价值观及以“人的健康为中心”的护理理念，掌握五官科护理的基本理论、基本知识和基本技能，能够用护理程序对五官科常见病、多发病进行常规护理，对五官科急症病人可以采取应急护理措施，能配合医师正确地进行五官科主要护理技术操作，能运用五官科疾病预防保健知识和人际沟通技巧对个体、家庭、社区进行保健指导和健康教育，成为全面发展的具有正确人生观的技能型卫生专业人才。本课程的先修课程包括解剖学、生理学、药理学和基础护理。同步课程包括外科护理学、急救护理技术等。

二、课程目标

通过本课程的学习，学生能够达到下列要求：

（一）职业素养目标

1. 具有社会主义使命感和职业道德，重视护理伦理，尊重护理对象的人格、信仰，理解护理对象人文背景与文化价值观，保护护理对象的隐私。

2. 具有良好的法律意识和医疗安全意识，自觉遵守有关医疗卫生的法律法规，依法实施护理措施。

3. 具有良好的人文精神，珍视生命，关爱护理对象，减轻痛苦，维护健康。

4. 具有良好的护患交流和医护团队合作能力。

5. 具有从事护理工作的健康体质、健全人格、良好的心理素质和社会适应能力。

（二）专业知识和技能目标

1. 掌握五官护理专业基础医学知识、护理理论知识和护理操作技能。

2. 掌握五官科常见疾病护理评估、护理诊断和护理措施。

3. 熟悉五官科常见病的处理原则，危急症病人的初步应急救护及护理配合。

4. 了解五官科有关疾病的概念及五官科护理的新进展。

5. 熟练掌握用护理程序收集五官科病人的资料，进行护理评估，作出护理诊断，制订护理计划，实施护理措施，提出预期的护理目标，进行护理评价。

6. 学会五官科的常用护理操作技能。

7. 学会对五官科常见病人的病情变化和治疗反应进行观察、分析和处理。

8. 学会对个体、家庭及社区人群进行五官科健康教育，提供预防保健服务。

三、教学时间分配

教学内容	学时分配		
	理论	实验	合计
上篇　眼科护理			
第一章　眼的应用解剖与生理	0.5	2.5	3
第二章　眼科护理概述	1	2.5	3.5
第三章　眼睑及泪器疾病病人的护理	2		2
第四章　结膜病与角膜病病人的护理	3		3
第五章　青光眼与白内障病人的护理	3		3
第六章　葡萄膜炎、视网膜与视神经疾病病人的护理	3.5		3.5
第七章　屈光不正、斜视与弱视病人的护理	3		3
第八章　眼外伤病人的护理	2		2
第九章　眼科激光治疗病人的护理	1		1
第十章　盲与低视力病人的康复与护理		1	1
第十一章　眼科常用护理技术操作		2	2
中篇　耳鼻咽喉科护理			
第一章　耳鼻咽喉的应用解剖与生理	1	2.5	3.5
第二章　耳鼻咽喉科护理概述	1	2.5	3.5
第三章　耳科疾病病人的护理	2.5		2.5
第四章　鼻科疾病病人的护理	2		2
第五章　咽科疾病病人的护理	1.5		1.5
第六章　喉科疾病病人的护理	2		2
第七章　喉、气管、支气管、食管异物病人的护理	1		1
第八章　耳鼻咽喉科常用护理技术操作		2	2
下篇　口腔科护理			
第一章　口腔颌面部应用解剖与生理	1	2	3
第二章　口腔科护理概述	1	2	3
第三章　口腔内科疾病病人的护理	3		3
第四章　口腔颌面外科疾病病人的护理	3		3
第五章　口腔疾病的预防与卫生保健	1		1
第六章　口腔科常用护理技术操作		2	2
总计	39	21	60

四、课程内容与要求

单元	教学内容	教学要求	教学活动参考	参考学时	
				理论	实践
上篇　眼科护理					
一、眼的应用解剖与生理	(一)眼球的应用解剖与生理		理论讲授 模型、多媒体 自学、讨论	0.5	2.5
	1. 眼球壁	掌握			
	2. 眼内容	掌握			
	(二)视路的应用解剖与生理	了解			
	(三)眼附属器的应用解剖与生理				
	1. 眼睑	熟悉			
	2. 结膜	熟悉			
	3. 泪器	熟悉			
	4. 眼外肌	熟悉			
	5. 眼眶	熟悉			
二、眼科护理概述	(一)眼科疾病的基本特征与护理的基本要求		理论讲授 教学PPT 操作示教、多媒体演示 技能实践	1	2.5
	1. 眼科疾病的基本特征	熟悉			
	2. 眼科护理的基本要求	熟悉			
	(二)护理程序在眼科病人护理中的应用				
	1. 眼科病人的护理评估	会做			
	2. 眼科病人常用护理诊断	熟练掌握			
	3. 眼科病人的护理计划	熟练掌握			
	4. 眼科病人的护理实施	熟练掌握			
	5. 眼科病人的护理评价	熟练掌握			
	6. 眼科病人护理程序完整应用的案例	熟练掌握			
	(三)眼科常用检查与护理配合				
	1. 视功能检查	熟练掌握			
	2. 眼部常用检查	会做			
	3. 其他检查	熟悉			
	(四)眼科手术病人的常规护理				
	1. 手术前常规护理	熟练掌握			
	2. 手术后常规护理	熟练掌握			
	(五)眼科护理管理				
	1. 眼科门诊护理管理	熟练掌握			
	2. 眼科检查室护理管理	会做			

续表

单元	教学内容	教学要求	教学活动参考	参考学时	
				理论	实践
	3. 眼科治疗室护理管理 4. 眼科激光室护理管理 5. 眼科病房护理管理	会做 会做 熟练掌握			
三、眼睑及泪器疾病病人的护理	(一)眼睑疾病病人的护理 1. 睑腺炎 2. 睑板腺囊肿 3. 睑内翻与倒睫 4. 睑闭合不全 5. 上睑下垂 (二)泪囊炎病人的护理 1. 慢性泪囊炎 2. 急性泪囊炎	 掌握 熟悉 掌握 熟悉 了解 掌握 熟悉	案例教学 教学 PPT 小视频演示 情景教学 自学讨论	2	
四、结膜病与角膜病病人护理	(一)结膜病病人的护理 1. 急性细菌性结膜炎 2. 病毒性结膜炎 3. 沙眼病人 4. 免疫性结膜炎 5. 翼状胬肉 6. 干眼症 (二)角膜病病人的护理 1. 细菌性角膜炎 2. 单纯疱疹病毒性角膜炎 3. 真菌性角膜炎	 掌握 掌握 掌握 熟悉 熟悉 掌握 掌握 掌握 掌握	案例教学 教学 PPT 典型病例图片讲解 情景教学 自学讨论	3	
五、青光眼病人与白内障病人的护理	(一)青光眼病人的护理 1. 原发性闭角型青光眼 2. 原发性开角型青光眼 3. 先天性青光眼 (二)白内障病人的护理 1. 老年性白内障 2. 先天性白内障 3. 糖尿病性白内障	 掌握 掌握 熟悉 掌握 熟悉 了解	案例教学 教学视频 教学 PPT 情景教学 自学讨论	3	

续表

单元	教学内容	教学要求	教学活动参考	参考学时	
				理论	实践
六、葡萄膜炎、视网膜与视神经疾病病人的护理	(一)葡萄膜炎病人的护理 (二)视网膜疾病病人的护理 1. 视网膜中央动脉阻塞 2. 视网膜静脉阻塞 3. 糖尿病性视网膜病变 4. 中心性浆液性视网膜脉络膜病变 5. 老年性黄斑变性 6. 视网膜脱离病人的护理 (三)视神经疾病病人的护理 1. 视神经炎 2. 缺血性视神经病变	熟悉 掌握 掌握 掌握 熟悉 熟悉 掌握 掌握 熟悉	案例教学 典型病例图片 讨论 PPT 演示 情景教学 自学讨论	3.5	
七、屈光不正、斜视与弱视病人的护理	(一)屈光不正病人的护理 1. 近视 2. 远视 3. 散光 (二)角膜接触镜配戴者的护理 (三)斜视病人的护理 (四)弱视病人的护理 (五)儿童眼及视力保健	 掌握 熟悉 熟悉 熟悉 熟悉 掌握 掌握	案例教学 教学视频 PPT 演示 情景教学 自学讨论	3	
八、眼外伤病人的护理	(一)机械性眼外伤病人的护理 1. 眼球钝挫伤 2. 眼球穿孔伤 3. 眼异物伤 (二)非机械性眼外伤病人的护理 1. 眼化学伤 2. 辐射性眼外伤	 熟悉 熟悉 掌握 掌握 熟悉	案例教学 教学 PPT 演示 典型病例图片 情景教学 自学讨论	2	
九、眼科激光治疗病人的护理	(一)概述 1. 激光分类 2. 适用于激光检查、治疗的眼科疾病 (二)角膜激光治疗病人的护理 (三)青光眼激光治疗病人的护理 (四)眼底激光治疗病人的护理	熟悉 了解 熟悉 掌握 熟悉 熟悉	案例教学 小视频演示 PPT 教学课件 情景教学 自学讨论	1	

续表

单元	教学内容	教学要求	教学活动参考	参考学时	
				理论	实践
十、盲与低视力病人的康复与护理	(一)盲与低视力的标准	掌握			1
	(二)防盲治盲的现状与发展	了解			
	(三)盲与低视力人群的护理	熟练掌握			
十一、眼科常用护理技术操作	实训 1-1　视力检查	熟练掌握	小视频演示、示教、操作		2
	实训 1-2　眼局部用药	熟练掌握			
	实训 1-3　泪道冲洗	会做			
	实训 1-4　结膜囊冲洗法	熟练掌握			
	实训 1-5　泪液分泌试验	会做			
	实训 1-6　眼部换药与眼包扎法	熟练掌握			
	实训 1-7　睑板腺按摩	熟练掌握			
中篇　耳鼻咽喉科护理					
一、耳鼻咽喉的应用解剖与生理	(一)耳的应用解剖与生理		理论讲授 模型、视频 示教、 自学 讨论	1	2.5
	1. 耳的应用解剖	熟悉			
	2. 耳的生理功能	掌握			
	(二)鼻的应用解剖与生理				
	1. 鼻的应用解剖	熟悉			
	2. 鼻的生理功能	掌握			
	(三)咽的应用解剖与生理				
	1. 咽的应用解剖	熟悉			
	2. 咽的生理功能	熟悉			
	(四)喉的应用解剖与生理				
	1. 喉的应用解剖	了解			
	2. 喉的生理功能	熟悉			
	(五)气管、支气管、食管的应用解剖与生理				
	1. 气管、支气管的应用解剖与生理	掌握			
	2. 食管的应用解剖与生理	熟悉			
二、耳鼻咽喉科护理概述	(一)耳鼻咽喉科疾病的基本特征与护理的基本要求		理论讲授 教学录像 操作示范 多媒体演示 技能实践	1	2.5
	1. 耳鼻咽喉科疾病的基本特征	熟悉			
	2. 耳鼻咽喉科护理的基本要求	熟悉			

续表

单元	教学内容	教学要求	教学活动参考	参考学时	
				理论	实践
	（二）护理程序在耳鼻咽喉科病人护理中的应用				
	1. 耳鼻咽喉科病人的护理评估	熟练掌握			
	2. 耳鼻咽喉科病人常用护理诊断	熟练掌握			
	3. 耳鼻咽喉科病人护理计划	熟练掌握			
	4. 耳鼻咽喉科病人护理实施	熟悉			
	5. 耳鼻咽喉科病人护理评价	会做			
	6. 耳鼻咽喉科病人护理程序完整应用的案例	熟练掌握			
	（三）耳鼻咽喉科常用检查与护理配合				
	1. 耳鼻咽喉科专科检查所需的基本设备与物品	熟练掌握			
	2. 检查者和病人的位置	会做			
	3. 额镜、医用头灯及其使用	熟练掌握			
	4. 专科检查与护理配合	熟练掌握			
	（四）耳鼻咽喉科手术病人的常规护理				
	1. 耳鼻咽喉科手术前常规护理	会做			
	2. 耳鼻咽喉科手术后常规护理	熟练掌握			
	3. 咽喉部手术护理	熟练掌握			
	（五）耳鼻咽喉科护理管理				
	1. 耳鼻咽喉科门诊护理管理	熟练掌握			
	2. 耳鼻咽喉科隔音室护理管理	会做			
	3. 耳鼻咽喉科内镜检查室护理管理	会做			
	4. 耳鼻咽喉科治疗室护理管理	熟练掌握			
	5. 耳鼻咽喉科病房的护理管理	熟练掌握			
三、耳科疾病病人的护理	（一）外耳道疾病病人的护理	掌握	案例教学	2.5	
	（二）鼓膜外伤病人的护理	熟悉	教学视频		
	（三）中耳疾病病人的护理		PPT 演示		
	1. 分泌性中耳炎	掌握	情景教学		
	2. 急性化脓性中耳炎	掌握	自学讨论		
	3. 慢性化脓性中耳炎	熟悉			
	（四）梅尼埃病病人的护理	熟悉			
	（五）耳聋的预防、治疗与康复	了解			
	（六）儿童耳及听力保健	熟悉			

续表

单元	教学内容	教学要求	教学活动参考	参考学时	
				理论	实践
四、鼻科疾病病人的护理	(一)外鼻及鼻腔炎症病人的护理 1. 鼻疖 2. 慢性鼻炎 (二)鼻窦炎病人的护理 1. 急性鼻窦炎 2. 慢性鼻窦炎 (三)鼻出血病人的护理	 掌握 掌握 了解 掌握 掌握	案例教学 教学视频 多媒体演示 情景教学 自学讨论	2	
五、咽科疾病病人的护理	(一)慢性咽炎病人的护理 (二)扁桃体炎病人的护理 1. 急性扁桃体炎 2. 慢性扁桃体炎 (三)阻塞性睡眠呼吸暂停低通气综合征病人的护理	熟悉 掌握 掌握 熟悉	案例教学 教学视频 PPT 演示 情景教学 自学讨论	1.5	
六、喉部疾病病人的护理	(一)喉部炎症病人的护理 1. 急性会厌炎 2. 急性喉炎 (二)喉阻塞病人的护理 (三)嗓音病变护理与嗓音保健	 熟悉 掌握 掌握 熟悉	案例教学 教学视频 PPT 演示 情景教学	2	
七、喉、气管、支气管、食管异物病人的护理	(一)喉、气管、支气管异物病人的护理 (二)食管异物病人的护理	掌握 掌握	案例教学 教学视频 PPT 演示 情景教学 自学讨论	1	
八、耳鼻咽喉科常用护理技术操作	实训 2-1　额镜及医用头灯的使用方法 实训 2-2　听觉功能检查——音叉试验 实训 2-3　鼓膜穿刺抽液法 实训 2-4　外耳道清洁、冲洗法 实训 2-5　外耳道滴药法 实训 2-6　鼻腔冲洗法 实训 2-7　鼻腔滴药和喷雾法	熟练掌握 熟练掌握 会做 熟练掌握 熟练掌握 熟练掌握 熟练掌握	示教 教学视频 示教演示 实训操作		2

续表

单元	教学内容	教学要求	教学活动参考	参考学时	
				理论	实践
	实训 2-8　咽部涂药及喷雾法 实训 2-9　雾化吸入法 实训 2-10　喉部喷药法	会做 熟练掌握 会做			

下篇　口腔科护理

单元	教学内容	教学要求	教学活动参考	理论	实践
一、口腔颌面部的应用解剖与生理	(一)口腔局部解剖与生理 1. 口腔前庭 2. 固有口腔 (二)牙体及牙周组织的应用解剖与生理 1. 牙体 2. 牙周组织 (三)颌面部应用解剖与生理 1. 颌骨 2. 肌肉 3. 淋巴 4. 血管 5. 神经 6. 涎腺	 掌握 熟悉 掌握 熟悉 熟悉 熟悉 熟悉 熟悉 熟悉 熟悉	模型讲解 教学视频 PPT 展示 实训操作	1	2
二、口腔科护理概述	(一)口腔科疾病基本特征与护理的基本要求 1. 口腔科疾病基本特征 2. 口腔科护理的基本要求 (二)护理程序在口腔科病人护理中的应用 1. 口腔科病人的护理评估 2. 口腔科病人常用护理诊断 3. 口腔科病人常用护理计划 4. 口腔科病人常用护理实施 5. 口腔科病人常用护理评价 6. 口腔科病人护理程序完整应用的案例	 熟悉 熟悉 掌握 掌握 掌握 掌握 掌握 掌握	示教操作 教学视频 PPT 讲解 实训操作	1	2

续表

单元	教学内容	教学要求	教学活动参考	参考学时	
				理论	实践
	（三）口腔科常用检查及护理配合				
	1. 常用检查器械	会做			
	2. 检查前准备	会做			
	3. 常用检查方法	熟练掌握			
	4. 特殊检查方法	会做			
	5. 口腔科护理中的医护配合	熟练掌握			
	（四）口腔科手术病人的常规护理				
	1. 手术前常规护理	熟练掌握			
	2. 手术后常规护理	熟练掌握			
	（五）口腔科护理管理				
	1. 口腔科门诊护理管理	熟练掌握			
	2. 病房护理管理	熟练掌握			
	（六）口腔科疾病诊治过程中的感染与控制	会做			
三、口腔内科疾病病人的护理	（一）牙体组织病病人的护理		案例教学 教学视频 PPT 讲解 情景教学 自学讨论	3	
	1. 龋病	掌握			
	2. 牙髓病	了解			
	3. 根尖周炎	熟悉			
	（二）牙周组织病病人的护理				
	1. 牙龈炎	掌握			
	2. 牙周炎	熟悉			
	（三）口腔黏膜病病人的护理				
	1. 复发性口腔溃疡	熟悉			
	2. 口腔单纯疱疹	熟悉			
	3. 口腔念珠菌病	掌握			
四、口腔颌面外科疾病病人的护理	（一）口腔颌面部感染病人的护理		案例教学 PPT 讲解 情景教学 自学讨论	3	
	1. 智齿冠周炎	掌握			
	2. 口腔颌面部间隙感染	了解			
	（二）口腔颌面部损伤病人的护理				
	1. 口腔颌面部损伤的特点与急救	掌握			
	2. 口腔颌面部损伤的病人的护理	熟悉			

续表

单元	教学内容	教学要求	教学活动参考	参考学时	
				理论	实践
	(三)三叉神经痛病人的护理 (四)先天性唇腭裂病人的护理 (五)牙拔出术病人的护理 (六)牙种植术病人的护理	掌握 熟悉 掌握 熟悉			
五、口腔疾病的预防与卫生保健	(一)口腔疾病的三级预防原则和口腔常见疾病的预防 1. 口腔疾病的三级预防原则 2. 口腔常见疾病的预防 (二)口腔卫生保健 1. 口腔卫生 2. 口腔保健	 熟练掌握 熟练掌握 熟练掌握 熟练掌握	案例教学 教学视频 多媒体演示 情景教学 自学讨论		1
六、口腔科常用护理技术操作	实训 3-1　口腔常用器械使用和清洗维护 实训 3-2　口腔四手操作 实训 3-3　口腔常用材料的调拌 实训 3-4　取印模及灌模型技术 实训 3-5　口腔清洁的操作方法	熟练掌握 会做 会做 会做 熟练掌握	示教操作 教学视频 讲解、演示 实训操作		2

五、说明

（一）教学安排

本教学大纲主要供中等卫生职业教育护理专业教学使用，第 4 学期开设，总学时为 60 学时，其中理论教学为 39 学时，实训教学为 21 学时。学分为 3 学分。

（二）教学要求

1. 树立课程思政理念，围绕课程内容精选课程思政案例融入课程，实现思想引领和价值观引导，培养学生爱国主义、奉献精神及服务人民的理念。

2. 本课程对理论部分要求分为掌握、熟悉和了解 3 个层次。掌握：指对五官科基本知识、基本理论有较深刻的认识，并能综合、灵活地运用所学的知识解决实际问题。熟悉：指能够理解概念、原理的基本含义，解释护理现象。了解：指对基本知识、基本理论能有一定的认识，能够记忆所学的知识要点。

3. 本课程重点突出以岗位胜任力为导向的教学理念，在实训技能方面分为熟练掌握和学会 2 个层次。熟练掌握：指能独立、规范地进行五官科常用检查及操作。学会：指在教师的指导下能初步实施五官科技术操作。

（三）教学建议

1. 本课程以五官科护理岗位的工作任务、职业能力作为教学导向，强化理论与护理岗位需求相结合，实训对接职业标准，突出“做中学、做中教”的职业教育特色，根据培养目标、教学内容和学生的学习特点以及职业资格考核要求，提倡项目教学、案例教学、角色扮演、情景教学等方法，充分利用数字手段及校内外实训基地，将学生的自主学习、合作学习和教师引导教学等教学组织形式有机结合。同时注重融入思政内容与人文素养的培养。

2. 教学过程中，可通过测验、观察记录、技能考核和理论考试等多种形式对学生的职业素养、专业知识和技能进行综合考评。应体现评价主题的多元化，评价过程的多元化，评价方式的多元化。评价内容不仅关注学生对知识的理解和技能的掌握，更关注知识在实训中运用和解决实际问题的能力，重视社会主义核心价值观的形成与五官科护理职业素质的培养。

参考文献

[1] 张秀梅，王增源．五官科护理．3版．北京：人民卫生出版社，2015.

[2] 席淑新，赵佛容．眼耳鼻咽喉口腔科护理学．4版．北京：人民卫生出版社，2017.

[3] 杨培增，范先群．眼科学.9版．北京：人民卫生出版社，2018.

[4] 孙虹，张罗．耳鼻咽喉头颈外科学．9版．北京：人民卫生出版社，2018

[5] 黄健．眼耳鼻喉口腔科学．北京：人民卫生出版社，2022.

[6] 张志愿．口腔颌面外科学.8版．北京：人民卫生出版社，2020.

[7] 赵堪兴，杨培增．眼科学.8版．北京：人民卫生出版社，2013.

[8] 王发宝，彭厚诚．解剖学基础．北京：人民卫生出版社，2021.